U0382666

Green Governance Principle and Comparison of International Governance Rules

# 绿色治理准则与国际规则比较

李维安 等/编著

科学出版社

北京

## 内 容 简 介

人类与环境的关系是当前全球面临的最为重要的议题之一，事关人类存续和世界各国的社会经济发展方向和模式。而生态破坏与环境污染的跨国界性以及经济社会活动的全球化，意味着这一“公共事务性活动”具有全球性特征，因此实现人与自然的可持续发展要求建立不同国家、不同组织之间的协同，构建超越国别的绿色治理机制。绿色治理准则就是通过一系列规则来谋求建立一套具体的绿色治理体系，推动各治理主体的绿色行为，保护生态环境，促进生态文明建设，实现自然与人的包容性发展。首先，本书提出了全球首份《绿色治理准则》，并提供英文和日文版本供相关组织和人员参考。其次，对《绿色治理准则》的各个条款进行详细解说。再次，梳理了国际绿色治理主题相关的演进脉络。最后，梳理了国内外绿色治理主题相关的规则文件。

本书适用于高校、政府、企业及社会组织等相关机构的工作人员阅读参考。

**图书在版编目（CIP）数据**

绿色治理准则与国际规则比较 / 李维安等编著. —北京：科学出版社，2018.4

ISBN 978-7-03-057133-5

Ⅰ. ①绿… Ⅱ. ①李… Ⅲ. ①公共卫生–卫生服务–中国 Ⅳ. ①R199.2

中国版本图书馆 CIP 数据核字（2018）第 075550 号

责任编辑：徐 倩 / 责任校对：王 瑞
责任印制：吴兆东 / 封面设计：无极书装

科 学 出 版 社 出版

北京东黄城根北街 16 号
邮政编码：100717
http: //www.sciencep.com

北京京华虎彩印刷有限公司 印刷

科学出版社发行 各地新华书店经销

*

2018 年 4 月第 一 版 开本：720 × 1000 1/16
2018 年 4 月第一次印刷 印张：21 5/8
字数：423 000

**定价：178.00 元**

（如有印装质量问题，我社负责调换）

本项研究获得“中国特色社会主义经济建设协同创新中心”（CICCE）、国家自然科学基金重点项目（71533002）、国家自然科学基金面上项目（71572081）、中央高校基本科研业务费专项资金（63182057）、教育部长江学者创新团队计划、教育部人文社会科学重点研究基地重大研究课题等项目的资助，在此表示衷心的感谢。

**绿色治理准则课题组负责人：** 李维安

**课 题 组 协 调 人：** 张耀伟

**课题组主要成员：** 林润辉　李建标　武立东　王鹏程　刘振杰
徐　建　姜广省　齐鲁骏　李晓琳　鲁云鹏
秦　岚　王励翔　王永青　谢东明　李元祯
崔光耀　郑敏娜

*The project was supported by "Collaborative Innovation Center for China Economy", National Natural Science Fund Key Projects, National Natural Science Fund General Projects(71572081)、the Fundamental Research Funds for the Central Universities(63182057)、Ministry of Education Program of Chang Jiang Distinguished Professors, Ministry of Education Project of Key Research Institute of Humanities and Social Sciences in Universities. Here, I would like to express my heartfelt appreciation.*

**Head of global green governance principle project:** Li Weian

**Coordinator of the project:** Zhang Yaowei

**Major team members of the project:** Lin Runhui, Li Jianbiao, Wu Lidong, Wang Pengcheng, Liu Zhenjie, Xu Jian, Jiang Guangsheng, Qi Lujun, Li Xiaolin, Lu Yunpeng, Qin Lan, Wang Lixiang, Wang Yongqing, Xie Dongming, Li Yuanzhen, Cui Guangyao, Zheng Minna

# 前　言

人类与环境的关系是当前全球面临的最为重要的议题之一，事关人类存续与世界各国的社会经济发展方向和模式。2015 年 12 月，包括我国在内的 195 个缔约方代表在法国巴黎签署了历史性协议《巴黎协定》，标志着人类已经认识到我们有可能成为自然生态的毁灭者，必须在“一个地球”的观念下，树立新的“天人合一”的绿色治理观。

作为特殊的公共产品，生态环境和自然资源决定了以生态文明建设为导向的绿色治理本质上是一种由治理主体参与、治理手段实施和治理机制协同的“公共事务性活动”。而生态破坏和环境污染的跨国界性以及经济社会活动的全球化决定了这一“公共事务活动”具有全球性。因此，践行绿色治理不能仅局限于一国之疆域，需形成一种全世界共享的价值观，即超越国别的绿色治理全球观。

目前，虽然一些国际性组织也提出了一些倡议或宣言，为区域内的绿色发展提供了一定的方向，但在实施层面如何操作，其中涉及的各利益相关者的行为规范如何确定等尚不清晰。这使得各国的绿色行动局限于单一主体自发的绿色管理、绿色行政等层面，企业和政府等各自为战，在实践领域要求制定全球性质的绿色治理指导原则的呼声日渐强烈。在全球呼吁区域绿色发展的大背景下，需要不同国家在绿色治理准则的倡议下协同行动。制定超越国别的绿色治理准则，不仅能够防止出现全球性质的绿色治理结构的空洞化，还有助于建立和完善全球治理实践中最需要的绿色治理实务。

从绿色治理的理论分析来看，其出发点是由传统的资源稀缺性转变为环境可承载性，实现了由人类需求的单边考虑向将环境纳为平等主体的双边兼顾转型，通过创新模式、方法和技术等，在生态环境承载能力范围内促进社会经济的可持续发展。而环境的公共池资源属性和强外部性使其涉及几乎所有社会和经济活动的参与者，解决生态环境问题成为一项系统工程；需要秉承“多元化治理”的秩序观，识别治理系统中各主体的关联性，从整体角度综合考虑各方利益、诉求和责任，构建基于治理权分享的治理结构、机制和模式。而绿色治理准则就是通过一系列规则来谋求建立一套具体的绿色治理运作机制，用以指引治理主体的绿色行为，实现自然与人的包容性发展。

推行绿色治理并不意味着用生态环境承载能力去约束高质量和高效益的经济发展，而是进一步通过多方治理主体的参与，以创新技术、方法和模式促进经济可持续发展，实现环境建设、生态文明建设与经济、政治、文化、社会发展的有机统一，是一种符合发展规律的崭新理念。2008 年 12 月联合国气候变化大会后，“绿色经济”被视为企业走出金融危机阴霾以及实现经济转型的途径和契机，“绿色管理”成为企业管理发展的新趋势。

政府在执政过程中应践行绿色理念。党的十八届五中全会首次把“绿色”作为“十三五”规划五大发展理念之一，十九大报告提出坚持人与自然和谐共生，推进绿色发展，这标志着生态文明建设被提高到了前所未有的高度，表明绿色理念将引领中国未来的可持续发展。当前，我国“一带一路”倡议涵盖亚非欧广阔的地区和国家，正是践行全球绿色治理观的重要契机，应在促进各国经济发展和基础建设的同时，从更广阔的视野审视与拓展“一带一路”的生态环境发展空间，突破国别界限，实现绿色价值观的共享，将其打造成一条“绿色之路”。这不仅与 G20 强调的包容性发展理念深深契合，更为促进和推动全球的包容性发展提供了思想基础和运作平台。

然而，生态环境是一个公共池资源，具有非常强的外部性，涉及几乎所有社会和经济活动的参与者。如果企业和政府等各自为战，难竟全功。解决生态环境问题是一项系统工程，需要在绿色治理理念和准则的引领下协调应对，形成协同治理的新格局。

为此，本书聚焦于当前世界范围绿色治理发展的实践诉求与理论脉络，梳理了世界大型国际性组织提倡的绿色治理相关文件，在描述了绿色治理的演进脉络的基础上，阐述了绿色治理的基本内涵和理论基础，探索性地提出《绿色治理准则》，并论述践行绿色治理和提高绿色治理的有效性要在强调绿色治理主体的基础上，构建科学绿色治理机制。

在撰写过程中，本书遵循以下三个原则。第一，治理理念的转变。由单一主体思维转变为多元主体治理思维，从系统观出发，识别治理系统中各主体的关联性，综合考虑各方利益和诉求，构建适应性的治理结构和机制，建设绿色治理体系。第二，治理机制的转变。由传统的“政府主导”行政型治理模式转变为经济型、社会型治理模式，建立政府顶层推动、市场利益推动、社会参与联动的“三位一体”协同治理机制。第三，治理手段的创新。依托环境法治体系，借助网络治理的手段，呼吁形成多治理主体互信、共赢的合作氛围，推动信息共享，降低交易成本，广泛参与提供公共服务，促进协同创新。

本书分为三个部分，包括准则篇、理论篇和文件汇编。第一部分为《绿色治理准则》（以下简称《准则》），《准则》包括引言、原则、政府、企业、社会组织以及公众 6 个部分，并对《准则》的相关条款进行解说，以增强准则条款理解性。同时，本书提供中、英、日三个文字版本的《绿色治理准则》。第二部分为绿色治理理论的研究，首先分析绿色治理作为国际性前沿课题的演进脉络、基本内涵以及理论解释；之后从绿色治理的多元治理主体出发，对政府、企业、社会组织以及社会公众进行理论分析；再次提出绿色治理的治理机制包含协同治理机制与网络治理机制；然后回顾绿色治理绩效与评价的相关文献和研究；最后对《准则》的内容和特点进行简要介绍。第三部分为绿色治理国际规则体系比较，主要是梳理国际上已有的与绿色治理相关的规则体系，包括国际组织发布的绿色治理相关规则 16 篇，世界各国发布的绿色治理相关文件 7 篇，以及中国发布的绿色治理相关文件 20 篇，总计 43 篇。

本书由绿色治理准则课题组负责人、长江学者特聘教授、天津财经大学校长、南开大学中国公司治理研究院院长李维安总体统筹，张耀伟负责具体协调实施，课题组参与成员包括林润辉、李建标、武立东、王鹏程、刘振杰、徐建、姜广省、齐鲁骏、李晓琳、鲁云鹏、秦岚、王励翔、王永青、谢东明、李元祯、崔光耀和郑敏娜等。

在本书的编写过程中，编著者参考了许多专家学者的著作和论文，以及世界范围内各大国际性组织制定的绿色治理相关准则，较多地参考了南开大学中国公司治理研究院的研究成果。在本书后期修改过程中，参考了来自（排名不分先后）莱斯大学琼斯商学院张燕教授、美国加州州立大学北岭分校企业与经济学院 Monica Hussein 教授和 Daniel Degravel 教授、以色列特拉维夫大学雷卡纳蒂商学院 Peter A. Bamberger 教授、日本庆应大学商学院谷口和弘教授、日本光产业创成大学后藤俊夫教授、新加坡南洋理工大学商学院 David Gomulya 助理教授、IFC 公司治理项目中国区经理刘敏女士、中促会外部专家 Chirstian C. Johnson 教授、旧金山大学商学院杨小华教授、亚利桑那州立大学凯瑞商学院朱洪泉教授、中国神华能源股份有限公司董事会秘书黄清先生、深圳证券交易所综合研究所副所长陈彬先生、南开大学金融发展研究院田利辉教授、天津财经大学商学院彭正银教授等多位专家学者的修改意见。在此谨向所有这些书籍、论文和准则制定的作者、国际组织表示感谢。

我们希望本书的工作能够引起学界和社会相关方面的重视，在这一版《绿色治理准则》的基础上，进一步根据各国的发展阶段和特点，制定中国绿色治理准则等国别类准则，并根据行业特点为企业和社会组织等相关机构制定更为具体的绿色治理准则，以更好地推进全球绿色发展，为构建人类命运共同体贡献中国智慧。

限于编著者的水平和经验，书中难免存在不足之处，恳请读者予以批评指正。

# 目　录

# 绿色治理准则

## 1 引　言

人类与环境的关系是当前全球面临的最为重要的议题之一，事关人类存续和世界各国的社会经济发展方向和模式。随着认知革命、农业革命和工业革命的先后出现，人类逐渐形成自我中心的主人心态，过度攫取自然资源，对生态环境造成破坏，最终可能演变为自然环境的破坏者。近几十年来，环境问题越发严重，促使人们重新思考和认识人类在自然界中的地位，以及发展和环境之间的关系。2015 年 12 月全球 195 个缔约方代表在法国巴黎达成了历史性协议《巴黎协定》，标志着人类已经认识到我们有可能成为自然生态的毁灭者，必须在一个地球的宇宙观下，形成新的“天人合一”的绿色治理观。

目前，虽然部分国际组织也提出了一些倡议或宣言，为各国绿色发展提供了一定的方向，但在实施层面如何操作，其中涉及的各利益相关者的行为规范如何确定等尚不清晰。这使得各国的绿色行动局限于单一主体自发的绿色管理、绿色行政等层面，企业和政府等各自为战，难竟全功，需要在绿色治理理念和准则的倡领下协调应对。

绿色治理准则就是通过一系列规则来谋求建立一套具体的绿色治理体系，推动治理主体的绿色行为，保护生态环境，促进生态文明建设，实现自然与人的包容性发展。生态环境和自然资源作为特殊的公共产品，决定了以生态文明建设为导向的绿色治理，本质上是一种由治理主体参与、治理手段实施和治理机制协同的“公共事务性活动”。而生态破坏与环境污染的跨国界性以及经济社会活动的全球化，意味着这一“公共事务性活动”具有全球性特征，践行绿色治理不能仅局限于一国之疆界，必须形成一种全世界共享的价值观，即超越国别的绿色治理全球观，因此绿色治理准则需具有全球化视角。

绿色治理强调充分考虑生态环境的可承载性，通过创新模式、方法和技术等在生态环境承载能力范围内促进社会经济的可持续发展。生态环境的公共池资源属性和强外部性使其涉及几乎所有社会和经济活动的参与者（如政府、企业、社会组织、公众等），解决生态环境问题是一项系统工程。有效的绿色治理要求秉承“多元化治理”的秩序观，识别治理系统中各主体的关联性，从整体角度综合考虑各方利益、诉求和责任，构建基于治理权分享的治理结构、机制和模式。

本准则就绿色治理的主体识别、责任界定、绿色治理行为塑造和协同模式等提供指导。

认识到各国、各组织处于绿色治理的不同阶段，本准则意在既能为绿色治理基础较为薄弱的国家、地区和组织所使用，也能为具有较好绿色治理经验的国家、地区和组织所使用。那些初涉绿色治理的国家、地区和组织可能会发现，将本准则作为入门指导是有益的，而那些有经验的国家、地区和组织则可能希望其用于改进现有的做法。

本准则首先提出绿色治理的原则，然后分别从政府、企业、社会组织以及公众等治理主体的角度进行阐述。

# 2 原　　则

2.1　绿色治理是以建设生态文明、实现绿色可持续发展为目标，由治理主体参与、治理手段实施和治理机制协同的“公共事务性活动”。

2.2　各国应根据自身和国际区域的生态环境承载能力，通过创新模式、技术和方法促进社会经济健康发展。绿色治理是一种超越国别的共同治理观，应从全球视角进行理解。

2.3　治理主体包括形式、结构和成员各不相同的政府、企业和社会组织，以及公众。

2.4　应秉承“多元化治理”的秩序观，从系统观和全球观的角度出发，识别治理系统中各主体的关联性，综合考虑各方利益和诉求，建立政府顶层推动、企业利益驱动和社会组织参与联动的“三位一体”的多元治理主体协同治理机制。

2.4.1　政府应主要作为绿色治理的政策供给者。

2.4.2　企业应主要作为绿色治理的关键行动者。

2.4.3　社会组织应主要作为绿色治理的倡议督导者。

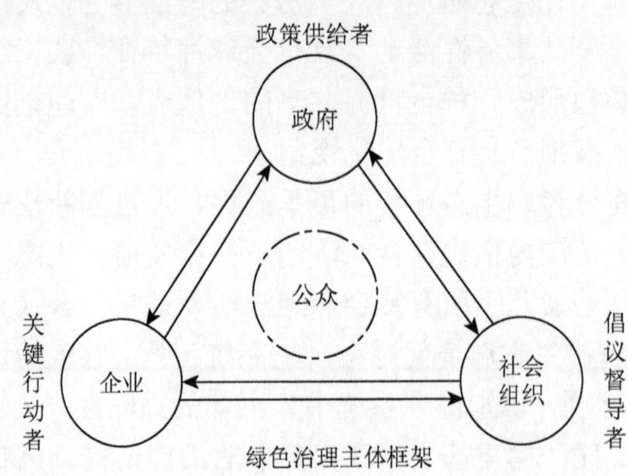


绿色治理主体框架

2.4.4 社会公众是绿色治理的广泛参与者。

2.5 绿色治理应遵循“共同责任、多元协同、民主平等、适度承载”的原则。

# 3 政府：政策供给者

绿色治理强调主体间平等、自愿、协调、合作的关系，政府是绿色治理的顶层设计者和政策制定者，为其他主体参与绿色治理提供制度与平台。

3.1 应在政治、经济、社会活动中设计制定与本国环境承载现状相匹配的绿色治理相关法律法规，并保证制度体系的运行实施。

3.1.1 应健全环境和资源保护等方面的法律法规，确保陆地、水源、大气等生态系统资源的可持续利用。

3.1.2 应以改善环境质量为目标，进一步完善各种污染物排放权交易的法律法规。

3.1.3 应建立企业环境信用评价和违法排污黑名单制度，将企业环境违法信息记入社会诚信档案，向社会公开。

3.1.4 应促进建立企业环保信息披露机制。制定统一、指标化的环境信息披露标准，逐步要求包括非重污染企业在内的所有企业披露。

3.1.5 应促进环境法律法规与国际立法的接轨，加大与绿色治理相关的立法力度。

3.1.6 应保证上述制度体系的有效运转，并确保激励、监督、考核等治理机制能够充分发挥作用。

3.2 应承担起相应的主体责任，拟定本国绿色经济战略，并评估相应活动对生态环境的影响。

3.2.1 应推动可再生能源的研究、开发和推广应用，削减对不可再生能源的过度消耗。

3.2.2 应优化产业结构与布局，淘汰落后产能，支持企业技术改造，保证能源利用的系统性和整体性。

3.2.3 应推动各产业领域的节能行动，加强重点能耗的节能管理，推动能源审计和节能降耗活动。

3.2.4 应积极培育发展战略新兴产业，支持新能源开发与现有技术改良，鼓励发展绿色能源经济与绿色环保技术。

3.3 应科学合理规划城乡发展，制定并实施相配套的绿色城乡战略，探索地区建设与管理的新模式。

3.3.1 应将生态理念运用于城乡规划设计与建设。

3.3.2 应倡导绿色建筑，鼓励采用节能环保型建筑技术。

3.3.3 应建立绿色交通体系，构筑轨道交通、公共交通与慢行交通相配合的智能交通出行系统。

3.3.4 应完善生活废弃物分类回收利用，合理利用雨水、风能、地热、太阳能等自然资源，构建生态农业与城市资源循环体系，逐步构建海绵城市。

3.4 应建立绿色治理的监督、评价和问责机制，确保自身与其他绿色治理主体的行为合规。

3.4.1 应接受公众及社会的监督。

3.4.2 应建立绿色治理指标体系，对各级政府和绿色职能部门行为进行评价，并将绿色治理行为纳入政府绩效考核管理。

3.4.3 应对相关治理主体的环境破坏行为予以监督，明确问责。

3.5 政府的绿色战略应以适当方式及时公告周知，并接受多方主体的监督。

3.5.1 应完善公众参与制度，在上述战略规划制定过程中听取公众意见。

3.5.2 应及时准确披露各类环境信息，保障公众知情权，维护公众环境权益。

3.5.3 应健全举报、听证、舆论和公众监督等制度。

3.5.4 应建立环境公益诉讼制度。

3.6 应为其他治理主体的绿色治理活动提供相应的平台、标准和体系。

3.6.1 应建立健全各种污染物的排放权交易市场平台以及参与国际排放权交易机制。

3.6.2 应发展绿色金融平台，拓宽企业绿色融资渠道。

3.6.3 应在绿色技术合作、知识产权、跨国并购等方面为企业搭建沟通和对话平台。

3.6.4 应整合和建立有助于促进生态环境的各种绿色标准、认证以及标识体系。

3.7 应广泛普及传播绿色治理的相关知识，推进社会生态教育，使其成为国民教育的组成部分。

3.7.1 应以资源效率、生态平衡与环境保护为主要内容，广泛进行绿色治理教育，培养绿色理念人才，提高人们的环境保护意识。

3.7.2 应倡导绿色生活理念，提高全体公民节能环保意识，为树立绿色生活理念创造良好氛围。

3.7.3 应提倡环境包容性理念，注重人与自然间的包容性。

3.8 应秉承绿色发展理念，建立和完善与绿色治理目标相符合的组织架构和权责分配体系。

3.8.1 应在组织架构中成立相应绿色治理职能部门，明确政府各部门和人员在绿色治理中的权责分配，推动绿色行政。

3.8.2 应在行政服务中提高绿色采购比重，鼓励绿色办公，建设绿色政府。

3.9 应在绿色治理领域积极开展国际合作，以实现全球绿色治理目标。

3.9.1 应积极推动并参与制定绿色治理相关的国际协议。

3.9.2 发达国家政府应主动建立更均衡的全球绿色治理伙伴关系，及时充分履行国际承诺，加大对发展中国家的支持力度。

3.9.3 发展中国家政府应积极履行国际责任，在全球绿色治理过程中落实污染物排放标准与排放额度的相关协议约定。

3.9.4 各国政府应参与建立多边科技交流平台，在清洁能源、环境保护等方面开展技术合作，发挥技术促进作用，研发、转让和推广环境友好型清洁技术。

# 4 企业：关键行动者

企业作为主要的自然资源消耗和污染物排放主体，是绿色治理的重要主体和关键行动者。企业应建立绿色治理架构，进行绿色管理，培育绿色文化，并在考核与监督、信息披露、风险控制等方面践行绿色治理理念。

4.1 应基于绿色治理理念完善公司治理架构和管理体系。

4.1.1 董事会应对绿色治理有效性负责，确保绿色治理制度的科学性及其实施和更新。董事会可设立绿色治理专门委员会，对绿色治理行为进行有效的监督和控制。

4.1.2 管理层应制定科学的绿色经营制度并有效执行，确保各项活动符合绿色经营理念。管理层应成立专门绿色工作领导小组和日常工作机构，负责指导和监督企业日常的绿色生产经营活动。

4.1.3 企业其他部门应积极配合董事会绿色治理委员会和管理层绿色工作领导小组的工作，建立、完善沟通渠道，保证在突发性情况下能迅速响应并采取措施。

4.1.4 应定期召开绿色治理专题工作会议，鼓励引入具备一定环保背景的专业人才。

4.2 应在企业生产经营的各个方面进行绿色管理。

4.2.1 应推行建立绿色供应链，实行绿色采购，激励供应商实施清洁生产，优先选择环境友好型的产品和服务。

4.2.2 应推行绿色生产，采用更严格的环境标准以及能效和节能技术，并适时促进其发展和推广，提供环境友好型的产品和服务。

4.2.3 应推行绿色营销，推广节能新产品，降低消费过程中的能源消耗和环境污染。

4.2.4 应推行绿色考核，把环保指标纳入考核体系，加强项目建设中的环境评估和环境保护，鼓励环保行为。

4.3　应逐步培育绿色文化，践行绿色治理理念。

4.3.1　应将绿色治理理念纳入到企业愿景、使命和章程中。

4.3.2　应以绿色标准、指南或行为准则为基础，对绿色治理行为进行有效的指导。

4.3.3　应以可持续发展为目标，建立绿色发展的长效机制。

4.4　应对社会、经济和环境的影响承担与自身能力相匹配的环保责任。

4.4.1　应识别其决策和活动对周边环境的影响。制定能源节约和能源利用效率规划，保证能源利用符合生产技术、生态及社会条件。

4.4.2　应承担其决策和活动对社会、环境和经济所造成的消极影响，特别是所造成的严重负面影响。

4.4.3　应基于生态承载能力，及时采取行动，改善组织自身及影响范围内的环境绩效。

4.5　应清晰、准确、充分披露其决策和活动对社会和环境的已知和潜在的影响。

4.5.1　应及时、真实，并以清晰和客观的方式披露信息，以使利益相关方能够准确地评估组织的决策和活动对他们利益的影响。

4.5.2　应定期在年报中披露企业的能源效率状况，推行绿色会计制度。

4.5.3　应公开披露所使用和排放的相关有害材料的类型和总量，及其在正常运行和意外泄露情况下对人类健康和环境的可能风险。

4.6　应接受适当的监督，并对监督做出及时的回应。

4.6.1　应建立以董事会绿色治理委员会为主导，绿色工作小组领导下的全员共同参与的监督问责机制。

4.6.2　应接受政府、社会组织和公众等其他治理主体的监督，积极配合工作，并有义务对相关问题做出及时的回应，反馈处理结果。

4.7　为防止意外或不可预见的消极影响而采取必要的风险控制措施。

4.7.1　应基于风险防控和可持续发展的理念推进战略实施，合理评估并尽可能缓解自身活动所引致的环境风险和消极影响。

4.7.2　应评估预期活动可能产生的有关污染和废弃物，确保对污染和废弃物进行妥善管理，降低环境负荷。

4.7.3　应加强风险防范意识，建立应急管理制度，设置应急反应程序，配备应急处置物资，以降低对环境和人类财产安全的影响，并及时向主管当局和当地社区通报环境事故信息。

4.8　应建立旨在提高环境治理能力的内部控制机制，逐步探讨实施环境会计，为内部控制提供有价值的会计信息。

4.8.1　应在采购、生产、销售等环节建立有利于环境治理能力提升的内部控制机制。

4.8.2 应逐步探讨环境治理事项的会计确认、计量和核算，尝试编制环境会计资产负债表和利润表等财务报表，为企业环境治理的内部控制提供客观、真实、可靠的会计信息。

4.9 应在公司战略发展目标中明确各层级员工的环境治理责任和义务，建立有助于提升环境竞争优势的职工薪酬激励机制和晋升机制，激发全员参与环境治理的积极性和有效性。

4.9.1 应在公司战略发展目标中明确不同职务员工应承担的环境治理责任和义务，确保环境治理目标明细化、岗位化和专业化。

4.9.2 应在薪酬激励机制和晋升机制中融入环境治理绩效考核的因素，切实激发员工环境治理的参与度和贡献度。

# 5 社会组织：倡议督导者

社会组织作为独立的第三方，在加强自身规范化、专业化运营，完善绿色治理机制的同时，通过积极承接政府相关职能的转移并发挥自身的专业优势，可以进一步改善绿色治理的结构与环境，紧密联系各治理主体，以实现对其他主体在绿色治理过程中的监督、评价、协调、教育、培训以及引导等作用。

5.1 应明确自身在绿色治理中的角色，创新与完善自身的治理结构和治理机制，通过发挥自身的专业优势，在国内外范围内发挥更为积极的作用。

5.1.1 应厘清自身的绿色治理环境、利益相关者、绿色治理目标等要素，通过组织章程等方式，将其嵌入到组织日常运行过程中。

5.1.2 应从自身角度考虑，规范自身运营与专业管理能力，并积极创新高效、可行的绿色治理结构与治理机制，为其他社会参与主体提供可借鉴的绿色治理模式。

5.1.3 应积极结合自身的专业领域，构建与之相匹配的绿色治理委员会，并从可持续发展角度对组织内部的决策方向、治理行为等进行监督评价。

5.1.4 专门从事环保事业的社会组织，应进一步发挥自身的专业优势，积极同各领域的社会组织、政府、企业开展实质性的交流与合作，通过契约、联盟等方式委派绿色治理委员会专业成员。

5.1.5 应明确自身的角色定位，通过积极参与和承接国家绿色治理标准的制定与实施，为其他社会治理主体提供权威客观的绿色治理信息。

5.2 应积极规范自身运营，组织业界相关人才开展专业技术、职业生涯、法律法规的培训活动，提高自身治理意识与专业管理能力。

5.2.1 应通过颁布行业管理办法、实施细则的方式加强本行业社会组织的自律行为。

5.2.2　应提高组织自身法律、维权意识，对引起公众广泛关注的社会热点问题，积极以独立的第三方进行参与，必要时提起公益诉讼。

5.2.3　应强化组织自身绿色办公、绿色运营的能力，为绿色治理的其他社会主体树立学习标杆，进而增强自身的号召力与社会影响力。

5.2.4　应加强社会组织在社区内的影响力和知名度，积极动员社会公众加入基层社会组织，通过志愿者的形式，展开对公众环保意识与能力的教育培训工作。

5.3　应积极参与制定生态文明建设、环境保护等领域的发展规划、经济技术政策、行业技术标准。

5.3.1　应积极承接政府、企业等组织委托的政策性科技性项目、发展规划、行业技术标准。

5.3.2　应协助政府在节能减排、可持续发展、可再生能源、环境管理等诸多领域中制定各级别的发展战略。

5.3.3　应积极开发绿色治理评价指标体系，并以独立第三方的身份主动承接相关评估工作，以成为该体系日后主要的实施与维护方。

5.3.4　应着力于环境评价，对政府绿色行政、企业绿色生产、公众绿色消费等进行积极监督与反馈。

5.4　应为政府、企业和公众提供权威、独立和客观的环保信息、咨询和建议等服务。

5.4.1　应开展调查研究和行业统计工作，及时准确收集、计量、分析和发布本领域的专业信息。

5.4.2　应增强生态文明建设、环境保护等领域的产业信息网络建设，搭建相关信息服务平台，增加组织透明度与可接触性，加强政府、企业与公众之间的联系。

5.4.3　应配合政府、企业开展绿色治理相关的信用、能力等级评价工作，构建良好的绿色治理环境。

5.4.4　应促进各领域间的绿色技术、理念创新，促进先进技术、理念的推广与示范。

5.5　应发挥专业优势，进行绿色理念与知识的宣传、教育和普及。

5.5.1　应积极举办各种形式的科普活动、知识讲座、新闻发布会等，向社会公众、政府、企业推广绿色节能环保理念。

5.5.2　应积极组建绿色治理各主体间的治理专业委员会协会或联盟，并定期开展相关的专业技能培训、交流等。

5.5.3　应资助相关组织、个人等开展多种类型环境保护活动，奖励在该领域中作出贡献的组织和个人。

5.5.4　应利用媒体、网络、移动通信等多元化渠道，营造绿色治理文化氛围，搭建政府、企业与公众之间的交流与合作平台，积极引导社会公众参与绿色治理。

5.6 应积极加强国际间的合作与交流，通过协同制定具有高度普适性的绿色协定，构建惠及全球范围的绿色治理协同网络。

5.6.1 应积极加强国际间的交流合作，通过比较优势，结合各国绿色治理的实际发展情况，落实惠及全球范围的绿色治理准则与章程。

5.6.2 应积极开发利用现代信息技术，引导世界各国搭建绿色治理信息共享机制与平台，通过国际中介组织，将多方合作常态化。

5.6.3 应组织开展国内外同行业的专业技术合作与交流，培养具有国际化视野、绿色理念的社会组织管理者，增强自身专业素养与解决实际问题的能力。

# 6 公众：广泛参与者

公众是最广泛的绿色治理主体，公众参与生态文明建设是基础性的绿色治理机制。

6.1 应树立绿色观念，践行绿色生活。

6.1.1 应培养具有生态意识的理性的绿色消费行为，勤俭节约，减少浪费，选择高效、环保的产品和服务，降低消费过程中的资源消耗和污染排放。

6.1.2 应尽量采用对环境影响小的绿色出行方式、居住方式，降低生活中的能耗和污染。

6.1.3 应基于自身能力为绿色发展贡献力量。

6.2 应作为监督者，监督其他绿色治理主体的行为。

6.2.1 应积极监督、举报企业涉及环保的违法违规行为。

6.2.2 应积极监督政府部门的执行与落实。

6.2.3 在涉及环保的公共项目与法律法规的制定上，应主动发声，献计献策。

6.3 应作为环境保护的宣传者，助力绿色理念的普及。

6.3.1 应主动学习汲取环境保护相关知识。

6.3.2 应通过可能的方式传播绿色知识和理念。

6.3.3 应积极推动并参与有助于绿色发展的志愿行为等活动。

# Global Green Governance Principle

## 1 Introduction

The relationship between mankind and the environment is one of the most important global issues at present, which concerns the survival of mankind and the direction and mode of social and economic development of the world. With the emergence of cognitive revolution, agricultural revolution and industrial revolution, mankind gradually formed a self-centered master mentality, excessively grabbed natural resources and damaged the ecological environment ultimately evolving into destroyers to natural environment. In recent decades, environmental problems have become more and more serious, prompting people to rethink and understand the status of mankind in nature, as well as the relationship between development and the environment. In December 2015, 195 representatives reached a historic agreement in Paris, France. The Paris Agreement marked the fact that humans had recognized that we could become devastating to natural ecology and formed a perception of new green governance of "harmony between mankind and the nature".

At present, although some international organizations have made a number of initiatives or declarations to provide a certain direction for the green development of countries, it is not clear as to how to operate at the implementation level, and how to determine the behavior norms of various stakeholders involved. This makes the green action of each country confined to a single subject of spontaneous green management and green administration with each fighting his own battle and the result compromises. Enterprises and the government need to coordinate guided by perceptions and principles of green governance.

Green governance principle is to establish a set of specific green governance system through a series of rules to promote the green behavior of the main body of governance, to protect the ecological environment, to promote the construction of ecological civilization, and to realize the inclusive development of nature and man. As special public goods, ecological environment and natural resources, decide the eco-civilization-oriented green governance. In essence, it is "public affairs activity" with the participation of governing subjects, the implementation of governance and the synergy of governance mechanisms The globalization of ecological destruction and environmental pollution and the globalization of economic and social activities mean that this "public affairs activities" has global characteristics and that green governance cannot be confined to the borders of a nation, and we need to form the value shared by all over the world. Green governance global view beyond nationality needs to be formed, so green governance guidelines need to have a global perspective.

Green governance emphasizes full consideration of the affordability of the ecological environment, and promotes sustainable socio-economic development through innovative models, methods and technologies in the context of ecological environment carrying capacity. The public pool resource attributes and strong externalities of the ecological environment make it involved in participants of almost all social and economic activities (such as government, business, social organizations, the public, etc.), and to solve the ecological environment is a systematic project. Effective green governance requires the main body to adhere to the concept of "pluralistic governance", to identify the relevance of each subject in the governance system, to take into account the interests, demands and responsibilities of the parties from the overall perspective, and to build the governance structure, mechanism and mode.

This guideline provides guidance on the main body identification, the main responsibility of governance and the green governance behavior and synergistic model of green governance.

Recognizing that countries and organizations are at different stages of green governance, this Code is intended to be used by countries, regions and organizations with poor green governance basis, as well as regions and organizations with better green governance experience. Countries and regions that are primarily involved in green governance may find it useful to use this guideline as an introductory guide, while experienced countries, regions and organizations may hope to use it to improve existing practices.

This principle puts forward the principle of green governance, and then elaborates it from perspectives of governance bodies, including the government, enterprises, social organizations and the public.

## 2 Principal

2.1 Green governance is a public transactional activity which aims to construct ecological civilization and green sustainable development with participation of governance main body, implementation of governing measures and synergy of governance mechanism.

2.2 It requires every country to promote the healthy development of social economy through the innovation of patterns, technologies and methods according to their own and international regional ecological environment carrying capacity, and it is a kind of new concept which conforms to the law of sustainable development. Green governance is a kind of common governance concept that transcends nationality, and should be understood from a global perspective.

2.3 The governance body includes governments, enterprises and social organizations, as well as the public with different forms, structures, and members.

2.4 We should adhere to the order concept of "diversified governance", identify the relevance of each subject in the governance system, and take the interests and appeals of all parties into comprehensive consideration from the perspective of system view and global perspective, and establish democratic and coordinated governance mechanism with diversified governing subjects of "trinity" which is top driven by the government, interest driven by enterprises, and participated by social organizations.

2.4.1 The government should be the organization leader and policy supplier in green governance.

2.4.2 Enterprises should be key actors in green governance.

2.4.3 Social organizations should by supervisors and professional information providers in green governance.

2.4.4 The public should be facilitators, practitioners and supervisors in green governance

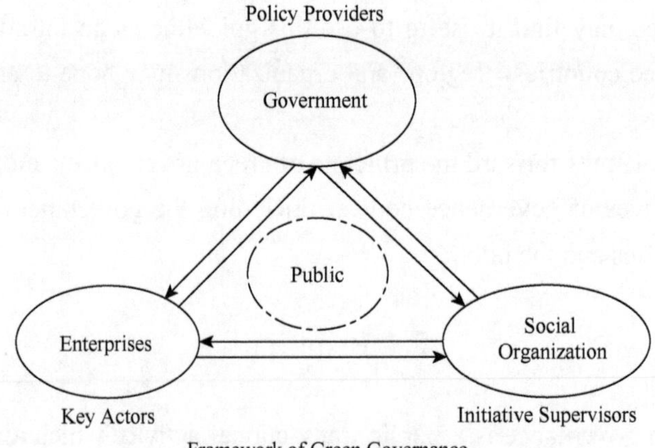


Framework of Green Governance

2.5 Green governance should adhere to the principle of "common responsibility, pluralistic cooperation, democratic equality and moderate bearing".

## 3 Government: Policy Providers

Green governance emphasizes the equal, voluntary, coordinated, cooperative relationship among the prime governance subject. The government is the top designer and policy supplier of green governance system, and provides the system and platform for other subjects of green governance.

3.1 The government should design and formulate green governance related laws and regulations in the political, economic and social activities that match the current situation of the environmental capacity of the country, and ensure the implementation of the system.

3.1.1 The government should formulate and improve laws and regulations on environmental and resource protection.

3.1.2 The government should aim at improving environmental quality, and further improve the laws and regulations on all kinds of pollutant emission rights trading.

3.1.3 Enterprise environmental credit evaluation and illegal sewage blacklist system should be established, and the enterprise environmental information will be recorded in the social credit archives and be released to the public.

3.1.4 Enterprise environmental protection information disclosure mechanism should be established, formulate a unified and standardized standard of environmental information disclosure should be formulated, all enterprises that including non-seriously polluted enterprises should disclose their environmental protection information.

3.1.5 The government should promote the integration of environmental laws and regulations in domestic and international legislation, and enhance the legislative capacity related to green governance.

3.1.6 The government should ensure the effective functioning of above system, ensure the incentives, supervision, assessment and other governance mechanisms can play their full role.

3.2 The government should assume the corresponding main responsibility, develop a green economic strategy that matches the national green governance mechanism, and assess the impact of the proposed policies and activities on the ecological and natural environment.

3.2.1 The government should increase the research, development and popularization of renewable energy，reduce the excessive consumption of non-renewable energy.

3.2.2 The government should optimize the industrial structure，promote the elimination of backward production capacity，support enterprise technological transformation，and ensure the systematic and holistic of energyutilization.

3.2.3 The government should promote energy saving action aimed at various industries，strengthen energy saving management of key energy companies，and promote energy audits and energy saving activities.

3.2.4 The government should actively cultivate the development of strategic emerging industries，support the development of new energy and existing technology development，and encourage the development of green energy economy and green technology.

3.3 The government should scientific and rational plan urban and rural development，develop and implement matching green urban and rural strategies，and explore the new model of the regional construction and management.

3.3.1 The ecological concept should be applied to urban and rural planning，design and construction.

3.3.2 The urban and rural construction should advocate green buildings，and encourages the use of energy efficient and environmentally friendly building technology.

3.3.3 Green transport system should be established，the rail transportation，public transport and slow traffic with the intelligent traffic travel system should be builded.

3.3.4 we should improve the classifying and recycling the waste，use the rain，wind，geothermal and other natural resources in a rational way，and build eco-agriculture and urban resources recycling system.

3.4 Government should build green governance mechanism of monitoring，evaluation and accountability；strengthen the assessment and management of target responsibility.

3.4.1 Government and departments of green governance should receive public and social supervision.

3.4.2 Government should establish green governance index system，incorporate green governance into government performance assessment to evaluate the actions of all levels of government and department.

3.4.3 Government should supervise other governance bodies' environmental damage behaviors and clarify the responsibilities.

3.5 Government should announce above green governance strategies timely，and subjected to the supervision of other governance bodies.

3.5.1 Government should improve the public participation system and listen to public opinions in the process of making plans.

3.5.2 Government should disclosure environmental information accurately, guarantee public's interests in environmental affairs.

3.5.3 Government should improve public monitor system including reporting, hearing and supervision.

3.5.4 Government should establish environmental lawsuit system to protect public interests.

3.6 Government should provide corresponding platforms, standards and systems for the green governance activities of other governance bodies.

3.6.1 Government should establish the trading platforms for pollutant discharge quota and the trading mechanism of global emission rights.

3.6.2 Government should develop the green financial platform; broaden green financing channels for enterprises.

3.6.3 Government should build communication platforms, which encourage the cooperation of technical and intellectual property between global enterprises.

3.6.4 Government should Integrating and establishing green standards, certification and identification systems which contribute to promoting ecological environment.

3.7 Government should spread the knowledge about green governance widely and promote ecological education as a part of national education.

3.7.1 Government should popularizing green governance education include resource efficiency, ecological balance and environmental protection as main content; cultivate talents have green concepts; improve people's environmental protection consciousness.

3.7.2 Government should advocate the idea of green life; raise the awareness of energy conservation and create a good atmosphere for green living.

3.7.3 Government should promote environmental munificence idea and encourage cooperation between people and nature.

3.8 The government should establish a green development concept, establish and improve the organizational structure and authority distribution system that consistent with the green governance objectives.

3.8.1 The government should set up the corresponding green governance functional department in their organizational structure, define the powers and responsibilities of all departments and person, and at the same time promote the efficiency of the green governance.

3.8.2　The government should encourage green office and improve the proportion of green procurement in the administrative office, build economizing government, and guide other subjects' green governance concept.

3.9　Government should actively conduct international cooperation and exchanges in green governance field to achieve global green governance goals.

3.9.1　Government should participate and promote international agreements relate to green governance.

3.9.2　Governments of developed countries should take the responsibility to establish a balanced global green governance partnership; timely fulfill international commitments and increase support to developing countries.

3.9.3　Governments of developing countries should actively take international responsibilities, implement relevant green governance agreements on pollutants emission.

3.9.4　Governments should establish multilateral technology exchange platform in clean energy and environmental protection fields, encourage the research, transfer and promotion of environmentally friendly cleaning technology.

## 4　Enterprises: Key Actors

As the main pollutant emission subject, enterprise is the important subject and key actor in green governance. The enterprise should establish green governance structure, carry out green management, foster green culture, and implement the concept of Green Governance in the aspects of assessment and supervision, information disclosure and risk control and so on.

4.1　Enterprise should improve the corporate governance framework and management system from the perspective of green governance.

4.1.1　Board of directors should be responsible for the effectiveness of green governance, and special committees on green governance can be set up to supervise and control the green governance behaviors.

4.1.2　Management should set up a special green work leading group to guide the green production and daily business activities, to deal with emergencies in the green production process, and can make decision and deployment rapidly.

4.1.3　Enterprise' other departments should actively cooperate with the special committees and leading groups on green governance, establish and improve communication channels, to ensure prompt response in emergency situations and take relevant measures.

4.1.4 Enterprises should regularly hold special meetings on Green Governance, and encourage introducing professional technicians with certain environmental protection background.

4.2 Green management should be carried out in all aspects of enterprise production and operation.

4.2.1 Enterprises should implement green procurement, encourage suppliers to implement cleaner production, and give priority to environment-friendly products and services.

4.2.2 Enterprises should promote green production, adopt and promote more stringent environmental standards, energy efficiency and energy saving technologies, provide environmentally friendly products and services.

4.2.3 Enterprises should carry out green marketing, promote energy-saving new products, reduce energy consumption and environmental pollution in the process of consumption.

4.2.4 Enterprises should carry out green assessment, incorporate environmental indicators in the assessment system, strengthen environmental evaluation and environmental protection in project construction, encourage environmental protection behaviors.

4.3 Enterprises should gradually cultivate green culture and practice the concept of green governance.

4.3.1 Enterprises should incorporate the concept of "Green Governance" into the company's mission, articles and guidelines.

4.3.2 Enterprises should be based on green standards, guidelines or codes of conduct to effectively guide Green Governance behaviors.

4.3.3 Enterprises should aim at sustainable development and establish a long-term mechanism for green development.

4.4 Enterprises should bear environmental responsibility in line with their own capabilities to cope with their social, economic and environmental impacts.

4.4.1 Enterprises should identify the impact of their decisions and activities on the environment, formulate energy conservation and efficiency of energy utilization planning to ensure that energy utilization conforms to resources, production technology, ecological and social conditions.

4.4.2 Enterprises should bear the negative impact of its decisions and activities on society, the environment and the economy, especially the serious negative impacts.

4.4.3 Enterprises should strictly comply with laws and regulations based on ecological carrying capacity，and take actions to improve the environmental performance of the organization itself and its impact scope timely.

4.5 Enterprise should clearly，accurately，fully disclose the known and potential impacts of its decisions and activities on society and the environment.

4.5.1 The information should be authentic and timely，and be disclosed in a clear and objective manner，to enable stakeholders to accurately assess the impact of organizational decisions and activities on their interests.

4.5.2 Enterprise should be regularly disclose the energy efficiency in the annual report，carry out the accurate accounting recognition and measurement，such as the use of water，the use of energy and the waste situation，enterprise should implement the green accounting system.

4.5.3 Enterprise should disclose publicly thetype and total amount of hazardous materials used and discharged，and the possible risks to human health and the environment under normal operation and accidental leakage.

4.6 Enterprise should be taken appropriate supervision and respond timely to the oversight.

4.6.1 Enterprise should establish the supervision and accountability mechanism of full participation which dominanted by the Green Governance Committee of the board and led by the green working group.

4.6.2 Enterprise should accept the supervision from government，social organizations，the public and other governance bodies，and actively cooperate with the supervision work. Enterprise have the obligation to respond to relevant issues and feedback the processing results timely.

4.7 Enterprise should take necessary risk control measures in order to prevent unintended or unforeseen negative impacts

4.7.1 Enterprise should promote the project implementation based on risk prevention and control and the thought of sustainable development. Reasonably assess and relieve environmental risk or negative impacts caused by human activities as much as possible.

4.7.2 Enterprise should assess the relevant pollution and waste generated by expected activities，ensure manage pollution and waste properly to reduce environmental loads.

4.7.3 Enterprise should strengthen the awareness of risk prevention，establish an emergency management system，set up an emergency response procedure，equipped with emergency disposal supplies, to reduce the impact on environment and human property safety caused by accident, and report environmental accident information to authorities concerned and local communities in time.

4.8 Enterprise should improve internal control mechanism of the environmental governance capacity, gradually explore the implementation of environmental accounting and provide valuable accounting information for internal control.

4.8.1 Enterprise should establish internal control mechanism to improve the environment governance capacity in procurement, production, sales, etc.

4.8.2 Enterprise should gradually explore the accounting confirmation, measurement and accounting of environmental governance items, try to prepare financial statements such as environmental accounting balance sheet and profit statement, and provide objective, real and reliable accounting information for the internal control of enterprise environmental governance.

4.9 Enterprise should define environmental governance responsibility and obligations of staff at all level in the company's strategic development, establish salary incentive mechanism and promotion mechanism to improve the environmental competitive advantage, and encourage everyone to participate in environmental governance initiatively and effectively.

4.9.1 Enterprise should define environmental governance responsibility and obligations of different staff in the strategic development, ensure that the objectives of environmental governance is detailed, post and professional.

4.9.2 Enterprise should intagrate the environmental governance factors into salary incentive mechanism and promotion mechanism, and effectively motivate the employees' participation and contribution of environmental governance.

# 5 Social Organization: Initiative Supervisors

As an independent third party, when strengthening standardized and professional operations, social organizations also improve the green governance mechanism by actively undertaking the transfer of government-related functions to play their own professional advantages, from which could further improve the green governance structure (both internal and external governance structure) and governance environment to closely adhere to the main governance bodies so as to accomplish in supervising, evaluating, coordinating, educating, training and guiding other governance bodies.

5.1 Social organizations should make clear of their roles in the green governance, innovate and improve their own green governance structure and mechanisms，and they should make a more positive influence around the world by playing their professional advantages.

5.1.1 Social organizations should clarify their own green governance environment，stakeholders，green governance objectives and other elements. Through organizational charters，green governance will be embedded into the daily operation of the organization.

5.1.2 From their own view，social organizations should regulate their operations and professional management capabilities，and actively innovate an efficient and available green governance structure and governance mechanism providing other social participants to a referential green governance model.

5.1.3 Social organizations should actively build a matching green governance committee based on their own professional fields so as to supervise and evaluate organization's decision-making and governance behavior from the perspective of sustainable development.

5.1.4 Social organizations that specialize in the field of environmental protection should further develop their own professional advantages and actively carry out substantive personnel exchanges and cooperation with social organizations，governments and enterprises in various fields. Appointing professional members to the green governance committees can be through contract，alliance and so on from those organizations.

5.1.5 Social organizations should clarify their role in green governance. Through participating in and undertaking national green governance standards，social organizations provide objective and authoritative green governance information for other governance bodies.

5.2 Social organizations should actively regulate their own operations；organize related training activities such as professional，technical，career and laws for organizational members to improve their awareness of governance and professional management abilities.

5.2.1 Government enacts industry administration measures implement related rules to strengthen the self-discipline behaviors of social organizations.

5.2.2 Social organizations should improve the legal and right-protection awareness，participated in the action to solve social hot issues which have a wide range of social concerns.

5.2.3 Social organizations should carry out green office activity and strengthen the capability of green operation, establish the benchmark for other social bodies to enhance their own social calling and influence.

5.2.4 Strengthening the influence and profile of social organizations in the community, and encouraging the public to join the grassroots organizations. Through the form of volunteers, social organizations carry out the activities of education and training for public.

5.3 Social organizations should actively participate in the development of national environmental protection, ecological civilization construction, security and other fields of development planning, economic and technological policies, and industry technical standards.

5.3.1 Actively undertaking the science and technology projects, development planning, industry technical standards committed by the government, enterprises and other organizations.

5.3.2 Assisting the government in the energy-saving emission reduction, sustainable development, renewable energy, environmental management and many other areas to develop various levels of development strategy.

5.3.3 Actively developing the green governance evaluation index system, and undertaking the relevant assessment work as an independent third party so as to become the main implementation and maintenance side for the system in the future.

5.3.4 Focus on environment assessment; provide active supervision and feedback for the government green office, enterprises green production and the public green consumption.

5.4 Social organizations should provide authoritative, independent and objective environmental protection information, consultation and advises for the government, enterprises and the public.

5.4.1 By carrying out the investigation and industry statistics, Social organizations could collect, measure, analyze and publish the professional information.

5.4.2 Establish the industry information network of environmental protection, ecological civilization construction and security to improve the connections of government, enterprises and the public.

5.4.3 Coordinate the government, enterprises to undertake the credits and capabilities ranking evaluation in order to optimize the honesty running environment.

5.4.4 Improve the interdisciplinary technologies and ideas innovation, and popularize these advanced technologies and ideas.

5.5 Social organizations should take advantage of their professional knowledge to propaganda，educate and popularize the concept of green governance.

5.5.1 Hold all kinds of scientific activities，lectures and press to spread eco-friendly concept to the public，government and enterprises.

5.5.2 Organize specialized committees or alliances of the green governance subjects，and carry out training and communication at regular intervals.

5.5.3 Subsidize relative organizations and individuals to undertake environmental protection activities and reward the outstanding organizations and individuals in this field.

5.5.4 Through the media，network，mobile phone and the other diversification channels to cultivate green governance environment，and build the communication and corporation platforms among the government，enterprises and public to guide them to join in the green governance.

5.6 Social organizations should strengthen the International Corporation and communication，and construct the green governance synergetic network by the universal green governance agreements.

5.6.1 Chinese social organizations should actively participate in the international interdisciplinary communication and corporation. Relying on the comparative advantage and the realities of member states，Chinese social organizations should draft the universal green governance agreements and protocols.

5.6.2 Chinese social organizations should explore modern information technology to guide all countries to build green governance information shared mechanisms and platforms.

5.6.3 Through the international communication and corporation，Chinese social organizations should cultivate the social organization managers who have the international horizons to improve their professional qualities and the capabilities to solve the practical problems.

## 6 The Public：Broad Participants

The extensive public is the subject of green governance and the public participation in environmental protection constructs the foundation of green governance.

6.1 The public should establish green idea and practice green life.

6.1.1 The public should develop with rational green consumption behavior with ecological consciousness，develop good habits of thrift，reduce the loss and waste， choose efficient and environmental friendly products and services, and reduce the resource consumption and pollution emissions in the process of consumption.

6.1.2 The public should choose trip model with minimal impact on the environment and minimize the amount of energy consumed and pollution in travel.

6.1.3 The public should contribute to green development based on their abilities.

6.2 The public should be monitors and supervise the act of subject of green governance.

6.2.1 The public should actively supervise and report illegal acts of enterprises related to environmental protection.

6.2.2 The public should actively supervise the implement and practice of the government.

6.2.3 The public should take initiatives to give advices and suggestions in formulation of public projects and laws and regulations related to environmental protection.

6.3 The public should be propagandists of environmental protection, and promote the popularization of green ideas.

6.3.1 The public should learn the knowledge of environmental protection actively.

6.3.2 The public should disseminate green knowledge and ideas through possible means.

6.3.3 The public should actively promote and participate in activities such as volunteering which conform to green development.

# グリーンガバナンス準則

## 1 序 言

人類と環境の関係は全世界が直面している最も重要な課題の一つで、人類の存続と世界各国の社会経済の発展方向、方式にも関わっている。相次いて起きた認知革命、農業革命及び産業革命とともに、自己中心という人類主人公心理が形成するようになっている。それから、自然資源の過度開発、生態環境の破壊が頻発に行われ、最後に自然環境の破壊者になった。数十年間、環境問題が深刻になっていると同時に、人類が自然界にいる地位、発展と環境の関係などを改めて考える必要がある。2015 年 12 月に全世界 195 カ締約国の代表がフランスのパリで『パリ協定』という歴史的な協議に合意した。人類はすでに自然生態の壊滅者になる可能性が予測され、ただ１つの地球という世界観に直面しなければならず､「天人合一」という新いグリーンガバナンス観が形成された。

現在、国際組織の一部がアドバイス、宣言などを提出し、各国にグリーン発展の方向を示したが、具体的な措置、特に利益関係者の行動規範などまだ明確していない。そのため、各国のグリーン行動が単一主体による自発的なグリーン管理、グリーン行政に限られ、企業と政府など別々行動の効果がよくないから、グリーンガバナンスの理念や準則の提唱のもとで、協力応対が必要である。

グリーンガバナンス準則とは一連の規則を通して具体的なグリーンガバナンスの制度を築き上げ、ガバナンス主体のグリーン行為を促進し、生態環境を保護し、生態文明の建設を促すことで、自然と人間の包容的発展を実現させるということである。生態環境と自然資源は特殊な公共産品として、生態文明の建設を中心にしているグリーンガバナンスを決めた。その本質がガバナンス主体の参加、ガバナンス手段の実施及びガバナンス制度が協同する「公共事務的な活動」ということである。生態系の破壊、環境汚染の多国性及び経済活動のグローバル化はこの「公共事務的な活動」のグローバル性を意味している。グリーンガバナンスの実践はただ一つの国にとどまってはいけない。全世界で共有する価値観、すなわち国境を越えたグリーンガバナンスのグローバル理念が形成されているから、グリーンガバナンスの準則にもグローバルの立場から考えなければならない。

グリーンガバナンスは生態環境の収容力を十分に配慮することを強調し、方式方法、技術の革新を通じて、社会経済の持続可能な発展を促進する。生態環境は公共資源の性質と外部性を持っているため、ほとんど社会経済活動の参加者（例えば政府、企業、社会組織、公衆など）と関係し、解決にはシステム化のプロジェクトである。効果的なグリーンガバナンスは「多元化ガバナンス」という秩序観念に基づいたうえで、管理システムにある各主体の関連性を識別し、全局の角度から各方利益の求めと責任を合わせて考え、管理権共有に基づく管理枠組み、メカニズムとモードを築き上げなければならない。

当準則はグリーンガバナンスの主体識別、ガバナンス主体責任、主体のグリーンガバナンス行為と協同モードなどに指導を提供する。

当準則は各国、各組織がグリーンガバナンスの違う段階にあるということを認めたうえで、グリーンガバナンスの基礎が固くない国家、地域と組織だけでなく、すでにグリーンガバナンスにおける経験がある国家、地域と組織にも向いている。グリーンガバナンスの初心者である国家、地域と組織には当準則をガイドにするのが効果的である。経験のある国家、地域と組織には現行のやり方を改善することが望める。

当準則はまずグリーンガバナンスの原則を提出し、それから政府、企業、社会組織および公衆などバナンス主体の別々の面から詳しく述べる。

# 2 原　　則

2.1　グリーンガバナンスは生態文明の建設、持続可能な発展実現を目標として、グリーンガバナンス主体が参加し、ガバナンス手段を実施し、ガバナンス制度も協同させる「公共事務的活動」である。

2.2　各国はその自身及び国際地域の生態環境収容力に基づいて、モデル、技術、方法の革新によって、社会経済の安定発展を促進させることである。グリーンガバナンスは国を超える共同ガバナンス観であり、全世界という視点から理解すべきである。

2.3　ガバナンス主体は形式、構成及びメンバーがそれぞれ異なっている政府、企業、社会組織及び公衆を含めている。

2.4　「多元化ガバナンス」という秩序観に従って、システム観やグローバル観という視点から、ガバナンスシステムにおける各主体の関連性を識別し、総合的に各側の利益や要求を考え、政府上層部の推進、企業利益の駆動、社会組織の介入連動、いわゆる「三位一体」という多元のガバナンス主体による共同ガバナンス体制を構築すべきである。

2.4.1　政府は主にグリーンガバナンスの政策制定者として、実施すべきである。

2.4.2　企業は主にグリーンガバナンスの肝心な行動者として、実施すべきである。

2.4.3　社会組織は主にグリーンガバナンスの提唱者と監督者として、実施すべきである。

2.4.4　社会公衆はグリーンガバナンスの広範な参加者である。

2.5　グリーンガバナンスは「共同責任、多元協同、民主平等、適度負荷」という原則に従うべきである。

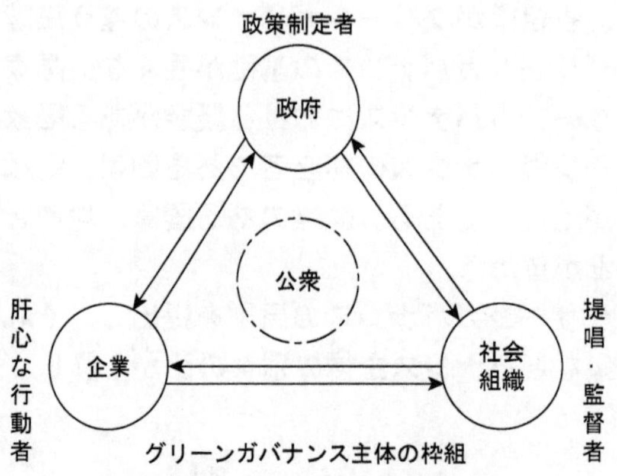

グリーンガバナンス主体の枠組

## 3　政府：政策制定者

グリーンガバナンスは平等、自主、調和、協力という主体関係を強調している。政府はグリーンガバナンスのトップレベルデザイナー及び政策制定者として、他主体の参加のために、制度やプラットフォームを提供すべきである。

3.1　政治、経済、社会活動の中で本国の環境現状に適するグリーンガバナンスに関する法律法規を制定し、制度体系の運行、実施を保証する。

3.1.1　環境や資源の保護に関する法律法規を整え、陸地、水資源、大気など生態系資源の持続可能な利用を確保すべきである。

3.1.2　環境状況の改善を目指し、さらに各種の汚染物排出権取引に関する法律法則を整えるべきである。

3.1.3　企業の環境信用評価や違法排出ブラックリスト制度を設け、企業の環境違法情報を社会信用書類に記録し、社会に公開すべきである。

3.1.4　企業の環境保全情報披露体制の構築を促進すべきである。統一的かつ標準的な環境情報披露標準を制定し、非重度汚染企業を含め、全ての企業に対して情報を披露するように要求する。

3.1.5 環境法律法規が国際立法の同調を促し、グリーンガバナンスに関する立法力を強めるべきである。

3.1.6 以上に述べた制度、システムが有効的に運行し、激励及び監察のガバナンス制度が十分に役割を果たすことを保証すべきである。

3.2 相応な主体責任を担い、本国のグリーン経済戦略を定め、関連政策の活動が生態環境への影響を評価すべきである。

3.2.1 再生可能エネルギーについての研究、開発及び普及を推進し、再生不可能エネルギーへの過度消費を削減すべきである。

3.2.2 産業の構造と立地を改良し、立ち遅れた生産能力を淘汰し、企業の技術改造を支持し、エネルギー利用の体系性や整合性を確保すべきである。

3.2.3 各産業分野においての省エネ活動、重消耗企業への省エネ管理を強化し、エネルギーの会計監査や省エネ活動を推進すべきである。

3.2.4 戦略新興産業を積極的に発展し、新エネルギーの開発や現存技術への改良を支持し、グリーン省エネ経済、グリーンエコ技術の発展を励ますべきである。

3.3 科学的に都市と農村の発展を計画し、相応なグリーン都市及び農村戦略を制定、実施し、地域の建設と管理についての新しいモデルを探索すべきである。

3.3.1 生態という理念を都市と農村の計画、設計及び建設に運用すべきである。

3.3.2 グリーン建築を提唱し、省エネ·エコ建築技術を励ますべきである。

3.3.3 グリーン交通システムを建設し、軌道交通、公共交通、スロー交通がかみあうスマート交通システムを建立すべきである。

3.3.4 生活廃棄物の分類回収、利用を改善し、雨、風力エネルギー、地熱，太陽エネルギーなどの自然資源を合理的に利用し、生態農業と都市資源循環システムを備えているスポンジ都市を構築すべきである。

3.4 グリーンガバナンスに関する監督、評価や問責体制を建立し、自身と他のグリーンガバナンス主体の行為が規則に合うことを確保すべきである。

3.4.1 公衆及び社会の監督を受けるべきである。

3.4.2 グリーンガバナンス指標システムを建立し、各級の政府やグリーン職能部門の行為に対する評価、およびグリーンガバナンス行為を政府の業績評価管理にとり入れるべきである。

3.4.3 治理主体環境破壊行為に対する監督、問責を明らかにすべきである。

3.5　政府のグリーン戦略は適当な方式でタイムリーに周知させ、多方主体の監督に受けられるべきである。

3.5.1　公衆介入制度を改善し、以上の戦略計画の制定過程において公衆の意見を聞き取るすべきである。

3.5.2　各種類の環境情報がタイムリー、正確に披露されたうえで、公衆の知る権利が保証され、公衆の環境権益が守られるべきである。

3.5.3　通報、公聴、世論や公衆監督などの制度を完備すべきである。

3.5.4　環境公共利益の訴訟制度を建立すべきである。

3.6　他の主体によるグリーンガバナンス活動のために、相応的なプラットフォーム、標準とシステムを提供すべきである。

3.6.1　各種の汚染物排出権取引市場プラットフォーム及び国際排出権取引参画制度を整えるべきである。

3.6.2　グリーン金融プラットフォームを発展し、企業のグリーン融資ルートを拡張すべきである。

3.6.3　グリーン技術協力や知的財産権、国際買収合併において、企業のために、コミュニケーションと対話のプラットフォームを建立すべきである。

3.6.4　生態環境に役立つ各種のグリーン標準、認証及び標識システムを整合、建設すべきである。

3.7　あらゆる手段でグリーンガバナンスに関する知識を広め、社会生態の教育を推進し、国民教育の一部に入れるべきである。

3.7.1　資源効率、生態均衡、環境保全など重要内容として、グリーンガバナンス教育を広く推進し、グリーンガバナンス理念を備える人材の育成、国民の環境保全意識を向上している。

3.7.2　グリーン生活理念を提唱し、国民の省エネ·エコ意識を高め、グリーン生活理念を樹立するために優れた雰囲気をつくりあげるべきである。

3.7.3　環境包容性理念を提唱し、人間と自然の包容性を重視すべきである。

3.8　グリーン発展観念に従って、グリーンガバナンス目標と一致する組織構造、権力と責任の分配体系の建立を改善すべきである。

3.8.1　組織構造に相応なグリーンガバナンス職能部門を設立し、政府の各部門と係員がグリーンガバナンスにおける権利と責任の分配を明らかにして、グリーン政府の執務効率を向上すべきである。

3.8.2　行政サービスにおけるグリーン調達の比重を向上し、グリーン執務を励まし、節約型政府を建設すべきである。

3.9　グリーンガバナンスの分野において積極的に国際協力を行い、全世界のグリーンガバナンス目標を実現する。

3.9.1　積極的にグリーンガバナンスに関する国際協議の作成に参加すべきである。

3.9.2　先進国は自発的により均衡的なグリーンガバナンスパートナーシップを築き、国際社会への約束を守り、発展途上国への支持を拡大すべきである。

3.9.3　発展途上国は積極的に国際責任を履行し、全世界のグリーンガバナンスにおいて汚染物排出基準と排出額に関する協議を履行すべきである。

3.9.4　各国政府は多角的な科学技術交流プラットフォームの建設に参加し、クリーンエネルギー環境保全において、技術協力の展開、技術促進の役割を果し、環境に優しいクリーン技術の開発、譲渡及び普及すべきである。

## 4　企業：肝心な行動者

企業は主な自然資源消耗と汚染物排出の主体として、グリーンガバナンスの重要な主体と行動者の鍵である。企業はグリーンガバナンスの枠組みを建設し、グリーン管理を行い、グリーン文化を形成し、審査監督や情報披露、リスクコントロールなどの面においてグリーンガバナンス理念を実行すべきである。

4.1　グリーンガバナンス理念に基づき、コープレートガバナンス及び管理ミステスを改善すべきである。

4.1.1　理事会はグリーンガバナンスの責任を有効的に担い、グリーンガバナンス制度の科学性及びその実施、更新を確保すべきである。理事会はグリーンガバナンス専門委員会を設置し、グリーンガバナンス行為に対する有効的に監督やコントロールすべきである。

4.1.2　企業の管理層は科学的なグリーン経営制度を制定したうえで、有効に実行し、各活動がグリーン理念と一致することを確保する。専門的なグリーンガバナンスのリーダーグループと日常事務機構を設立し、日常のグリーン生産と経営を指導、監督している。

4.1.3　企業の他部門は積極的に理事会グリーンガバナンス委員会とグリーンガバナンスリーダーグループの仕事に協力し、コミュニケーションルートを建立し、突発事件の処理を保証すべきである。

4.1.4　定期的にグリーンガバナンスに関する専門会議を開き、環境保全関連人材を募集すべきである。

4.2　企業は生産と経営の各方面において、グリーン管理を行うべきである。

4.2.1　グリーンサプライチエンを推進し、グリーン調達を实施し、供給元のグリーン生産を励まし、環境に優しい製品とサービスを優先すべきである。

4.2.2　グリーン生産を推進し、より厳格的な環境標準及び省エネ措置を採用し、適当な時にその発展と普及を推進し、環境に優しい技術とサービスを提供すべきである。

4.2.3　グリーン経営と販売を推進し、省エネの新しい製品を普及し、消費過程におけるエネルギー消耗と環境汚染を減少すべきである。

4.2.4　グリーンガバナンスに関する審査を推進し、環境保全の指標を審査の体系にとり入れ、プロジェクト建設における環境評価と環境保護を強化し、環境保全の行為を励ますべきである。

4.3　次第にグリーン文化を育て、グリーンガバナンスという理念を実行すべきである。

4.3.1　グリーンガバナンスという理念を企業の使命、定款にとり入れるべきである。

4.3.2　グリーン標準、方針及び行為準則を基礎として、グリーンガバナンス行為に対して有効的に指導すべきである。

4.3.3　持続可能な発展の実現を目標として、長期的なグリーン発展制度を建立すべきである。

4.4　社会、経済及び環境への影響に自分自身の環境保全責任を負うべきである。

4.4.1　企業は戦略や活動などの周辺環境に対する影響を識別し、省エネとエネ利用計画を制定し、そのエネ利用が生産技術、生態条件、社会条件に適応することを保証すべきである。

4.4.2　企業は戦略や活動などの社会、環境及び経済に対するマイナス影響に責任を持つべきであり、特に深刻なマイナス影響である。

4.4.3　生態収容力の限界性を認識した以上で、タイムリーに措置を取り、組織自身及び影響が及ぶ範囲の環境業績を改善すべきである。

4.5　戦略及び活動が社会と環境に及ぼす既知の影響と可能な影響をはっきり、正確的、十分に披露すべきである。

4.5.1　利益関連側が正確的に組織の決定と活動による自分への影響を評価するために、その方式、情報を客観的かつはっきり披露すべきである。

4.5.2　定期的に年報の形で企業のエネルギー効率状況を披露し、グリーン会計制度を推進すべきである。

4.5.3　使用及び排出した有害材料に関する必要な類型と数量を公開的に披露すべきである。その材料が正常運行及び意外的に漏れる場合における人間健康と環境へのリスクも含まれている。

4.6　企業は適当な監督を受けた上で、タイムリー監督に対する応答すべきである。

4.6.1 理事会グリーンガバナンス委員会をはじめ、グリーンガバナンスリーダーグループの指導下で、全員参与の監督問責体制を建立すべきである。

4.6.2 政府、社会組織及び公衆などガバナンス主体の監督を受け、積極的に協力し、関連問題に対してタイムリーに応答し、処理結果をフィードバックすべきである。

4.7 意外や予測できないマイナスな影響を防ぐために、必要なリスクコントロール措置を取らなければならない。

4.7.1 リスクコントロール及び持続可能な発展という理念に基づき、戦略の実施を推進し、自体の活動が招いた環境リスクやマイナス影響を合理的に評価した上、なるほど緩和すべきである。

4.7.2 予期の活動による汚染や廃棄物を評価し、汚染や廃棄物を適切に管理し、環境負荷を低減すべきである。

4.7.3 リスク防止意識を高め、応急管理制度を設け、応急反応プロセスを設定し、応急措置物資の用意により、環境と財産安全に及ぼす影響を減少し、また当局や地元のコミュニティに事故情報を通報すべきである。

4.8 環境整備能力向上への内部統制制度を建立し、次第に環境会計の実行を検討し、内部統制に価値のある会計情報を提供すべきである。

4.8.1 購買、生産、販売などの部分で環境整備能力の向上に役立つ内部統制制度を建立すべきである。

4.8.2 環境整備事項の会計確認、計量と採算を次第に検討し、環境会計貸借対照表と損益計算表など財務諸表を編成し、企業環境整備の内部統制に客観的、真実かつ信頼できる会計情報を提供すべきである。

4.9 会社の戦略発展目標の中で、各級の従業员の環境整備の責任と義務を明確し、環境競争優位に役立つ従業員の給与インセンティブメカニズムと昇進メカニズムを構築し、環境整備への全員参与の積極性と有効性を促すべきである。

4.9.1 会社の戦略発展目標の中で、従業員が負うべき環境整備の責任、義務を明確し、環境整備目標の詳細化、ポスト化と専門化を確保すべきである。

4.9.2 給与インセンティブメカニズムと昇進メカニズムに環境整備業績評価の要素を取り入れ、従業員による環境整備への参加度と貢献度を促すべきである。

# 5 社会組織：提唱·監督者

社会組織は独立的な第三方として、自身の規範化と専門化の運営を強化し、グリーンガバナンス制度を整えると同時に、積極的に政府相関職能の移転を引き受けて、自身の専門優位性を発揮することによつて、更にグリーンガバナンスの構造と環境を改善し、各ガバナンス主体としっかり繋がり、他主体のグリーンガバナンス過程に対する監督、評価、協調、教育、トレーニング及び指導などの役割を果すことができる。

5.1　社会組織は自分のゲリーンガバナンス役割を明確し、自分の構造と体制を改善し、専門優位性の発揮を通じて、国内外により積極的な役割を果たすべきである。

5.1.1　自身のグリーンガバナンス環境や利益関連者、グリーンガバナンス目標などの要素を整理し、組織の規程などの方法を通じて、それらを日常の運行過程に組み込むべきである。

5.1.2　特殊なグリーンガバナンスの役より、積極的に効率を高め、実行できるグリーンガバナンス体制や枠組を革新し、他の社会参加主体に参考できるグリーンガバナンスモードを提供すべきである。

5.1.3　積極的に自身の専門領域を合わせて、これに適するグリーンガバナンス委員会を組み立て、持続可能性の角度から組織内部の戦略方向やガバナンス行為などに対する監督、評価すべきである。

5.1.4　専門的に環境保全事業に従事する社会組織は更に自身の専門優位性を発揮し、積極的に各領域の社会組織、政府、企業と実質的な交流、協力を行って、契約や連盟などの方法を通じて、グリーンガバナンス委員会の専門成員を任命すべきである。

5.1.5　自分自身の役割を明確し、積極的にグリーンガバナンス標準の制定に参加したり、その実施を引き受けたりすることを通じて、他のガバナンス主体のために、権威的かつ客観的なグリーンガバナンス情報を提供するべきである。

5.2　積極的に自身運営を規範し、業界の関連人材を組織し、専門技術、職業キャリア、法律法規の育成活動を行って、自身のガバナンス意識や専門の管理能力を高めるべきである。

5.2.1　管理方法や実施細則の公布を通じて、本業界における社会組織の自律行為を強化すべきである。

5.2.2　組織自身の法律や権利保護の意識を高め、公衆に広く注目される問題に対して、独立的な第三者として積極的に参与し、必要な時に公益訴訟を提出すべきである。

5.2.3　自身のグリーン執務やグリーン運営の能力を強化し、他のグリーンガバナンス社会主体のための手本を提供し、自身の呼びかけ力や社会影響力を強めるべきである。

5.2.4　コミュニティにおいて社会組織の影響力や知名度を強化し、積極的に社会公衆が基層社会組織として参加させるように呼びかけ、志願者という方式を通して、公衆の環境保全意識と能力教育、育成などを行うべきである。

5.3 積極的に生態文明の建設や環境保全などの分野において発展計画、経済技術政策、業界の技術標準の制定に参加する。

5.3.1 積極的に政府や企業などの組織による政策的、科学技術的なプロジェクト、発展計画と業界技術の標準の委託を引き受ける。

5.3.2 政府こ協力して省エネ·排出削減、持続可能な発展、再生可能なエネルギー、環境管理など領域において、各級の発展戦略を制定する。

5.3.3 積極的にグリーンガバナンス評価指標システムを開発し、今後このシステムの主要な実施者や保護者になるために、独立な第三者として積極的に関連評価を引き受ける。

5.3.4 環境評価に力を入れて、政府のグリーン行政、企業のグリーン生産、公衆のグリーン消費に対する監督やフィードバックを積極的に行う。

5.4 政府、企業と公衆に権威的で独立的かつ客観的な環境保全情報、問い合わせや提案などのサービスを提供する。

5.4.1 調査研究や業界統計の業務を展開し、タイムリーかつ正確に当領域の専門情報を収集、計量、分析、発表する。

5.4.2 生態文明建設や環境保全などの領域において、産業情報ネットワークの建設を強めて、関連情報のサービス・プラットフォームを建て、組織の透明度や接触可能性を高め、政府、企業と公衆の連絡を強化する。

5.4.3 政府、企業に協力し、グリーンガバナンス関連の信用、能力等級評価を行い、良いグリーンガバナンス環境を作り上げる。

5.4.4 多領域のグリーン技術や理念の革新及び先進技術と理念の普及や模範的な役割を推進する。

5.5 専門優位性を発揮し、グリーン理念や知識の宣伝、教育と普及を行う。

5.5.1 積極的に各形式の科学普及活動や知識講座、記者会見などを開催し、社会公衆や政府、企業にグリーン、省エネという環境保全理念を広める。

5.5.2 積極的にグリーンガバナンス各主体の間のガバナンス専門委員会あるいは連盟を創立し、定期的に関連する専門技能の育成訓練、交流活動などを行う。

5.5.3 関連組織や個人などによる各形式の環境保全活動を援助し、当領域で貢献した組織や個人を奨励する。

5.5.4 メディア、ネットワーク、移動通信などの多元化ルートを通じて、グリーンガバナンス文化の雰囲気を作り上げ、政府、企業と公衆の交流、協力のプラットフォームを建て、積極的に社会公衆がグリーンガバナンスに参与するように導く。

5.6 国際間の協力や交流を積極的に強化し、普遍性であるグリーン協議を共同に制定することにより、全世界における恩恵が及ぶグリーンガバナンス協同ネットワークを作りあげる。

5.6.1　積極的に国際間の交流や協力を強化し、比較優位により、各国のグリーンガバナンスの実際発展状況と結び付け、全世界範囲に恩恵が及ぶグリーンガバナンス準則や規程を制定する。

5.6.2　積極的に現代の情報技術を開発、利用し、世界各国がグリーンガバナンス情報共有の体制とプラットフォームを構築するように導き、国際仲介組織を通して、多方協力の常態化を実現する。

5.6.3　国内外同業界における専門技術の協力と交流を展開し、国際化視野、グリーン理念を持つ管理者を育成し、自身の専門素質、問題の解決能力を強める。

# 6　公衆：広範参加者

公衆は最広範のグリーンガバナンスの主体であり、国民参加は生態文明建設中における基礎的なグリーンガバナンス制度である。

6.1　グリーン理念を確立し、グリーン生活を実行する。

6.1.1　浪費減少、勤勉節約という理念の下で、生態意識をもつ理性的なグリーン消費行為を育て、効率的なエコ製品、サービスを通じて、生活資源の消耗、汚染排出を減らす。

6.1.2　なるべく環境に優しい外出、居住様式を採用し、生活資源の消耗、汚染を減らす。

6.1.3　自身の能力に基づいてグリーン発展に貢献する。

6.2　監督者として、他のグリーンガバナンス主体の行為を監督すべきである。

6.2.1　企業が環境保全法律法規に違反する行為を積極的に監督、告発すべきである。

6.2.2　政府部門の実行を積極的に監督する。

6.2.3　環境保全に関する公共プロジェクト、法律法規の制定に対する意見、提案を提出すべきである。

6.3　環境保全の宣伝者として、グリーン理念の普及に協力すべきである。

6.3.1　環境保全の関連知識を積極的に勉強すべきである。

6.3.2　有効的な方法を通じて、グリーン知識、グリーン理念を広める。

6.3.3　積極的にグリーン発展に役立つボランティア活動を推進している。

# 绿色治理准则解说

## 一、政府：政策供给者

绿色治理强调主体间平等、自愿、协调、合作的关系，政府是绿色治理的顶层设计者和政策制定者，为其他主体参与绿色治理提供制度与平台。

政府应在绿色战略规划、制度框架构建、法律法规制定、协同合作平台构建、公众行为规范等主体责任履行方面承担主要责任，以最终保证绿色治理准则的实施。

1　应在政治、经济、社会活动中设计制定与本国环境承载现状相匹配的绿色治理相关法律法规，并保证制度体系的运行实施。

1.1　应健全环境和资源保护等方面的法律法规，确保陆地、水源、大气等生态系统资源的可持续利用。

在绿色治理实施方面，为了保证实施效果，必须对行为主体的行为制定强制性规定。政府应继续建立健全与绿色治理相配套的法律体系，推进制定与修订工作，保护、恢复和促进可持续利用陆地生态系统，可持续管理森林，防治荒漠化，制止和扭转土地退化，遏制生物多样性的丧失；保护和恢复水源生态系统，包括山地、森林、湿地、河流、地下含水层与湖泊。研究制定节能评估、生态补偿、湿地保护、生物多样性等方面的规章制度。

1.2　应以改善环境质量为目标，进一步完善各种污染物排放权交易的法律法规。

政府应继续完善设置相应的污染物排放标准与排放前净化处理措施，建立健全污染物排放权初始分配和交易制度，推进污染物排放权的交易试点与交易平台建设，鼓励企业以交易方式取得污染物排放指标，同时不增加地区总体排放量。并以改善环境质量、防范环境风险为最终目标，结合企业实际生产与当地环境情况发放排污许可证，并按照许可证对企业排污行为进行监督。

1.3　应建立企业环境信用评价和违法排污黑名单制度，将企业环境违法信息记入社会诚信档案，向社会公开。

为激励和约束企业主动落实环保责任，政府应建立企业环境信用评价和违法排污黑名单制度，将违规行为记入企业诚信档案并向社会公开。对于绿色治理优秀的企业，则进行荣誉表彰、政策优惠，树立优秀模范作用，为市场主体建立守信激励与失信惩戒机制。

1.4　应促进建立企业环保信息披露机制。制定统一、指标化的环境信息披露标准，逐步要求包括非重污染企业在内的所有企业披露。

监管部门应继续制定完善统一的环境信息披露标准，结合污染排放许可，由上市公司向非上市公司，由重污染行业向非重污染行业，逐步要求所有企业进行环境信息披露。对于未按照要求完成披露义务的公司，则进行公开批评，并依法予以处罚。

1.5　应促进环境法律法规与国际立法的接轨，加大与绿色治理相关的立法力度。

政府在完善环境保护相关法律体系的同时，亦应积极与全球法律法规相接轨。法律体系应反映其所参与的国际环境公约，吸纳各国已经有效实施的绿色治理相关立法的做法与内容，并增强相应的绿色治理立法能力，以达到减少环境污染、建立绿色可持续治理体系的目的。

1.6　应保证上述制度体系的有效运转，并确保激励、监督、考核等治理机制能够充分发挥作用。

政府应保证上述绿色治理相关的法律体系有效运转，对于污染物排放应严格监管，及时关停违法排放的生产设备。同时严格执法，保证绿色治理各方参与主体遵守法律法规。地区治理情况应纳入经济发展考核体系中，并依法追究领导官员的环境违规行为责任。这是因为，绿色治理更加突出责任的承担，而拥有的权利较少，绿色治理的成果最终会被整个社会共享，即使没有承担责任。这就存在着搭便车问题和囚徒困境，需要特定机构制定规则并实施处罚，打破绿色治理实施困境。

2　应承担起相应的主体责任，拟定本国绿色经济战略，并评估相应活动对生态环境的影响。

2.1　应加大可再生能源的研究、开发和推广应用，削减对不可再生能源的过度消耗。

经济增长不可避免地带来更多的能源消耗，作为绿色经济战略的重要构成部分，政府应以多种形式推动节能环保产业的发展，形成新的支柱产业。调整能源结构，推动传统能源安全绿色开发和清洁低碳利用，发展清洁能源、可再生能源，不断提高非化石能源在能源消费结构中的比重，并加快核能、风能、太阳能等新能源的研发应用，鼓励发展新的绿色能源体系。并通过推广节能环保产品拉动消费需求，提高节能环保工程技术拉动投资增长，并培育出新的经济增长点。

2.2 应优化产业结构与布局，淘汰落后产能，支持企业技术改造，保证能源利用的系统性和整体性。

为达到绿色治理目标，应从科技含量、资源消耗、环境污染等方面综合考虑构建产业结构，推动生产方式绿色化，提高经济绿色化程度。首先应推动战略新兴产业与先进制造业，在鼓励采用节能低碳技术改造提升传统产业，合理布局地区基础设施建设。对于已有产能过剩的行业，应提高淘汰标准，加快淘汰不符合绿色治理原则的落后产能，并严格控制新增行业项目。政府亦应继续加强国别间经济战略合作，推动要素资源全球配置，鼓励优势产业走出去，提高参与国际分工的水平。

2.3 应推动各产业领域的节能行动，加强重点能耗的节能管理，推动能源审计和节能降耗活动。

继续在各产业领域推动低碳循环、节能环保技术的研发应用。通过合同能源管理、节水管理等方式发展环境服务业。在重点领域实施能耗总量与强度双控制，严格新建项目节能评估审查，加强工业节能监察，强化全过程节能监管。推动能源审计，依据本国有关的节能法规和标准，对企业和其他用能单位能源利用的物理过程和财务过程进行检验、核查和分析评价，加强企业能源管理。

2.4 应积极培育发展战略新兴产业，支持新能源开发与现有技术改良，鼓励发展绿色能源经济与绿色环保技术。

为贯彻绿色治理理念，把握引领经济新常态，政府应把握当下全球产业变革的新机遇，把绿色化作为国家实施创新驱动发展战略、经济转型发展的重要基点，推进绿色化与各领域新兴技术深度融合发展。培育发展战略新兴产业，构建现代产业体系，发展智能绿色制造技术，推动制造业向价值链高端攀升。优先发展信息技术、高端装备、新能源环保等绿色产业，积极化解传统产能矛盾。

3 应科学合理规划城乡发展，制定并实施相配套的绿色城乡战略，探索地区建设与管理的新模式。

3.1 将生态理念运用于城乡规划设计与建设。

政府应引导经济人口布局均衡发展，合理规划城市规模，优化城乡结构和空间布局。将生态理念运用在城乡规划、设计与建设过程中，合理分配生产、生活、生态空间格局。政府应继续加强农业地区基础建设，转变农业发展方式，推进农业结构调整，发展农业循环经济，适当增加生活空间、生态用地，保护和扩大绿地、水域、湿地等生态空间。加强农业面源污染防治，加大种养业特别是规模化畜禽养殖污染防治力度，科学施用化肥、农药，保证居民生活环境。

3.2 倡导绿色建筑，鼓励采用节能环保型建筑技术。

政府应倡导发展绿色建筑，实施绿色建筑行动计划。完善绿色建筑标准及认证体系，扩大执行范围，鼓励采用节能环保型建筑技术，强调地区运营与生态环境的包容性。严格执行建筑节能标准，加快推进既有建筑节能和供热计量改造，以及可再生能源在建筑中的规模化应用。从标准、设计、建设等方面大力推广可再生能源在建筑上的应用，鼓励建筑工业化等建设模式，正确处理建筑垃圾，实行资源的循环利用。完善绿色建筑全生命周期管理制度，探索建立建筑能耗可监测、可报告、可核查体系。

3.3　应建立绿色交通体系，构筑轨道交通、公共交通与慢行交通相配合的智能交通出行系统。

优先发展公共交通，构筑轨道交通、公共交通与慢行交通相配合的智能交通出行系统，改善步行、自行车出行条件，完善城市公共交通服务体系。继续提高公共交通出行在出行方式中所占的比例。优化运输方式，强化对机动车尾气的污染防治，推广节能与新能源交通运输装备，鼓励新能源汽车、共享单车等绿色出行方式。

3.4　应完善生活废弃物分类回收利用，合理利用雨水、风能、地热、太阳能等自然资源，构建生态农业与城市资源循环体系，逐步构建海绵城市。

继续发展循环经济，完善再生资源回收利用体系，实行垃圾分类。依据资源利用原则，加快建立循环型工业、农业、服务业体系，合理利用雨水、风能、地热等，提高全社会资源产出率。同时推进再制造和再生利用产品，鼓励纺织品、汽车轮胎等废旧物品回收利用；鼓励麦秸等农业废弃物二次利用，构建生态农业与资源循环体系。推进产业循环式组合，促进生产和生活系统的循环链接，构建覆盖全社会的资源循环利用体系。在城市规划中开展雨水调蓄与排水防涝设施等建设，逐步构建海绵城市，推广循环经济典型模式。

4　应建立绿色治理的监督、评价和问责机制，确保自身与其他绿色治理主体的行为合规。

4.1　应接受公众及社会的监督。

在绿色治理过程中应建立相配套的监督、评价和问责机制，先应对政府及绿色治理职能部门的治理行为进行监督考核，对行政区域内绿色治理水平进行考察。对于环境污染行为的发生，不仅要追究污染主体的责任，也要对相关行政人员监督行为不到位进行追责。不能只以经济发展、国内生产总值（GDP）增加为考核对象，更要树立绿色治理考核理念，强调经济与环境之间的包容性发展。政府部门在绿色行政、绿色办公方面同样要接受定期定额考核，推行电子政务，采购节能环保型产品，加强公共设施的节能管理，并建立相应的奖惩机制。此外还应接受公众舆论监督，完善举报、投诉等监督渠道，引导和发挥民众、社会组织在绿色治理中的积极监督作用。

4.2 应建立绿色治理指标体系，对各级政府和绿色职能部门行为进行评价，并将绿色治理行为纳入政府绩效考核管理。

政府及职能部门应建立涵盖经济发展、资源节约、环境保护等方面的绿色治理指标体系，逐步形成绿色发展指标体系，并定期进行评价和公布。全球各地区的指标评价既有共性，也有本地相关的个性，不同区域的绿色治理指标体系应实行差异化评价考核。共性方面可以包括资源利用率、污染物排放与处置、水源、森林、海洋生态环境保护等内容；个性特质则涵盖了该地域所独有的治理优势，体现全球治理的差异化。绿色治理行为还应纳入地区政府定期考核管理，加强监督检查，统筹推进区域内的治理行为。

4.3 应对相关治理主体的环境破坏行为予以监督，明确问责。

政府应加强对相关治理主体的环境破坏行为的监督与问责，规范工业生产企业的排放检测，改进排放前污染物净化处理流程。强制企业进行环境信息披露，并设立绿色治理黑名单，纳入企业信用评价系统。设立激励与约束机制，对于企业破坏环境的违法行为予以严格惩罚，对于积极承担环境责任的企业给予适度奖励，鼓励实现更高标准的治理目标。加大执法力度，严厉处置违法违规行为，对于严重破坏生态环境的重大事件，对当事人与行政监管人员实行责任终身追究与追溯机制，并承担相应法律责任。

5 政府的绿色战略应以适当方式及时公告周知，并接受多方主体的监督。

5.1 应完善公众参与制度，在上述战略规划制定过程中听取公众意见。

政府在制定上述各类绿色战略的过程中应当认识到公众积极参与的重要性，发展和完善相应的意见征求制度，建立相应的沟通协商平台，鼓励各方治理主体的积极参与反馈，广泛听取企业、社会组织等公众建议，并在战略制定过程中择优采纳。以此发挥公众与各类社会组织的积极作用。

5.2 应及时准确披露各类环境信息，保障公众知情权，维护公众环境权益。

在各项绿色治理战略实施过程中，应当及时、准确、全面地披露各项关键环境信息，保障地区公众的环境权益。公众环境权益包含了知情权、参与权、监督权和表达权，政府应对生态环境质量、排污单位环境信息、在建项目环境影响等评价信息进行披露。

5.3 应健全举报、听证、舆论和公众监督等制度。

同时在法律层面继续健全绿色治理相关的法律法规，引导舆论监督，鼓励各方治理主体通过举报、听证等方式对绿色治理行为进行监督，如中国 12369 环境保护热线、美国环境保护署（EPA）热线。在《巴黎协定》、《中国落实 2030 年可持续发展议程国别方案》等国际协议中亦指出公众参与和公众合作在各项事务方面都有相当的重要性。

5.4　应建立环境公益诉讼制度。

除此之外，还应当继续完善环境公益诉讼制度，针对在建设项目的立项、实施、评价等环节增强公众参与程度。对于这一过程中的环境污染、资源破坏行为，权益代表可以提起公益诉讼。司法部门应当细化对公益诉讼制度的法律技术支持，在司法层面推动对公众环境权益的保障。可以先通过司法解释等方法，建立起典型环境诉讼案例的指导示范作用。

6　应为其他治理主体的绿色治理活动提供相应的平台、标准和体系。

6.1　应建立健全各种污染物的排放权交易市场平台以及参与国际排放权交易机制。

政府应在国内建立相应的环境权益交易平台，交易标的包括排污权、水权、用能权等，职能部门还应对各治理主体的污染排放行为进行记录与监督，以保证市场交易的公平有效。当下比较具有代表性的交易对象为碳排放限额，其交易基础主要源自《京都议定书》第十二条所提出的清洁发展机制（clean development mechanism)，该条款允许发达国家与发展中国家之间进行温室气体减排量抵消额的转让与获得，从而减少全球温室气体的排放总额。国际上比较知名的碳排放交易平台有伦敦的欧洲气候交易所（ECX)、巴黎 Bluenext 碳交易市场、芝加哥气候交易所（CCX)、韩国碳排放权交易体系（KETS）等，中国则主要有天津排放权交易所、上海环境能源交易所等交易平台。

6.2　应发展绿色金融平台，拓宽企业绿色融资渠道。

广义的绿色金融可以定义为“与自然环境相匹配，支持环境友好型产品与服务的金融制度安排”。其金融服务目的在于防范经济生产过程中环境风险、鼓励向绿色经济产业和项目进行投资授信、降低本国的能源消耗与环境影响等。针对绿色金融的定义与目标，政府应积极发展绿色金融平台，帮助进行绿色生产企业拓宽融资渠道，降低融资难度，并鼓励相关的绿色金融个人消费。这其中可以具体划分为面向个人的零售类绿色金融产品、面向企业的投融资类绿色金融产品、绿色产业基金资管计划与绿色金融保险等。

目前，国际机构、非政府组织等各类绿色治理主体也已经提出一系列概念性规范、标准与倡议，这其中包含联合国环境规划署金融行动机构（UNEPFI）发起的国际承诺、世界银行提出的《环境、社会和治理绩效标准》、国际银行业所提倡的“赤道原则”等。各国金融监管部门同样进行了值得借鉴的治理行动，诸如韩国《低碳绿色增长框架法》支持为绿色产业提供信用担保与低息债券，美国“总统气候行动计划”为清洁能源提供了长期资金支持，中国同样出台了《绿色信贷指引》、《关于构建绿色金融体系的指导意见》等文件对与绿色治理相关的经济产业予以扶持。

6.3 应在绿色技术合作、知识产权、跨国并购等方面为企业搭建沟通和对话平台。

政府应为企业搭建沟通和对话平台，促进企业间的技术合作、知识产权等方面的技术交流。污染物处理、清洁能源等科学技术具有大型、广泛、复杂等特点，需要投入的资金规模、科研人力投入也越来越大，单一国家或组织很难进行全部的技术研发，而国际间的合作交流有利于促进各治理主体在前沿尖端领域取得进步，并且发展中国家能够利用外部技术资源的互补优势来获取较大的经济增长空间，缩小与发达国家的经济差距。发展中国家往往也是产能水平落后、污染严重、对绿色治理技术需求较大的地区，而绿色科技的国际间交流和转移能够帮助本国快速减少对环境资源的损害，从而提升全球绿色治理的整体收益。《2030 年可持续发展议程》中亦指出，各方治理主体应协助改变不可持续的生产和消费方式，加强发展中国家的科学技术能力和创新能力。

6.4 应整合和建立有助于促进生态环境的各种绿色标准、认证以及标识体系。

绿色标准、认证与标识体系的制定为绿色治理行为提供了可依赖的执行保障，通常需要政府通过立法手段制定严格的强制性绿色技术标准，同时并不局限于对最终消费产品的绿色认证，还包括在设计、采购、生产、销售、报废等产品全生命周期中的技术体系标准等。良好、完善的绿色标准体系是在工业生产领域开展绿色治理的工作基础，其目标是协调经济收益与社会环境收益之间的矛盾，在已有技术水平下最大限度地提高资源利用效率，降低环境污染。当下影响较大的标准体系有国际标准化组织制定的 ISO9000、ISO14000 系列标准等。但多个标准体系之间可能会难以统一口径，同时对于不同发展阶段的国家，其标准需求往往也不一致，因此绿色治理中的标准、认证与标识体系也具有一定的复杂性。这就需要政府发挥组织带领作用，科学规划系列标准，解决不同国家不同行业的共性与个性需求，保证整个标准体系的普适性与可扩展性，整合环保、节能、节水、循环、低碳、再生、有机等产品认证，建立统一的绿色产品标准、认证、标识体系。目前，中国已有《节能低碳产品认证管理办法》等标准体系，但还应继续加快对环保、节能、循环、低碳、有机等产品的整合与认证，推动建立统一的、覆盖产品全生命周期的绿色型产品认证体系。

7 应广泛普及传播绿色治理的相关知识，推进社会生态教育，使其成为国民教育的组成部分。

7.1 应以资源效率、生态平衡与环境保护为主要内容，广泛进行绿色治理教育，培养绿色理念人才，提高人们的环境保护意识。

政府应增加对绿色治理相关内容的教育普及力度，组织各类绿色公益活动，在国民中广泛宣传绿色治理理念，实施全民环境保护教育计划。绿色治理教育内容主要包括：①资源效率，指在已有技术水平下，单位生产资源所产生的经济与环境收益，提高资源利用效率不仅要在生产过程中降低资源消耗，还应增强社会教育，减少在生活过程中的自然资源浪费；②生态平衡，指在整个地球生态系统中，生物与生物之间、生物与环境之间的动态平衡联系，生态系统具有一定的自适应性，能够达到一个稳定的能量流动与物质循环状态，但人类的经济活动会扰乱这一关系，因此需要我们在绿色治理过程中考虑人类经济活动所造成的负面影响；③环境保护，广义的环境保护是为了协调人与自然环境之间的关系，通过合理利用自然资源，防止环境的破坏等方式追求经济与环境的平衡可持续发展。绿色治理教育普及内容主要涵盖上述三个方面，通过国民基本教育的形式培养具有绿色理念的下一代人才，提高民众整体的环境保护意识。

7.2　应倡导绿色生活理念，提高全体公民节能环保意识，为树立绿色生活理念创造良好氛围。

在绿色治理的过程中，公众的绿色生活占据相当重要的比重，通过向民众普及绿色生活理念，能够提高公众的节能环保意识。应从日常生活中每一处做起，开展各种节能环保主题日的宣传活动，鼓励资源节约行为，实行水电气等生活资源的阶梯定价；倡导绿色消费，推广节水节电低能耗的绿色家电产品；同时继续改善城市公共交通服务体系，鼓励绿色健康出行，提高公共交通在民众出行中的比例。通过倡导绿色生活理念，能够提高社会公众在生态环保方面的道德认知水平，强调人类对自然环境所负有的道德责任，从根本上认识到绿色治理的重要性与迫切性。

7.3　应提倡环境包容性理念，注重人与自然间的包容性。

更进一步地，应提倡人与人之间、人与自然之间的包容性合作关系。环境包容性理念强调经济增长与资源环境之间的协调关系，人类社会在环境可承载力的前提下追求经济可持续性发展。传统工业化生产方式大规模掠夺自然资源，造成了严重的大气、水、固体废弃物污染，也带来了荒漠化、温室效应等难以逆转的生态失衡问题。人类只有在反思过往错误的前提下，正确处理人与自然之间的关系，尊重自然倡导生态文明，以环境包容性视角改善经济社会的发展结构，才能重新走上生态良好的文明发展道路。

8　应秉承绿色发展理念，建立和完善与绿色治理目标相符合的组织架构和权责分配体系。

8.1　应在组织架构中成立相应绿色治理职能部门，明确政府各部门和人员在绿色治理中的权责分配，推动绿色行政。

政府需要在组织架构中成立相应的绿色治理职能部门，构建规范各行为主体的制度框架，这是因为绿色治理更多地体现自愿、协同、自主意识方面。为弥补这些方面的不足，政府应建立相应的制度框架，为绿色治理的实施提供基础，制度框架包括各主体之间的原则，包括自愿原则、强制原则、相互监督原则、后果承担原则。在法律规定的范围内，各行为主体必须严格遵守，而对违反规定的行为进行追责；对于自愿原则范围内的责任，实施公众监督、倡导承担，对这些行为实施鼓励；行为主体之间，实施相互监督。总体上，政府拥有监督和惩罚的权力。

8.2 应在行政服务中提高绿色采购比重，鼓励绿色办公，建设绿色政府。

对于政策制定者和最终责任者，政府自身在绿色治理方面有示范效应的作用，因此更应该从自身角度，贯彻绿色行政、绿色发展的理念，强化自身环境保护的职能。政府在行政服务中提高绿色采购规模，鼓励绿色办公、电子办公，建设节约型政府，引导低碳、环境友好的绿色理念。政府坚持绿色采购方式能够向企业发出积极信号，鼓励其进行创新投资，政府采购的需求量能够在一定程度上帮助生产商实现规模经济，进而扩大绿色产品的商业化。目前，世界主要国家均在推行绿色政府采购：欧盟委员会出台了《政府绿色采购手册》；美国《政府采购法》中也规定了“选择对人民健康和环境影响最小的产品的服务”基本原则；中国方面，国务院也印发了《节能产品政府采购实施意见》以及相应的“绿色采购清单”。

9 应在绿色治理领域积极开展国际合作，以实现全球绿色治理目标。

9.1 应积极推动并参与制定绿色治理相关的国际协议。

积极推动国际谈判，应持有高度负责的态度，在环境变化的国际谈判中发挥积极建设性作用，努力推动国际各国之间就气候变化问题的理解，为推动建立公平合理的国际气候制度作出与本国国际定位相符合的积极贡献。《联合国气候变化框架公约》是绿色治理相关国际协议制定的基础原则与框架，该公约提出了“共同但有区别”、适宜发展中国家国情、尊重各方可持续发展权等主要的国际合作原则。《联合国气候变化框架公约》的全球缔约方在2015年通过了《巴黎协定》，确定了2020年以后的气候变化国际合作计划。各国政府更应当积极推动该国际协议的尽快生效与有效实施。除气候变化的相关国际协议之外，绿色治理相关的国际协议还包括全球物种多样性、濒危动植物保护、重要自然地貌保护等国际公约的谈判、缔结与履约工作等。

9.2 发达国家政府应主动建立更均衡的全球绿色治理伙伴关系，及时充分履行国际承诺，加大对发展中国家的支持力度。

发达国家作为自然资源的主要消耗方与温室气体的主要排放方，应主动承担更多的绿色治理国际责任，采取具体有效的措施来保证绿色治理的有效进行。发挥联合国、世界银行、国际能源署等多边机构的交流作用，建立平等均衡的全球发展伙伴关系，为全球发展贡献更多公共产品。还应关注发展中国家诉求，就资金、技术、基础建设等发展中国家重点关注的问题提供支持，帮助其履行国际协议。

9.3　发展中国家政府应积极履行国际责任，在全球绿色治理过程中落实污染物排放标准与排放额度的相关协议约定。

发展中国家则应该承担相应国际协议中的清单义务，制定并执行具体的措施方案，将绿色治理行为落实到位，承担国际协议的限控义务，落实污染物排放标准与排放额度的约定，加快本国经济结构向绿色环保可持续方向转变。

9.4　各国政府应参与建立多边科技交流平台，在清洁能源、环境保护等方面开展技术合作，发挥技术促进作用，研发、转让和推广环境友好型清洁技术。

各国政府应继续广泛开展国际间交流合作，在经济贸易、能源技术、人才培养等领域加强绿色治理领域的对话与合作。坚持全球合作，充分发挥技术促进机制的作用，发达国家与发展中国家签署绿色治理谅解备忘录，帮助发展中国家的环境科学技术开发，以及转让、推广环境友好型技术在经济生产中的运用。诸如欧盟、韩国、中国举行的气候变化双边合作机制会议，加拿大、日本、澳大利亚开展的低碳城市交流等实务合作。

## 二、企业：关键行动者

企业作为主要的自然资源消耗和污染物排放主体，是绿色治理的重要主体和关键行动者。企业应建立绿色治理架构，进行绿色管理，培育绿色文化，并在考核与监督、信息披露、风险控制等方面践行绿色治理理念。

1　应基于绿色治理理念完善公司治理架构和管理体系。

1.1　董事会应对绿色治理有效性负责，确保绿色治理制度的科学性及其实施和更新。董事会可设立绿色治理专门委员会，对绿色治理行为进行有效的监督和控制。

董事会绿色治理专门委员会的职责有：全面负责企业的环境管理工作；批准、健全环保管理机构，定期听取环保部门的工作汇报，及时研究、解决或审批公司有关环境保护的重大问题；负责组织制定并组织实施企业污染减排计划、落实削减目标；组织制定并组织实施企业内部环境管理制度、环保技术规程、环保措施计划和长远规划；负责建立并组织实施企业环境突发事故应急制度；建立健全企业环境管理台账和资料。

1.2　管理层应制定科学的绿色经营制度并有效执行，确保各项活动符合绿色经营理念。管理层应成立专门绿色工作领导小组和日常工作机构，负责指导和监督企业日常的绿色生产经营活动。

绿色工作领导小组的职责有：执行国家有关环保方针、政策法规和公司绿色治理规范，制定企业环境报告和环境信息，组织实施企业环保工作的管理、监督和检测任务等；参加新建、扩建和改造项目方案的研究与审查工作，参加项目环保设施的竣工验收。组织企业员工进行环保法律、法规的宣传教育和培训考核，提高员工的环保意识。

1.3 企业其他部门应积极配合董事会绿色治理委员会和管理层绿色工作领导小组的工作，建立、完善沟通渠道，保证在突发性情况下能迅速响应并采取措施。

实行公司的绿色治理，实现绿色生产是公司所有员工相互配合、团结协作的结果。生产部门应严格遵守绿色行为准则，绝不违反环保管理制度；设备部门或维修部门在制定或审定有关设备制造、改造方案和编制设备检修计划时，应有相应的节能、降耗、减噪等措施内容，并确保实施；各部门协助绿色治理部门进行环境污染事故的调查和处理工作；人事部应定期组织环保技术业务培训，提高工作人员的环境意识和水平；采购部门应及时供应绿色治理项目所需设备材料，加强对购入设备、配件及有关原材料的质量管理，使其性能符合环保要求，等等。总之，各部门应该相互配合，建立完善的沟通渠道，确保在突发情况下能迅速响应并采取措施。

1.4 应定期召开绿色治理专题工作会议，鼓励引入具备一定环保背景的专业人才。

定期召开绿色治理专题工作会议，对企业各部门绿色治理问题进行汇总，并给出指导意见，提出解决方案，对做得好的部门及个人给予表扬，做得不好的给予相应批评，确保绿色治理工作有序高效开展。

应当引入具备一定环保背景的专业性科技人才，负责绿色治理工作。由其负责拟定并监督实施企业的环保工作计划和规章制度；负责企业污染减排计划实施和工作技术支持，协助污染减排核查工作；协助组织编制企业新建、改建、扩建项目环境影响报告及“三同时”计划，并予以督促实施；负责检查企业产生污染的生产设施、污染防治设施及存在环境安全隐患设施的运转情况，监督各环保操作岗位的工作、负责检查并掌握企业污染物的排放情况；负责向环保部门报告污染物排放情况，污染防治设施运行情况，接受环保部门的指导和监督，并配合环保部门监督检查；协助开展清洁生产、节能等工作；组织编写企业环境应急预案、对企业突发性环境污染事件及时向环保部门汇报，并进行处理；负责环境统计工作；负责组织对企业职工的环保知识培训。

2 应在企业生产经营的各个方面进行绿色管理。

2.1 应推行建立绿色供应链，实行绿色采购，激励供应商实施清洁生产，优先选择环境友好型的产品和服务。

由商务部、环境保护部以及工业和信息化部联合发布的《企业绿色采购指南（试行）》从2015年1月1日起正式施行。企业通过实施绿色采购可以有效防止环境污染和资源浪费，从整体上降低企业成本，提高企业社会形象和知名度，增强员工环境保护的社会责任感。同时，可以规避欧美等发达国家的绿色贸易壁垒，增强产品国际竞争力。要做到绿色采购具体来说要做到以下几点。

采购绿色产品。绿色产品至少符合以下条件：产品设计过程中树立全生命周期理念，充分考虑环境保护，减少资源能源消耗，关注可持续发展；产品在生产过程中使用更环保的原材料，采用清洁生产工艺，资源能源利用效率高，污染物排放优于相应的排放标准；产品在使用过程中能源消耗低，不会对使用者造成危害，污染物排放符合环保要求；产品废弃后可以回收，易于拆卸、翻新，能够安全处置。

采购绿色原材料。原材料应优先选用符合环境标准和节能要求，具有低能耗、低污染、无毒害、资源利用率高、可回收再利用等各种良好性能的材料。企业在满足有关环境标准、产品质量和安全要求的情况下，优先采购和利用废钢铁、废有色金属、废塑料、废纸、废弃电器电子产品、废旧轮胎、废玻璃、废纺织品等可再生资源作为原材料。

采购绿色服务。服务内容对环境总体损害的程度很轻，污染物排放少、不产生有毒有害或者难处理的污染物，对固体废弃物实现分类收集和合理处置等；服务内容符合节能降耗的要求，在服务过程中少用资源和能源，对自然资源总体消耗的量较低；服务内容有益于人类健康。

选择绿色供应商。绿色供应商应具备以下条件：根据《企业环境信用评价办法（试行）》有关规定及地方关于企业环境信用评价管理规定，被环境保护部门评定为环保诚信企业或者环保良好企业的；因环境保护工作突出，受到国家或者地方有关部门表彰的；采用的工艺被列入国家发展和改革委员会发布的《产业结构调整指导目录》鼓励类目录的；符合工业和信息化部公布的相关行业准入条件的。

此外，还包括在污染物排放符合法定要求的基础上，自愿与环境保护部门签订进一步削减污染物排放量协议，并取得协议约定减排效果的；自愿实施清洁生产审核并通过评估验收的；及时、全面、准确地公开环境信息，积极履行社会责任，主动接受有关部门和社会公众监督的；自愿申请环境管理体系、质量管理体系和能源管理体系认证并通过认证的；符合有关部门和机构依法提出的采购商应当优先采购的其他条件的。

2.2　应推行绿色生产，采用更严格的环境标准以及能效和节能技术，并适时促进其发展和推广，提供环境友好型的产品和服务。

绿色生产不仅包括在生产过程中使用清洁的能源，如太阳能、风能、潮汐能、地热能等可再生新能源，也包括在产品设计规划时遵循绿色理念，采用符合节能减排无污染的新设备、新技术，使用绿色环保原材料，进而生产出清洁绿色的产品。同时，生产全过程实施污染控制，对排放的废气、废水、固体废弃物等综合治理。提高资源利用率，减少浪费，完成节能、降耗、减污的绿色生产目标。

2.3　应推行绿色营销，推广节能新产品，降低消费过程中的能源消耗和环境污染。

绿色营销是在经营者和消费者共同追求健康、安全、绿色、环保的理念下形成的新的营销方式和方法，是基于人们日益增长的对绿色生活的向往和环保意识的提升而产生的营销理念。绿色营销的核心是注重环境和生态的保护，顺应可持续发展战略的要求。在企业营销过程中，充分考虑消费者的绿色消费观念，生产出环境友好型的产品，实现人和自然的和谐相处。

2.4　应推行绿色考核，把环保指标纳入考核体系，加强项目建设中的环境评估和环境保护，鼓励环保行为。

绿色考核的目的是不断提高公司的绿色管理水平，提供公司保持可持续发展的动力；加深员工了解自己的绿色工作职责和工作目标，建立以部门、班组为单位的团结协作、工作严谨高效的绿色团队；绿色考核应遵循公平公开性原则、定期化与制度化原则，可实施分级考核办法，定性与定量相结合等方式，将绿色采购、绿色生产、绿色营销等绿色发展理念渗透到每个员工的脑海之中。

3　应逐步培育绿色文化，践行绿色治理理念。

3.1　应将绿色治理理念纳入到企业愿景、使命和章程中。

公司使命是公司存在的目的和理由，是公司生产经营的形象定位，将绿色治理理念纳入公司使命，即明确公司在全社会乃至全球环境保护方面承担义不容辞的责任与义务；公司章程是公司的宪章，载明了公司组织和活动的基本准则，是公司成立的基础也是赖以生存的灵魂，将绿色治理理念纳入公司章程和准则，即明确了公司在绿色治理方面的行为标准，公司所有员工都必须遵守、执行。

3.2　应以绿色标准、指南或行为准则为基础，对绿色治理行为进行有效的指导。

绿色标准、指南或行为准则必须符合国家相关的环境保护的法律法规，其主要目的是宣传和执行环境保护法律法规及有关规定，充分、合理地利用各种资源、能源，控制和消除污染，促进公司的生产发展，创造良好的工作生活环境，使企业的经济活动能尽量减少对周围生态环境的污染，是公司进行绿色治理的依据与基础，对公司的绿色治理行为进行有效指导。

3.3　应以可持续发展为目标，建立绿色发展的长效机制。

可持续发展是建立在社会、经济、人口、资源、环境相互协调和共同发展基础上的一种发展，其宗旨是既能相对满足当代人需求，又不能对后代人的发展构成危害。在公司发展过程中，要承担绿色治理的责任、实现绿色发展，首先在发展理念和文化上改变过去粗放式、以人为中心的生产方式，关注企业的生产和发展对环境的影响，以最大化对可持续发展做出贡献为目标，形成绿色发展的长效机制。

4　应对社会、经济和环境的影响承担与自身能力相匹配的环保责任。

在企业进行绿色生产、管理和运营的过程中，不可避免地会发生相关的问题，企业应强化自己的主体责任意识，主动采取措施防范对环境产生危害的风险，并在事故发生之后及时、真实和准确地发布相关的信息，并采取措施纠正由此带来的不利影响。

4.1　应识别其决策和活动对周边环境的影响。制定能源节约和能源利用效率规划，保证能源利用符合生产技术、生态及社会条件。

识别预期活动将产生的有关污染来源和废弃物来源。企业应实施旨在防止污染和废弃物的措施，应用废弃物管理层级体系，并确保对无法避免的污染和废弃物进行妥善管理，实现废弃物处置的无害化、减量化和资源化，降低环境负荷。应与当地社区积极沟通现有的和潜在的污染排放物所造成的健康风险及拟采取的缓解措施等事宜。应按照基于风险和可持续的视角推进计划落实，以评估、避免、减少和缓解自身活动所引致的环境风险和影响。应制定意识提升活动，实施应急反应程序，以减少并缓解事故所造成的环境、健康和安全影响，并向主管部门和当地社区通报环境事故信息。在考虑措施的成本效益时，企业应考虑该措施的长期成本和效益，而不仅仅考虑给企业带来的短期成本。

4.2　应承担其决策和活动对社会、环境和经济所造成的消极影响，特别是所造成的严重负面影响。

企业应遵循污染者付费（对环境造成污染的单位或个人必须按照法律的规定，采取有效措施对污染源和被污染的环境进行治理，并赔偿或补偿因此造成的损失）、开发者保护（指对环境将进行开发利用的单位或个人，有责任对环境资源进行保护、恢复和整治）、利用者补偿（指开发利用环境资源的单位或个人应当按照国家的有关规定承担经济补偿责任）、破坏者恢复（指造成生态环境和自然环境破坏的单位和个人必须承担将受到破坏的环境资源予以恢复和整治的法律责任）的环境责任原则，在企业经营中不能因为追求经济效益而污染环境、破坏生态，必须从尊重自然、关爱民生的道德责任感出发，以可持续发展为企业经营的指导原则，以正确处理人与自然的关系为企业发展的基本宗旨，承担对资源和环境可持续发展的社会责任。

4.3　应基于生态承载能力，及时采取行动，改善组织自身及影响范围内的环境绩效。

企业的生产经营活动必须遵守法律的规定，必须在法律允许的范围内追求经济利益的最大化。除遵守法律法规外，企业应为其活动对农村或城市地区及更广泛的自然环境产生的影响承担责任，应认识到生态承载能力是有限的，需要采取及时行动改善组织自身及影响范围内的环境绩效。当存在对环境和人类健康造成严重或不可逆转损害威胁时，不宜以缺乏充分的科学定论为由，推迟采取防止环境退化和人类健康损害的措施。

5 应清晰、准确、充分披露其决策和活动对社会和环境的已知和潜在的影响。

5.1 应及时、真实，并以清晰和客观的方式披露，以使利益相关方能够准确地评估组织的决策和活动对他们利益的影响。

环境信息披露应遵循客观性、全面性、真实性的原则。披露环境资源的利用情况和环境污染的治理情况，是企业绿色治理的必然要求。环境信息披露不仅包括企业定期在年报或者社会责任报告企业的环境保护、污染防治与消除、环境资源利用以及其他与环境有关的环境会计信息进行披露，还包括企业出现环境事故时，应及时有效地向利益相关者披露环境信息。

《环境信息公开办法》中指出企业环境信息，是指企业以一定形式记录、保存的，与企业经营活动产生的环境影响和企业环境行为有关的信息。企业应当按照自愿公开与强制性公开相结合的原则，及时、准确地公开企业环境信息。目前，我国的环境信息披露采用强制披露与自愿披露相结合、定期披露与临时披露相结合的方式，主要的载体是公司年报。

环境保护部与证监会签订的《关于共同开展上市公司环境信息披露工作的合作协议》，提出将共同推动建立和完善上市公司强制性环境信息披露制度，督促上市公司履行环境保护社会责任。

中央全面深化改革领导小组会议审议通过的《关于构建绿色金融体系的指导意见》，专门明确要“逐步建立和完善上市公司和发债企业强制性环境信息披露制度”。企业应主动履行环境保护义务，合理披露环境信息，只有将自身的发展与环境保护有机结合起来才能实现可持续发展。

5.2 应定期在年报中披露企业的能源效率状况，推行绿色会计制度。

企业应定期在年报、社会责任报告中披露环境信息，践行绿色会计。鼓励企业自愿公开下列企业环境信息：企业环境保护方针、年度环境保护目标及成效；企业年度资源消耗总量；企业环保投资和环境技术开发情况；企业排放污染物种类、数量、浓度和去向；企业环保设施的建设和运行情况；企业在生产过程中产生的废物的处理、处置情况，废弃产品的回收、综合利用情况；与环保部门签订的改善环境行为的自愿协议；企业履行社会责任的情况；企业自愿公开的其他环境信息。

环境会计信息成为企业持续经营、业绩评价和投资决策过程中不可或缺的重要信息。企业利益相关者需要根据披露的会计信息评价企业的环境绩效及可持续发展能力，了解企业对环境的污染及其环境保护责任的履行情况，并在此基础上作出理性的判断和决策。

5.3　应公开披露所使用和排放的相关有害材料的类型和总量，及其在正常运行和意外泄露情况下对人类健康和环境的可能风险。

在环境事件突发时，企业应当按照有关规定发布临时环境公告，采取便于公众知晓和查询的方式公开本单位环境风险防范工作开展情况、突发环境事件应急预案及演练情况、突发环境事件发生及处置情况以及落实整改要求情况等环境信息。

《上市公司环境信息披露指南》中提出公司发生突发环境事件的，应在事件发生后 1 天内发布临时环境报告，且应当报告环境事件的发生时间、地点、主要污染物质和数量、事件环境影响和人员伤害情况（如有）、已采取的应急处理措施等内容。

《国家突发环境事件应急预案》指出突发环境事件的报告分为初报、续报和处理结果报告三类。初报从发现事件起 1 小时内上报；续报在查清有关基本情况后随时上报；处理结果报告在事件处理完毕后立即上报。

重点工业企业也要主动公布自身情况，通过主要媒体和门户网站定期公布企业自行监测工作开展情况及监测结果。公开内容包括：企业名称、污染物种类及浓度、达标情况等。产生危险废物的企业要公开危险废物运输、储存、转移、处置等情况。城镇污水处理厂、垃圾填埋场、危险废物处置厂等企业也应定期公布设施运行情况。

6　应接受适当的监督，并对监督做出及时的回应。

6.1　建立以董事会绿色治理委员会为主导，绿色工作小组领导下的全员共同参与的监督问责机制。

企业内部完善绿色监督体系，这主要依赖于董事会绿色治理委员会和管理层绿色工作领导小组，对企业环境管理制度、污染物排放、绿色行为等进行有效的监督。董事会中设立绿色治理委员会的目的在于，在企业决策中特别关注到企业行为对环境的影响，有效地监督企业生产、采购、消费等过程的环境行为，使企业履行应承担的社会责任。管理层绿色工作领导小组主要负责绿色环境战略的具体执行，引导、组织和控制全员参与的绿色行为，积极开展与环保相关的教育及培训并与利益相关者进行密切的环境信息交流，推进环境保护开展的环境教育、植树造林、生物多样性保护等各类环境公益项目。

环境保护部《企业环境监督员制度建设指南》提出企业应明确设置环境监督管理机构，建立企业领导、环境管理部门、车间负责人和车间环保员组成的企业环境管理责任体系，定期或不定期召开企业环保情况报告会和专题会议，专题研究解决企业的环境问题，共同做好本企业的环境保护工作。企业需设置一名由企业主要领导担任的企业环境管理总负责人，全面负责企业的环境管理工作，负责监督检查企业的环境守法状况。企业应根据企业规模和污染物产生排放实际情况，至少设置1名企业环境监督员，负责监督检查企业的环境守法状况，并保持相对稳定。废气、废水等处理设施必须配备保证其正常运行的足够的操作人员，设立能够监测主要污染物和特征污染物的化验室，配备专职的化验人员。

6.2 应接受政府、社会组织和公众等其他治理主体的监督，积极配合工作，并有义务对相关问题做出及时的回应，反馈处理结果。

企业应积极配合政府、社会组织、媒体和公众的监督，认真对待查处或举报的内容，限期整改，并给予反馈。重点工业企业可以设立“环保公众开放日”，每月至少向市民开放一次，主动邀请市民对企业主要污染源排放口及主要污染治理设施运行、管理情况进行现场监督。定期向周边社区居民报告污染排放情况和厂区区域环境质量监测情况，听取市民对环境改善的要求和意见，认真解决市民的环境诉求。

国务院《大气污染防治行动计划》要求，企业是大气污染治理的责任主体，要按照环保规范要求，加强内部管理，增加资金投入，采用先进的生产工艺和治理技术，确保达标排放，甚至达到“零排放”。自觉履行环境保护的社会责任，接受社会监督。例如，山东潍坊开展了“啄木鸟”行动，呼吁广大市民踊跃参与公益行动，对破坏生态建设的行为积极举报，形成人人都是“啄木鸟”，人人都是生态环境监督员的良好局面。举报范围包括工业企业违规排放、破损山体和违规建设施工等扬尘污染源、企业违规排放废气废水、非正常使用污水废气处理设备等环境污染问题。

### 7 为防止意外或不可预见的消极影响而采取必要的风险控制措施

7.1 应基于风险防控和可持续发展的理念推进战略实施，合理评估并尽可能缓解自身活动所引致的环境风险和消极影响。

企业在开展项目时应具备风险防控的理念，重视环境影响评价工作，提前对可能存在的风险和造成的影响进行详细的梳理和合理性论证，应识别其决策和活动与周边环境的关系和影响。制定能源节约和提高能源利用效率规划，保证能源利用符合资源、生产技术、生态及社会条件。当存在对环境和人类健康造成严重或不可逆转损害威胁时，不宜以缺乏充分的科学定论为由，推迟采取防止环境退化和人类健康损害的措施。基于可持续发展观，源头上杜绝高污染项目。

评估所有活动、产品和服务中现有的或潜在的环境影响，包括大气污染、水体污染、噪声污染、废物和副产品管理、土地污染、能源和资源使用、能量释放（如热、辐射、振动等）、物理属性以及其他环境问题和社区问题等。进一步判断这些环境风险发生的概率、危害的程度、损失的大小、耗用的成本等。

7.2 应评估预期活动可能产生的有关污染和废弃物，确保对污染和废弃物进行妥善管理，降低环境负荷。

企业应识别预期活动所产生的有关污染来源和废弃物来源，科学管理废弃物，并实施减少污染和废弃物的措施，应用废弃物管理层级体系，清单化管理。并确保对无法避免的污染和废弃物进行妥善管理，实现废弃物处置的无害化、减量化和资源化。且在考虑治理污染措施的成本效益时，企业应考虑该措施的长期成本和效益，而不仅仅考虑给企业带来的短期成本。

《固体废物污染环境防治法》要求国家对固体废物污染环境防治实行污染者依法负责的原则。产品的生产者、销售者、进口者、使用者对其产生的固体废物依法承担污染防治责任。企业事业单位应当根据经济、技术条件对其产生的工业固体废物加以利用；对暂时不利用或者不能利用的，必须按照国务院环境保护行政主管部门的规定建设储存设施、场所，安全分类存放，或者采取无害化处置措施。建设工业固体废物储存、处置的设施、场所，必须符合国家环境保护标准。

7.3　应加强风险防范意识，建立应急管理制度，设置应急反应程序，配备应急处置物资，以降低对环境和人类财产安全的影响，并及时向主管当局和当地社区通报环境事故信息。

国务院办公厅印发的《国家突发环境应急预案》中提到突发环境事件，是指由于污染物排放或者自然灾害、生产安全事故等因素，导致污染物或者放射性物质等有毒有害物质进入大气、水体、土壤等环境介质，突然造成或者可能造成环境质量下降，危及公众身体健康和财产安全，或者造成生态环境破坏，或者造成重大社会影响，需要采取紧急措施予以应对的事件。

根据《突发环境事件应急管理办法》，对于突发环境事件，应提前制定环境应急管理制度，坚持预防为主、预防与应急相结合的原则，企业应当按照有关规定建立健全环境安全隐患排查治理制度，建立隐患排查治理档案，及时发现并消除环境安全隐患。对于发现后能够立即治理的环境安全隐患，企业应当立即采取措施，消除环境安全隐患。对于情况复杂、短期内难以完成治理、可能产生较大环境危害的环境安全隐患，应当制定隐患治理方案，落实整改措施、责任、资金、时限和现场应急预案，及时消除隐患。同时应当定期开展应急演练，撰写演练评估报告，分析存在的问题，并根据演练情况及时修改完善应急预案。并储备必要的环境应急装备和物资，并建立完善相关管理制度。

2013 年，环境保护部同国家发展和改革委员会、中国人民银行、中国银行业监督管理委员会联合制定了《企业环境信用评价办法（试行）》，其中环境管理项目中就要求编制《突发环境事件应急预案》并备案，建立环境安全隐患排查治理制度并执行到位，定期开展环境应急演练，按规定投保强制性环境污染责任保险。

8　应建立旨在提高环境治理能力的内部控制机制，逐步探讨实施环境会计，为内部控制提供有价值的会计信息。

8.1　应在采购、生产、销售等环节建立有利于环境治理能力提升的内部控制机制。

构建内部控制机制是提升企业环境治理能力的有力保障，企业要从采购、生产、销售等环节构建事前、事中和事后的内部控制机制，不同环节内部控制的重点应该有所不同。

采购环节内部控制要以采购低碳环保的原材料为标准和供应单位构建战略合作关系，要优先选择铁路和水路等绿色环保的运输方式，实施源头和事前控制；生产环节内部控制可考虑以节能减排、循环利用、力争零排放为标准来实施事中控制；销售环节的内部控制可考虑构建绿色高效的销售渠道，选择绿色低碳的运输方式，以提供绿色便捷的售后服务延长产品的使用寿命，构建畅通的商品回收利用通道，尽可能减少报废商品对生态环境的不利影响，从而实现环境治理的事后控制。

8.2　应逐步探讨环境治理事项的会计确认、计量和核算，尝试编制环境会计资产负债表和利润表等财务报表，为企业环境治理的内部控制提供客观、真实、可靠的会计信息。

企业要在财政部的组织下，配合高校、科研团体和会计师事务所等深入探讨研究"环境会计的确认、计量和核算，环境会计财务报表的编制"，在当前尚未有实施准则颁布的情况下，企业可借鉴一般会计事项的处理方法并结合环境事项的特点，尝试将环境治理事项纳入会计系统，真实、准确、客观、及时反映企业的环境资产、环境负债、环境权益、环境收入、环境成本和环境收益等环境会计要素，借鉴常规资产负债表、利润表、所有者权益表等财务报表的编制原则和方法，尝试编制环境资产负债表、环境利润表和环境所有者权益表等财务报表，弥补现阶段会计账务系统不能单独反映环境会计信息的不足，通过提供客观、真实、可靠的环境会计信息为企业实施环境治理的内部控制提供有价值的数据和依据。

9　应在公司战略发展目标中明确各层级员工的环境治理责任和义务，建立有助于提升环境竞争优势的职工薪酬激励机制和晋升机制，激发全员参与环境治理的积极性和有效性。

9.1　应在公司战略发展目标中明确不同职务员工应承担的环境治理责任和义务，确保环境治理目标明细化、岗位化和专业化。

企业要将具有并不断提升环境竞争优势作为公司长期战略发展目标的制定和实施的重要考量，要在年度生产经营预算的编制中制定清晰、客观的环境治理目标，要将环境治理的预算目标通过层层分解落实到具体的岗位和员工，确保环境治理目标明细化、岗位化和专业化，实现岗岗有责、岗岗不同。

9.2　应在薪酬激励机制和晋升机制中融入环境治理绩效考核的因素，切实激发员工环境治理的参与度和贡献度。

公司在制定经理层、中层和普通员工的薪酬激励机制和晋升机制时，要将环境绩效作为一个重要因素予以考虑，从顶层设计上确保环境治理具有全员激励效应和约束效应，在薪酬分配和员工晋升时提高环境参与度和贡献度的权重，逐步培养全体员工保护环境的意识，激发全体员工履行环境治理的责任。

## 三、社会组织：倡议督导者

社会组织作为独立的第三方，在加强自身规范化、专业化运营，完善绿色治理机制的同时，通过积极承接政府相关职能的转移并发挥自身的专业优势，可以进一步改善绿色治理的结构与环境，紧密联系各治理主体，以实现对其他主体在绿色治理过程中的监督、评价、协调、教育、培训以及引导等作用。

1 应明确自身在绿色治理中的角色，创新与完善自身的治理结构和治理机制，通过发挥自身的专业优势，在国内外发挥更为积极的作用。

作为重要的绿色治理主体，社会组织应在绿色治理过程中发挥监督与评价作用。那么，为有效发挥社会组织在绿色治理中的作用，要求社会组织与其他治理主体间建立良好的互动。首先，从社会组织与政府间关系看，社会组织开展各项环境保护活动离不开政府的支持，例如，通过购买服务的方式，政府对社会组织形成资金支持，同时政府自身也履行了一定的社会职能，从而有效发挥政府与社会组织的治理作用。其次，从社会组织与企业间关系看，一方面，社会组织利用企业基金会赞助的方式，可以有效开展绿色治理活动；另一方面，企业通过对社会组织的支持与赞助，得以积极履行社会责任，树立企业的良好形象。最后，从社会组织与公众间关系看，社会组织的绿色治理活动开展，需要社会公众的支持，例如，社会组织的环境保护活动的开展，依赖来自社会公众的志愿者团队的协助与支持；社会组织通过开展环境保护相关的宣传活动，也可以起到加强社会公众环保意识的作用。

因此，社会组织在绿色治理中的作用主要体现在三个方面。第一，参与环境保护的决策制定，社会组织作为绿色治理的参与者和监督者，应对政府的环境政策制定建言献策。第二，参与环境保护理念的传播推广，社会组织开展环境保护宣传活动，可以更好地激发公众参与的环保意识。第三，参与环境质量评估，作为独立的第三方机构，社会组织独立于政府与企业，能够对其他两方进行客观评估，社会组织参与环境评估能够有效约束其他各方的环境污染行为，提升绿色治理有效性。

1.1 应厘清自身的绿色治理环境、利益相关者、绿色治理目标等要素，通过组织章程等方式，将其嵌入到组织日常运行过程中。

社会组织章程载明了社会组织及其活动的基本准则，指导社会组织的运营。

我国2016年颁布的《慈善法》要求社会组织，特别是慈善组织应设立组织章程，并符合相关法律法规的规定，在此基础上建立健全内部治理机制，明确决策、执行、监督等方面职责权限，开展相应的活动。在此基础之上，社会组织应设立清晰的绿色治理目标，识别组织的内外部利益相关者，从而更好地发挥绿色治理有效性。

1.2 应从自身角度考虑，规范自身运营与专业管理能力，并积极创新高效、可行的绿色治理结构与治理机制，为其他社会参与主体提供可借鉴的绿色治理模式。

实现绿色治理的有效性，要求社会组织秉承环境保护的公益使命，在这一使命基础之上创新社会组织的内部治理机制，如加强社会组织监事会的内部监督作用、规范社会组织运营。改善社会组织的运营与管理能力并实现治理有效性，还要求社会组织处理好与其他治理主体间的关系，明确与其他治理主体在绿色治理中的地位，例如，在政府与社会组织的关系中，既要避免政府直接控制社会组织运营，又要避免政府对社会组织行为监管的缺失。

1.3 应积极结合自身的专业领域，构建与之相匹配的绿色治理委员会，并从可持续发展角度对组织内部的决策方向、治理行为等进行监督评价。

在社会组织治理结构中嵌入绿色治理委员会，完善社会组织理事会职能。社会组织的理事会是社会组织的日常决策机构，确保社会组织的行为对社会负责。设立专门委员会有利于监督与履行相应职能。在社会组织内设立绿色治理委员会，使社会组织将可持续发展的理念融入自身决策与行为当中，切实履行绿色治理相关职能。

1.4 专门从事环保事业的社会组织，应进一步发挥自身的专业优势，积极同各领域的社会组织、政府、企业开展实质性的交流与合作，通过契约、联盟等方式委派绿色治理委员会专业成员。

社会组织理事会成员的背景多元化有助于社会组织决策科学化。来自不同领域的人员，可以从不同视角对决策事项提出意见建议，多个角度看待决策问题可以有效降低社会组织的决策风险，避免社会组织行为偏离使命。绿色治理委员会委员的背景多元化可以更好地将绿色治理理念融入决策。

1.5 应明确自身的角色定位，通过积极参与和承接国家绿色治理标准的制定与实施，为其他社会治理主体提供权威客观的绿色治理信息。

社会组织在绿色治理过程中是独立的第三方治理主体，那么它在传统的“政府-企业”二元关系中应能够起到积极的监督作用。随着社会组织的发展，其在绿色治理中发挥的作用也日渐凸显，从最初的开展环境保护宣传、呼吁特定物种保护等逐步发展到组织公众参与环保、为环保事业建言献策、协调环境利用冲突、监督环保法律实施、维护公众环境权益、推动可持续发展等诸多领域，社会组织正逐渐积极参与到绿色治理的过程当中，发挥积极的治理作用，例如，环境评价机构向社会提供。

2 应积极规范自身运营，组织业界相关人才开展专业技术、职业生涯、法律法规的培训活动，提高自身治理意识与专业管理能力。

社会组织是绿色治理中的重要治理主体。而社会组织发挥其治理作用的基础，是拥有高水平的社会组织管理人才。为此，提升社会组织人员素质成为了改善绿色治理有效性的重要一环。具体来看，可以从以下三个方面入手，全面提升管理人员素质：第一，建立健全管理人员的综合能力素质的考核评价体系，通过有效的激励考核将社会组织中的人员管理制度化；第二，建立科学的员工晋升机制，通过公平的选拔机制，使社会组织中优秀的绿色理念人才真正发挥作用；第三，做好对相关人员的培训工作，基于绿色治理的要求建立科学的培训体系，关注培训效果的反馈与评估，确保培训工作的有效实施。

2.1 应通过颁布行业管理办法、实施细则的方式加强本行业社会组织的自律行为。

与其他治理主体一样，社会组织的活动也应受到必要的监督，通过颁布相关行业的管理办法，来约束社会组织的行为。例如，我国《慈善法》中要求县级以上人民政府的民政部门应当依法履行职责，对慈善活动进行监督检查，对慈善行业组织进行指导。在做好对社会组织监督的同时，也应在行业内建立健全行业规范，加强行业内社会组织的自律行为，例如，通过成立自律促进会的形式，来约束社会组织的行为，引导社会组织的规范运作与健康发展。

2.2 应提高组织自身法律、维权意识，对引起公众广泛关注的社会热点问题，积极以独立的第三方进行参与，必要时提起公益诉讼。

提起公益诉讼是社会组织发挥绿色治理作用的重要组成部分。针对损害社会公共利益、破坏生态环境的行为，社会组织应积极履行职能，对相关组织提请公益诉讼。中国《民事诉讼法》第五十五条规定："对污染环境、侵害众多消费者合法权益等损害社会公共利益的行为，有关机关和有关组织可以向人民法院提起诉讼。"截至 2016 年底，中国各试点地区检察机关共办理公益诉讼案件 4378 件，特别是环境公益诉讼。社会组织利用公益诉讼的手段，一方面可以实现对政府行为的监督，减少行政部门的懒政现象；另一方面可以约束企业的环境污染行为，助推企业技术的生态转型。

2.3 应强化组织自身绿色办公、绿色运营的能力，为绿色治理的其他社会主体树立学习标杆，进而增强自身的号召力与社会影响力。

社会组织的绿色办公要求社会组织在办公活动中节约各类资源，减少资源与能源消耗，实现资源的高效配置。这一“绿色办公”的理念源于20世纪90年代德国制定的《循环经济与废物管理法》提出的减量原则，该原则要求用最少的原料和资源投入来实现生产和消费目标，进而达到节约资源和减少污染的目的。社会组织应首先实现绿色办公，为政府和企业实现绿色办公树立标杆。

2.4 应加强社会组织在社区内的影响力和知名度，积极动员社会公众加入基层社会组织，通过志愿者的形式，展开对公众环保意识与能力的教育培训工作。

环保社会组织的社区参与是提升公众环保意识，动员公众参与环保活动的重要途径。城市社区是居民的基本活动场所，社会组织进入社区，积极动员社区居民参与环境保护，通过更为平等、协商的动员方式，使得社区居民更加主动地参与到环保宣传活动中来，改善了由政府单一主导的环保宣传不足的问题。例如，国内上海社区的“杨波模式”，在相关社会组织与社会公众的协调分工下，达到了将环境保护融入社区的目的，上海杨波小区居民主动加入对生活垃圾的分类，大大提升了垃圾分类比率。

3 应积极参与制定生态文明建设、环境保护等领域的发展规划、经济技术政策、行业技术标准。

社会组织作为其他治理主体的沟通桥梁，可以利用社会舆论影响来承担国家环境政策制定的助推者和执行的监督者。为了让社会组织能够有效发声，政府应完善环境政策制定的监督和听证制度，相关政策的制定应当采取听证制度，听取相关社会环保组织的意见。建立政府部门与环保组织间定期对话的环境咨商制度，在有关环境问题上加强同社会组织间的协商与交流，让其参与环境问题的决策。此外，社会组织还可利用其他信息渠道，如媒体等方式，借助舆论引导政府部门的环境行为。

3.1 应积极承接政府、企业等组织委托的政策性科技性项目、发展规划、行业技术标准。

政府机构的改革，要求对政府部门的部分职能进行剥离，所剥离出的相应职能可以由社会组织承接。因此，社会组织协助政府履行相应职责显得尤为重要。推动社会组织与其他治理主体形成有效合作，特别要求建立对政府及相关部门的职能转移制度，强化政府向社会组织购买公共服务机制，从而完善社会组织与政府间的合作。此外，社会组织还可以承接部分环境技术创新的项目课题，减少高污染行业对自然环境的影响。例如，中国环境科学学会承接政府转移职能，更好地提供科技公共服务，开展环境科学技术创新、改善自然环境的同时，为国家决策提供管理咨询服务。

3.2 应协助政府在节能减排、可持续发展、可再生能源、环境管理等诸多领域中制定各级别的发展战略。

社会组织利用自身的专业知识，通过提供科学的研究报告、提出专业化的政策建议等形式，对政府的相关政策制定与实施产生影响，从而推动政府环境政策的调整，促进环境与公益资源的合理配置。例如，2004 年国家发展和改革委员会对怒江地区 13 个水电站的开发建议，在多个社会环保组织公布的修建水坝的环境影响评价报告和可行性研究报告公布后，最终被国家撤销。

3.3 应积极开发绿色治理评价指标体系，并以独立第三方的身份主动承接相关评估工作，以成为该体系日后主要的实施与维护方。

当前对自然环境的评估还局限于对自然环境质量的监测，而从绿色治理视角出发所编制的绿色治理评价指标体系，是对各治理主体的绿色治理水平进行评价与披露，目的在于对当前自然环境所出现的问题进行有效问责，形成社会监督的重要一环，进而实现自然环境质量的有效提升。绿色治理评价指标体系应囊括政府、企业、社会组织和社会公众四个维度，通过主客观赋权结合的方式对绿色治理水平进行全面评价，从而为改善自然环境提供客观标准。此外，绿色治理评价工作应主要由社会组织实施与维护，这是因为社会组织作为重要的社会监督方，建立的绿色治理评价体系能够保证其独立性与客观性，从而更好地满足其他绿色治理主体，特别是社会公众对良好环境质量的诉求。

3.4 应着力于环境评价，对政府绿色行政、企业绿色生产、公众绿色消费等进行积极监督与反馈。

在建立绿色治理评价指标体系的同时，社会组织应担负起环境评价的职责，这是因为单纯由政府来维持环境评价的方式对政府监督管控的缺失，很可能无法保证环境评价的客观性，那么由第三方独立的环境评价机构来替代政府的环境评价，能够有效避免单一政府主导下存在的问题。此外，社会组织应积极监督其他治理主体行为，宣传绿色理念，引导各治理主体的环境行为。例如，2012 年《中国可持续发展报告》中提出，社会组织应积极组织开展节能减排全民行动，加大对环境保护的宣传教育，提高全体公民节能环保意识，为树立“绿色消费”理念创造了良好氛围。

4 应为政府、企业和公众提供权威、独立和客观的环保信息、咨询和建议等服务。

4.1 应开展调查研究和行业统计工作，及时准确收集、计量、分析和发布本领域的专业信息。

作为独立的第三方，专门从事环保工作的社会组织需及时搜集、计量、分析和发布相关信息，这本身便是对相关社会组织的社会职能、工作范围的基本要求。如中国环境保护产业协会，会在线上与线下及时转发环境保护部发布的《全国环境状况公报》、《全国大、中城市固体废物污染环境防治年报》、《中国机动车环境管理年报》等权威信息；也会依据国家统计局、环境保护部的相关要求协助开展环境服务财务统计工作，并为其提供诸如评价维度的确定、分布领域的划分、数据分析等基础性技术支持，从多维度扫描我国环境服务产业的发展状况。

4.2 应增强生态文明建设、环境保护等领域的产业信息网络建设，搭建相关信息服务平台，增加组织透明度与可接触性，加强政府、企业与公众之间的联系。

社会组织应积极与政府的具体职能部门展开合作，如在我国，社会组织可在信息产业部的专业技术与前期的信息网络基础设施建设上突出自身专业特色与行业特点，通过各类相关的门户网站、社交网络、移动互联网等方式搭建关于环境保护、生态文明建设、安全生产等领域的信息服务平台。这不仅有利于相关环保信息的有效传播，增强不同绿色治理主体间的联系与互信，提高社会组织的社会影响力与公信力，同时有利于社会组织自身的信息公开，规范化运行。从目前来看，这一点也是我国社会组织释放自身活力，拓宽在绿色治理领域中作用发挥范围的重要改革着力点。

4.3 应配合政府、企业开展绿色治理相关的信用、能力等级评价工作，构建良好的绿色治理环境。

良好的信用环境，可以有效增加信息对等度，降低委托代理成本，提高绿色治理的实际效率与水平。社会组织应在现有的环保法律法规引导下，积极开发相关的信用评估、绿色治理能力评价工作，从而对政府绿色办公、绿色行政；企业绿色生产、绿色经营；公众绿色消费、绿色生活等进行具体量化，客观反映相关绿色治理的各利益相关者的践行能力与水平。例如，我国商务部与国务院国有资产监督管理委员会联合印发的《商会协会行业信用建设工作指导意见》，明确了商会协会开展信用建设的六项工作内容，确定了以行业协会为依托开展行业信用评价。同时，为配合这一工作的高效开展，也需要相关理论上有所突破，能够依照评价主体分类，积极开发不同类别的绿色治理评级指标体系，构建绿色治理评价系统。

4.4 应促进各领域间的绿色技术、理念创新，促进先进技术、理念的推广与示范。

社会组织特别是从事环保、环境科学研究的协会、学会，往往是该领域高端知识人才聚集地；应积极调动其志愿者精神，发挥自身的专业能力，利用协会、学会以及社团联合会等科研基础与设备，结合比较优势，通过不同部门、领域间的交叉合作共同促进环保事业在技术、合作方式、发展理念等全方面的创新。并积极参与企业、政府间产、学、研链条的搭建工作，重视相关理论成果的实际转化工作的有效开展；引各利益相关方重视绿色治理中知识经济的作用，积极推进现今环保技术、理念的推广与应用示范工作，也可为政府、企业相关研发工作的外包提供更广泛的可选范围，成为各方在绿色治理创新领域中的黏合剂。

5 应发挥专业优势，进行绿色理念与知识的宣传、教育和普及。

5.1 应积极举办各种形式的科普活动、知识讲座、新闻发布会等，向社会公众、政府、企业推广绿色节能环保理念。

社会组织特别是环保类科技社团，应积极发挥自身的专业优势，面向公众、政府、企业等开展各种类型的绿色治理知识与理念的宣传推广活动。其中既包括专业性较强的环境保护年会、交流会，如每年定期举办的中国环境科学学术交流会、全国流域性生态保护与水污染控制研讨会、全国主要空气污染物控制技术研讨论会等，以促进我国该领域专业人才能够及时分享与学习当前世界环境保护的最新技术、方法与治理模式，切实提高自身的专业素养与技术能力。与此同时，社会组织也应积极组织开展具有高度包容性的科普讲座、知识普及、相关新闻发布等活动。例如，中国环境科学学会每年在全国范围内举办环保科普创意大赛，以环保动漫制作、创意海报设计、绘画插画等形式积极调动各年龄段公众参与其中，提高社会整体绿色治理理念与环保意识、能力。

5.2 应积极组建绿色治理各主体间的治理专业委员会协会或联盟，并定期开展相关的专业技能培训、交流等。

从治理结构角度上看，社会组织应作为独立、客观的第三方，积极发挥自身的专业性，协助企业组建绿色治理委员会。并积极与相关方合作，担任其企业内环境评估的独立董事与监事。并动员从事该工作的其他独立董事与监事，依法组织相应的专业协会或联盟，及时开展相关专业技能的培训与交流工作或会议，切实提高其环保监督工作的履职能力与尽职水平。这不仅可以进一步拓展与创新社会组织在绿色治理中的作用，也可以完善公司治理结构与机制，促使其成为具有高度社会责任感的组织。

5.3 应资助相关组织、个人等开展多种类型的环境保护活动，奖励在该领域中作出贡献的组织和个人。

社会组织特别是相关环保类基金会，应积极开展各类环保项目。通过线上、线下等各类捐赠渠道，积极调动单位法人与社会公众为环保事业项目捐款。与此同时，更应动员社会成员以志愿者的身份切实参与其中，并对社会上在环境保护、安全理念践行等表现突出的个人或组织，应给予积极的奖励。从多角度增加各类利益相关者的参与感与荣誉感。以中国绿化基金会为例，其每年均会在森林与湿地保护、沙漠绿化等内容上，开展相关的环保项目，并设立“寻找最美生态公益人物（企业）”表彰活动，对在环保领域上积极传播正能量，促进生态公益事业发展表现突出的个人与组织进行奖励。

5.4 应利用媒体、网络、移动通信等多元化渠道，营造绿色治理文化氛围，搭建政府、企业与公众之间的交流与合作平台，积极引导社会公众参与绿色治理。

社会组织应积极利用电视媒体、网络、移动通信等现代化信息传播方式，搭建绿色治理宣传与普及的网络治理体系；并积极以各利益相关者的协调者身份，为政府、企业与公众间的交流与合作提供有效的信息平台。并及时搜集、汇总与分析各主体在绿色治理活动过程中的反馈，为政府进一步优化相关法律法规，完善绿色治理活动提供技术与信息支持。另外，社会组织也应作为权威、客观信息的主要生产者，向社会各利益相关者发声，传播绿色治理的各类内容与实际技术。在整个区域内，营造浓厚的绿色治理文化氛围。

6 应积极加强国际间的合作与交流，通过协同制定具有高度普适性的绿色协定，构建惠及全球范围的绿色治理协同网络。

6.1 应积极加强国际间的交流合作，通过比较优势，结合各国绿色治理的实际发展情况，落实惠及全球范围的绿色治理准则与章程。

我国社会组织应积极参与有关环保领域方面的国际学术交流会议、加强专业人员的交流与互动，开展国际范围内的绿色项目，在做大做强环保领域的同时，应树立跨领域合作意识，并同国际环保标准对接，以实现技术、治理方式与机制上的创新。我国的社会组织应联合其他国家，利用比较优势，在世界范围内成立社会组织联合体，评估各成员国的绿色治理能力与水平，并以此为基础，带头起草汇集全球范围内的绿色治理准则与章程，协调环保创新的相关理念与共识，积极承担与我国能力相匹配的治理责任，不断提升我国社会组织在国际环保领域中的话语权，共同维护我们所处的同一个生态圈。

6.2 应积极开发利用现代信息技术，引导世界各国搭建绿色治理信息共享机制与平台，通过国际中介组织，将多方合作常态化。

环境的保护与治理从不是单一地区或国家所能独自完成的，它需要世界各国共同努力与合作。为提高最终的治理效率，将合作固态化与常态化，这需要建立在信息共享的信任的基础上，通过相应的机制安排作为保障。因此我国的社会组织可积极引导世界各国开发信息共享网络平台，通过国际中介组织及其专业人才，对该平台进行定期维护，并对相关信息进行及时汇总、分析与发布，供各成员国在制定环保决策时参考。

6.3 应组织开展国内外同行业的专业技术合作与交流，培养具有国际化视野、绿色理念的社会组织管理者，增强自身专业素养与解决实际问题的能力。

随着我国综合国力不断增强，世界影响力逐步扩大；我国的社会组织也应与时俱进，积极拓宽自身的发展与合作范围，培养具有国际化视野与能力的管理者，从而为我国社会组织参与国际交流合作、解决合作过程中所遇到的各类实际问题提供必要的人力资源支撑。这是一项系统性工程，是以国家对社会组织在绿色治理中所承担的具体作用为基础，并需要教育体系、社会组织人才引进与发展上进行相应的革新。如可尝试在高等教育阶段，在社会学、管理学等领域内设置相关专业与配套课程，专门培养具备国际化能力的社会组织管理者，事实上这在美国、英国等地区已经实施。

## 四、公众：广泛参与者

公众是最广泛的绿色治理主体，公众参与生态文明建设是基础性的绿色治理机制。

公众是经济社会的最小构成单位，公众绿色观念的树立是治理理念得以践行的基础，公众生活方式向绿色转变，是生态文明建设的关键。《国务院关于加快推进生态文明建设的意见》要求“提高全民生态文明意识，培育绿色生活方式，鼓励公众积极参与”。《中国落实 2030 年可持续发展议程国别方案》的指导思想中强调“坚持节约资源和保护环境的基本国策，坚定走生产发展、生活富裕、生态良好的文明发展道路，推动形成绿色低碳发展方式和生活方式，积极应对气候变化，着力改善生态环境”。

1　应树立绿色观念，践行绿色生活。

1.1　应培养具有生态意识的理性的绿色消费行为，勤俭节约，减少损失浪费，选择高效、环保的产品和服务，降低消费过程中的资源消耗和污染排放。

《变革我们的世界：2030 年可持续发展议程》提出“各国政府、国际组织、企业界和其他非国家行为体和个人必须协助改变不可持续的生产和消费模式”。联合国《21 世纪议程》也强调“引导建立可持续的消费模式”。倡导人人行动起来，从自身做起，从身边小事做起，减少超前消费、炫耀性消费、奢侈性消费和铺张浪费现象，实现生活方式和消费模式向勤俭节约、绿色低碳、文明健康的方向转变。

1.2　应尽量采用对环境影响小的绿色出行方式、居住方式，降低生活中的能耗和污染。

目前，来自机动车的排放成为重要的空气污染源，雾霾频繁肆虐成为大自然对人类的警示，减少使用机动车、绿色出行是改善环境质量的重中之重。随着私家车日益增多，公众出行方式的选择成为影响空气污染的关键因素，因此建议公众选择对环境影响较小的出行方式，尽量选择公共交通，降低出行中的能耗和污染。

1.3 应基于自身能力为绿色发展贡献力量。

环境面前人人平等，生态建设无人例外。从拧紧水龙头到遵守标准设定空调温度、从少开一天车到绿色低碳方式出行、从不使用一次性筷子到光盘行动、从随手关灯到垃圾分类投放，等等，每个人都要把践行绿色生活当做自己的责任，并落实到具体行动中，为绿色发展贡献一份力量。

2 应作为监督者，监督其他绿色治理主体的行为。

2.1 应积极监督、举报企业涉及环保的违法违规行为。

公众应充当绿色治理主体的行为的监督者，及时发现并利用环保热线等途径举报企业环保方面的违规违法行为，共同保护我们的绿色家园。《环保举报热线工作办法》规定“公民、法人或其他组织通过拨打环保举报热线电话，向各级环境保护主管部门举报环境污染或者生态破坏事项，由环境保护主管部门依法处理”。

2.2 应积极监督政府部门的执行与落实。

《环保举报热线工作办法》要求举报件应当在收到之日起 60 日内办结，情况复杂的，经本级环境保护主管部门负责人批准，适当延长办理期限，并告知举报人延期理由，但延长期限不得超过 30 日。公众在举报后，也需敦促和监督政府相关部门的执行和落实情况。

2.3 在涉及环保的公共项目与法律法规的制定上，应主动发声，出谋划策。

在政府和社会组织就公共项目或环保相关法律法规征求社会公众建议和意见时，公众应密切关注并就熟悉的相关方面提出合理和建设性的建议和意见，为环保事业出谋划策，贡献自己的力量。

3 应作为环境保护的宣传者，助力绿色理念的普及。

3.1 应主动学习汲取环境保护相关知识。

公众应主动通过各种渠道学习环保相关知识，并在生活中运用，如垃圾分类、绿色出行、绿色消费等。

3.2 应通过可能的方式传播绿色知识和理念。

积极参与绿色相关活动，倡导和传播绿色理念，例如，通过“环境日”的集中宣传，广泛传播和弘扬“生活方式绿色化”理念，提升人们对“生活方式绿色化”的认识和理解，并自觉转化为实际行动。

3.3 应积极推动并参与有助于绿色发展的志愿行为等活动。

人们应积极参与社会组织和政府发起的绿色活动，在日常生活中践行绿色理念，主动倡导绿色行为，并监督和抵制有损环境的不文明行为。

# 《绿色治理准则》（草案）研讨会会议综述

2017 年 7 月 22 日晚，南开大学中国公司治理研究院绿色治理准则课题组组织召开了《绿色治理准则》（草案）（以下简称《准则》）研讨会。来自国内外学术界与实务界的 21 位专家学者出席了此次会议，并针对《准则》内容进行了深入探讨。与会专家学者普遍对《准则》的发布给予了高度评价，并提出了《准则》进一步完善与改进建议。此次会议内容综述如下。

## 一、《绿色治理准则》制定背景与主要内容

李维安教授代表课题组首先向各位与会专家汇报了《准则》的编写情况，主要包含两个方面：

第一，《准则》制定的背景。伴随生态环境与人类社会发展之间，环境问题日益严峻，对人类的日常生活产生巨大影响，在全球新形势下有必要推动绿色治理，促进人类社会与生态环境协同发展。目前绿色治理相关的思想的演变，包括发展主义、环境问题提出、可持续发展和绿色经济等四个阶段。而传统治理观下有所局限，目前来看需要有所制度架构作为其统领的。因此，需要将关注焦点从单一主体向多元主体转变，多元主体的思维有助于转变我们传统的治理思维。人类社会的发展阶段包含从食物链的一环，到人类成为自然的主人，再到目前人类可能成为自然的终结者或毁灭者。在此背景下，需要强调新的“天人合一”，探讨人与自然间应该是怎样的关系，以平衡解决人的需求与环境可承载性间的关系。为此，课题组提出绿色治理，作为一个解决上述问题的顶层架构。而要真正落地实施绿色治理，需要在行为规范上有一个标准，即需要绿色治理准则。

第二，《准则》的主要内容。《准则》的核心部分包括政府、企业、社会组织和公众。首先，政府作为政策供给者，承担着顶层制度设计的责任，在制度框架构建、绿色战略规划、协同平台构建、公众行为规范等方面需发挥积极作用，以最终保证绿色治理原则的实施。其次，企业作为主要的资源消耗者和污染物排放主体，是绿色治理的重要主体和关键行动者，在企业层面建立绿色治理架构，应进行绿色经营管理，培育绿色文化，并在社会责任、信息披露、考核与监督、风险控制等方面践行绿色治理理念。第三，社会组织是倡议监督者。社会组织作为独立的第三方，在加强自身规范化、专业化运营，完善绿色治理机制的同时，通

过积极承接政府相关职能的转移并发挥自身的专业优势，可以进一步改善绿色治理的结构与环境，紧密联系各治理主体，以实现对其他主体在绿色治理过程中的监督、评价、协调、教育、培训以及引导等作用。最后是社会公众，公众作为绿色治理的广泛参与者，是最广泛的绿色治理主体，公众参与生态文明建设是基础性的绿色治理机制。以上是《准则》的主要内容，课题组希望通过一系列规则来谋求建立一套具体的绿色治理运作机制，以推动治理主体的绿色行为，保护生态环境，促进生态文明建设，实现自然与人的包容性发展。

此次《准则》课题组组织各界专家参与研讨，希望能够在政府层面，发布具备一定约束力的绿色治理实施细则；在企业层面，将《准则》纳入企业的日常经营活动当中，形成企业的行为规范；在社会组织层面，规范自身行为的同时，积极推广《准则》。

## 二、《绿色治理准则》研讨共识

与会专家就《准则》内容展开了深入探讨，与会代表普遍认为绿色治理理念的提出和《准则》的推出标志着效率理念向公平理念的转变，是治理理论的重大创新。会议围绕绿色治理及绿色治理准则等相关主题进行了热烈的研讨。

(一)《准则》推出的必要性与实践价值

总体来看，绿色治理专家和学者普遍认为：第一，应平等对待人与自然，真正将自然纳为公司的平等利益相关者，绿色治理应成为公司治理新的理论分析框架；第二，绿色治理应作为顶层设计，统领政府的绿色行政、绿色 GDP 等，统领企业的绿色管理、绿色会计、社会责任等，统领社会组织的绿色监督，统领社会公众的绿色消费、绿色出行等行为，协调好各参与治理主体的利益、诉求和责任；第三，绿色治理理念提出正当其时，既有推进“一带一路”、坚持全球化的要求，也有推动中国经济、中国企业实现绿色转型的需要；第四，在全球推广绿色治理理念时，既要考虑在全球范围的一般性，制定全球绿色治理准则，也要考虑各国国情的特殊性，根据其文化传统、发展阶段等制定各国相应的绿色治理准则。

与会专家对《准则》给予了高度评价，并指出当前提出绿色治理准则具有很大的现实意义与理论价值。来自日本经济大学的后藤俊夫教授认为，将绿色治理准则传递给世界是有益的。来自中国神华能源股份有限公司的黄清先生认为，绿色治理准则非常有必要尽快推出来，从现在的工作成果看，已经具备推出的水平。马立女士认为绿色治理准则的推出具有重要的意义，体现了中国负责任大国的形象。世界银行 IFC 公司治理项目中国区经理刘敏女士认为绿色治理准则是一个框架清晰、内容丰满的准则。南开大学金融发展研究院的田利辉教授对绿色治理准则内容给予了高度评价，认为这是一份好的、有用的、具有前瞻性的绿色治理准则，非常具有时效性，将古典的“天人合一”的思想进一步发展，也体现了中国公司治理研究院的前瞻性、领导力和忧患意识，可以说是一份精确准、全综广的报告。

（二）完善建议

与会专家和学者普遍认为《准则》的提出具有重要的现实意义，对《准则》的发布给予了高度评价，同时也对《准则》发布之前的草案提出了诸多具有建设性的意见和建议，为《准则》进一步完善提供了有意义的参考。主要包含两个方面：概念界定和内容建议。

首先，概念界定。绿色治理作为一个新近提出的概念，与会专家和学者纷纷就如何界定这一概念提出了自己的看法。后藤俊夫教授认为应具体定义环境，绿色治理中的 nature 这一界定不应局限于自然环境这一个点，也包含我们身边的各种事务，如消费者、雇员、供应商等。莱斯大学商学院的张燕教授认为应从广义与狭义两方面区分“绿色”的概念。亚利桑那州立大学的朱洪泉教授则进一步指出，“绿色”应该是更为集中的，并不需要纳入过于宽泛的内容；这份《准则》独特的地方在于关注于人与自然的关系，因此较为窄的定义更好。天津财经大学商学院的彭正银教授则给出从绿色价值观切入以界定相关概念。

部分专家和学者也提出可以引用其他文件来辅助定义。黄清先生建议“绿色”可以引用《十三五规划纲要》中的定义，即“绿色是永续发展的必要条件和人民对美好生活追求的重要体现。必须坚持节约资源和保护环境的基本国策，坚持可持续发展，坚定走生产发展、生活富裕、生态良好的文明发展道路，加快建设资源节约型、环境友好型社会，形成人与自然和谐发展现代化建设新格局，推进美丽中国建设，为全球生态安全作出新贡献”。来自旧金山大学的杨小华教授援引了联合国的定义，指出绿色是为满足未来下一代的需求，通过牺牲目前需求，来追求永续发展。此外，来自美国加州州立大学北岭分校的 Monica 教授指出“绿色”这一概念很难去界定，应关注于准则如何实施的问题。

其次，内容建议。专家和学者也对《准则》的内容提出了诸多建设性意见。总体上，黄清先生认为原则部分条目和内容还可进一步具体化，需要强化高度的共识，纳入普适性内容。来自美国加州州立大学北岭分校的 Daniel 教授则从文化差异角度指出全球性的绿色治理准则应具有更广泛的包容性。张燕教授认为《准则》应避免过于严格导致可操作性不足的问题，此外 Daniel 教授还提出准则强制性和可接受性问题。

政府层面，朱洪泉教授建议纳入对政府的绿色评价体系，如政府做了哪些工作是绿色的。田利辉教授认为，环境作为一个公共产品，绿色治理应该是国家治理，那么政府要承担责任；政府去治理环境，不能是行政性手段，明晰精准地、适应社会发展地承担，条款应该体现政府治理的作用。彭正银教授指出《准则》应突出区域协同。

企业层面，与会专家和学者提出了建设性修改建议。第一，企业社会责任方面，黄清先生建议在董事会治理及信息披露的内容上予以加强，以有利于企业推行绿色治理。来自深圳证券交易所的陈彬先生则从绿色金融的角度提出市公司自愿披露社会责任的问题，以及社会责任是否应执行强制披露仍值得进一步商榷。马立女士也认为应关注企业的社会责任报告问题，此外她也提到应关注治理的成本与收益均衡，避免《准则》要求过于严格。第二，企业的激励约束机制方面，朱洪泉教授指出《准则》关于企业的内容可以考虑纳入激励机制，对绿色企业给予政府扶持，对非绿色企业给予更多的税收等惩罚措施等。来自新加坡南洋理工大学的 David 教授指出《准则》需融入授权问题，如企业的社会责任行为应如何授权给内部部门。刘敏女士认为特别需要强调企业板块中的信息披露、风险管理与内控中的绿色治理，以及董事会的战略指引和监督等内容。

社会公众层面，来自以色列特拉维夫大学雷卡纳蒂商学院的 Peter 教授从社会公众的教育层面提出，应纳入环保教育的相关条款。彭正银教授认为应考虑如何激励公众去参与绿色活动。

## 三、《绿色治理准则》落地实施

在探讨了《准则》内容建议的基础上，与会专家和学者也就未来如何推动《准则》落地实施的问题建言献策。例如，田利辉教授指出下一步应该首先是中国行动的共同体，以学术集群研究为补充，形成一个政策系列报告，之后再结合产业规则行动，在中国行动的共同体后，再推广到国际社会，维护一个美丽的蓝色星球；Monica 教授认为应搭建相应平台以有效推进《准则》的实施。

结合各位专家和学者的意见，李维安教授指出，未来《准则》的实施应在该版《绿色治理准则》的基础上，进一步根据各国的发展阶段和特点，制定中国绿色治理准则等国别类准则，并根据行业特点制定企业和社会组织等层面更为具体的绿色治理准则，以更好地推进全球绿色发展，为构建人类命运共同体贡献中国智慧。

绿色治理理念的普及以及绿色治理准则的推出，为政府、企业、社会组织、公众等治理多主体的绿色治理行为提供了有益的指引，也为公司治理学科的发展注入了新的活力，未来课题组将继续深化绿色治理理论研究，为国家绿色发展和生态文明建设提供智力支持。

# 绿色治理准则：实现人与自然的包容性

## 引言

近几十年来，环境问题越发严重，促使人们重新认识和思考人类和自然的关系。2015 年 12 月，195 个缔约方代表在法国巴黎达成了历史性协议《巴黎协定》，标志着人类已经认识到我们有可能成为自然生态的毁灭者，必须在一个地球的宇宙观下，形成新的“天人合一”的绿色治理观，以实现人和自然的包容性发展。

生态环境和自然资源作为特殊的公共产品，决定了绿色治理在本质上是一种由治理主体参与、治理手段实施和治理机制协同的“公共事务性活动”。而生态破坏与环境污染的跨国界性以及经济、政治和社会活动的全球化，意味着这一“公共事务性活动”具有全球性特征，践行绿色治理不能仅局限于一国之疆界，而应形成一种全世界共享的价值观，即超越国别的绿色治理全球观。在此背景下，绿色治理问题已成为越来越多国家发展政策的关注点，并日渐演变为一个国际性的研究和实践课题。

目前，虽然一些国际性组织也提出了资源和环境保护方面的许多倡议或宣言，为区域内的绿色发展提供了一定的方向，但就如何规范各利益相关者的行为以及在具体实践环节如何操作等内容尚不清晰。这使得各国的绿色行动仅局限于单一主体自发的绿色管理、绿色行政等层面，企业、政府和社会组织等往往各自为战。所以，如何重塑绿色治理的主体结构、建立绿色治理的有效机制、对绿色治理进行评价，并在实践领域积极倡导全球范围内的绿色治理准则，已经成为目前绿色治理研究的关键问题。

## 一、国际性的前沿课题：绿色治理

### 1. 绿色治理的演进脉络

1987 年，联合国提出了可持续发展的理念，1992 年的联合国环境与发展大会上，可持续发展取得世界共识。可持续发展是“既满足当代人的需要，又不对后代人满足其需要的能力构成危害的发展”。与传统发展观相比，可持续发展主张经济发展应当充分审慎自然资源的承载能力，但是可持续发展观仍旧是人类中心主义的发展观，强调需要修正人类控制自然的模式[1]。

绿色经济的概念源于1946年由英国经济学家Hicks提出的绿色国内生产总值（GDP）思想，他指出，只有全部资本存量并不随时间减少而保持不变或增长的发展方式才是可持续的，随后Boulding指出地球经济系统像一架宇宙飞船，属于一个孤立无援的系统，靠不断消耗自身的资源而存在，只有实现可持续发展，地球才能够得以生存[2]。根据先前研究，皮尔斯等首次在《绿色经济的蓝图》中提出“绿色经济”，他们认为经济和环境互相影响，将环境融入资本的投资中有助于解决增长和环境之间的矛盾[3]。国内研究学者夏光认为绿色经济是指能够同时产生环境和经济效应的人类活动，也就是既有利于环保也有助于获取经济效益[4]。联合国环境规划署将“绿色经济”界定为一种不仅有助于改善人类福祉和社会公平，而且能够大大降低环境风险和生态稀缺的经济。2012年联合国在可持续发展大会上指出，绿色经济是实现可持续发展的重要工具之一[5]。

绿色增长这一概念最早出现在2005年召开的第五届环境与发展部长会议上，会上指出绿色增长是强调环境的可持续性的经济进步和增长，用来促进低碳的具有社会包容性的发展。2012年，World Bank的研究中指出绿色增长是一种环境持续友好、社会包容性的经济增长方式，以最大化利用的自然资源、最小化环境污染为主要目的[6]。OECD将绿色增长定义为高效利用自然资源的一种发展方式，以追求经济增长以及防止环境恶化、生物多样性丧失和不可持续为目的[7]。与可持续发展观和绿色经济相比，绿色增长更具包容性，开始关注发展目标的多元性。

从可持续发展到绿色经济再到绿色增长，表明理论界和实践界逐渐开始关注经济、社会和自然的协调发展。区别于上述发展理念，绿色治理提升了自然环境的主体地位，将自然环境摆到了与人类同等的地位。开始认识到生态系统所拥有的自然资源是有限的，可能根本不能承载人类因欲望无限而形成的生产力，因而需要重新认识人类与自然的关系，从自然的角度考虑人类的生存及长远发展问题，即需要形成新的“天人合一”的绿色治理观。

### 2. 绿色治理的基本内涵

结合上述绿色治理的演进脉络，我们认为绿色治理本质上是一种由治理主体参与、治理手段实施和治理机制协同的“公共事务性活动”。绿色治理在内涵上主要有以下三个特征。

第一，绿色治理强调充分考虑生态环境的可承载性。通过创新模式、方法和技术等在生态环境承载能力范围内促进社会经济的可持续发展。

第二，绿色治理强调绿色的效果指向。“绿色”是生命的象征，是大自然的基色，强调绿色是一切经济活动、政治活动和社会活动的生态约束和评价标准。

第三，绿色治理突出制度性。通过制度层面的顶层设计，对包括人类和自然的整个系统中的资源予以改造和重置，将“绿色”融入国家的政治、经济、社会和生态等系统的各个方面和运行过程之中。

### 3. 绿色治理的理论解释

（1）“天人合一”观与自然资源基础观

中国古代就提出了“天人合一”的思想，如老子提出的“人法地，地法天，天法道，道法自然”，庄子提出的“天地与我并生，而万物与我为一”。这些朴素的“天人合一”观念，要求把人与天地万物看成一个相互联系的有机整体。除此之外，Jensen[8]和 Peng[9]也阐述了自然与人类和谐统一的观点。

资源基础观认为企业的竞争优势主要来源于其所特有的资源。Hart 把自然环境要素引入资源基础观，强调企业实施环境污染防治、针对环境的产品全面管理、可持续发展等环节，实际上是企业构建可持续竞争优势的过程[10]，从而拓展了传统的资源基础观。Hart 进一步指出污染预防的战略目标是最大限度地杜绝资源浪费；产品全面管理旨在减少产品在整个生命周期中的总成本；可持续发展的战略目标是减少环境问题给企业发展带来的负担[10]。自然资源基础观已经开始关注合理配置和使用自然资源，为解释“绿色治理特别强调生态环境的可承载性”的观点奠定了基础。

（2）生态响应观与利益相关者理论

生态学本是研究生物有机体与其所处的环境之间的相互关系的科学，然而，20 世纪 60 年代以来，原本属于自然科学的生态学，逐渐在社会科学领域活跃了起来，进而产生了一系列与经济、政治和伦理相联系的科学。生态响应观试图解释企业与生态环境的关系，认为企业为了生存与发展，必须对生态环境的变化做出响应，而这种响应受到利益相关者的压力的影响[11]。

利益相关者理论认为企业是各利益相关者缔结的一系列契约[12, 13]，这就意味着企业的利益不仅仅是股东的利益，而且是各个利益相关者的共同利益，因而企业的发展要综合考虑股东、债权人、经营者和员工、供应商和客户、政府、社区和公众等多方的利益诉求。

生态响应观和利益相关者理论启示我们，人类的生存与发展要积极回应自然环境的影响，而这种回应受到政府、企业、社会组织和社会公众等众多利益相关者的影响。在绿色治理过程中，人类积极回应自然环境，以“绿色”为约束条件，与自然环境演化并综合考虑多方利益相关者的利益是核心要义。

（3）自主治理理论

Ostrom 及其他学者通过提炼大量案例，运用新制度经济学的理论和方法，对公共资源中的个人所面临的各种集体行动困境展开了研究，建立了一个公共治理和自主治理理论，并以此为基础形成了一套分析公共池塘资源问题的制度分析与发展框架，为面临公共选择悲剧和集体选择困境的人们提供了自主治理的制度基础[14]。

Ostrom 指出公共领域存在多种治理机制的可能性[14]。她认为政府集中控制和完全私有化都不是解决这类问题的灵丹妙药。政府缺乏公共资源和公共事务的充分信息，政府实施监督、裁决和制裁的效率较低，成本较高；而公共服务和公共资源使用上的非竞争性又决定了私有产权大部分时候是不可能的。许多成功的公共资源制度冲破了政府与市场僵化的分类。生态环境作为公共池资源，具有较强的外部性。Ostrom 的自主治理理论为生态环境研究，以及政府、市场与社会关系的研究提供了很好的理论框架。虽然对其他治理模式的分析相对较少，但理论和分析框架仍为绿色治理的研究提供了较好的分析框架。

## 二、绿色治理的关键：多元治理主体

作为一种公共事务性活动，绿色治理要求从系统观出发，识别治理系统中各主体的关联性，综合考虑各方的利益和诉求，因而识别治理主体是关键。已有研究表明，政府、企业、社会组织以及社会公众共同构成了绿色治理的多元主体，各主体通过平等、自愿、协调和合作的关系共同推动绿色治理目标的实现。

### 1. 企业：绿色治理的关键行动者

企业是主要产品的生产者、原材料的消费者和就业岗位的提供者，由于主宰着污染密集型产业[15]，拥有较大规模和实力的企业组织更有能力去破坏或者改善环境，企业便成为绿色治理的关键行动者。通过实施绿色治理的“最佳实践”活动，企业可以显著降低经营活动对环境造成的负面影响，从而提高自身的竞争地位[10, 16-18]。如果企业没有建立“绿色治理”的措施和目标，甚至与该原则相违背，企业将难以实现从“高投入、高能耗、高污染、低产出”模式向“低投入、低能耗、低污染、高产出”模式的成功转变，进而难以实现企业的可持续经营。因而，企业越早实现“绿色治理”，也就越早地掌握了未来竞争的主动权[20]。目前先行企业已经开始重视或者正在逐步探索“绿色治理”，从企业战略制定、产品研发设计、市场营销、日常管理到财务会计等环节都渗透着绿色治理的理念[19]。此外，有些企业还通过绿色治理技术的引进或创新积极参与绿色治理实践[20, 21]，这不仅有助于企业增强市场竞争力，最终还将有助于实现环境与经济的同步发展[22]。

当然，在企业运营过程中，如果忽视环境保护和资源效率，就会受到来自利益相关者的压力，利益相关者的压力是企业积极践行绿色治理的另外一个重要的驱动因素[23, 24]。诸如来自政府[23, 25]、竞争对手[26]、股东和企业员工[27, 28]等利益相关者的压力，都是企业参与绿色治理的重要驱动因素。以政府为例，来自政府的环境管制对企业起着重要作用[23]，企业必须遵守政府等相关部门所制定的有关绿色治理的规章制度[28]。

### 2. 政府：绿色治理的政策供给者

政府是绿色治理的顶层设计者和政策制定者，为企业、社会组织和社会公众等其他主体参与绿色治理提供制度与平台，这主要体现在两个概念上：一个是绿色新政；另一个是绿色行政。

政府是新政策的主导者。2008 年 12 月 11 日，联合国秘书长潘基文提出“绿色新政”的概念，呼吁各国政府在投资方面，转向能够创造更多工作机会的环境项目，在应对气候变化方面进行投资，促进绿色经济增长和就业，以修复支撑全球经济的自然生态系统。绿色新政是对环境友好型政策的统称，它主要关注环境保护、污染防治、节能减排、气候变化等与人和自然的可持续发展相关的重大问题[29]。2015 年 3 月中国政府通过《关于加快推进生态文明建设的意见》，通过节能减排、环境治理等政策措施，缓解资源约束、生态恶化和经济增长缓慢等问题，最终实现绿色增长。这实际上就是一种绿色新政。当然，推行绿色新政不仅要求政府确立减排目标和全球环境责任承诺，还需要通过持续的行动和实践来证明自己的环境效力和环境竞争力，例如，通过加强“绿色新政”所涉及的环保部门、工业部门、技术创新组织的机构整合重组、利益功能协调、政策执行监管，把“绿色”融入所有部门及相应政策领域；在环境政策立法已经较为完备成熟的基础上，重点加强绿色发展和生态文明的具体制度建设，加强环境革新政策的实施效果与效率，等等[30]。

除了绿色新政之外，政治学中研究较多的另一个概念是绿色行政。绿色行政强调在处理生态环境问题时政府自身必须做到节约成本、控制消费和提高效率等，是一个以政府为中心并通过社会相互协作来治理生态环境问题的参与式、战略化的环境管理方式。通过绿色行政提高政府自身的绿色治理能力，有助于推动国民经济由绿色转型迈向绿色增长[31]。虽然仍以政府为主导，但绿色行政已经开始注重为其他非政府主体（如企业、社会组织、媒体、公众和专家学者等）提供平台基础和政策支持[32]。

### 3. 社会组织：绿色治理的倡议督导者

随着非政府组织的影响力不断增强，社会组织等非政府力量在解决生态环境问题方面所发挥的作用也在逐渐加强。社会组织作为独立的第三方，是绿色治理的倡议督导者，诸如环保团体等社会组织基于社会价值观和道德规范，通过对价值和事实判断对企业和政府的绿色治理行为进行鉴别，并通过采取相应的行为给企业和政府施加压力[28, 33]。例如，环保类社会组织要求企业承担绿色治理责任，他们的倡议督导行为包括劝说（环境保护对企业有益）、要求（环境保护是企业的责任）、直接的对抗和破坏（绿色激进行为）等内容。在实践中，一些比较有影响力的社会组织在绿色治理过程中也确实发挥了倡议督导的实际作用。例如，1991 年国际标准化组织成立了“环境战略咨询组”，将环境标准化问题提上议事议程；1996 年该组织颁布了与环境管理体系及其审核有关的 ISO14000 系列标准，引起了各国政府和企业界的重视；绿色和平组织发起了环保行动，号召消费者抵制壳牌石油的产品，以抗议壳牌石油将 Brent Spar 石油钻井平台沉入距离苏格兰海岸 150 海里处的大西洋里[34]。

#### 4. 社会公众：绿色治理的广泛参与者

绿色治理主体不仅包括企业、政府和社会组织，而且包括社会公众，社会公众是绿色治理的最广泛的参与者。

积极培育支持环境政策革新的社会公众，加强绿色治理方面的公民教育，能够为绿色治理的发展提供坚实稳固的社会基础[30]。这是因为社会公众能够通过公众舆论赞同或反对企业和政府的绿色治理行为[28]，而作为消费主体的社会公众也能够通过购买行为（购买和抵制）对企业的绿色治理行为施加压力[25, 28]。

## 三、绿色治理的核心：有效治理机制

有效的绿色治理要求从整体角度综合考虑各方的利益、诉求和责任，因而除了要识别多元化的治理主体之外，还需要构建基于治理权分享的治理机制。

#### 1. 协同治理机制

生态环境是一个公共池资源，具有非常强的外部性，涉及几乎所有社会和经济活动的参与者。因而解决生态环境问题是一项系统工程，需要建立政府顶层推动、市场利益驱动、社会组织和社会公众参与联动的“三位一体”的协同治理机制[35]。政府、企业、社会组织和社会公众等利益主体之间的协同将打破传统的政府至上而下的线性管理模式，形成一种动态开放的治理系统[36]。已有研究表明绿色治理需要综合运用行政手段、市场机制和政策措施等多种工具，即实现政府、市场和社会的协同。

首先，政府作为绿色治理的政策制定者，需要综合运用行政手段和政策措施等多种政策工具，通过管辖权和制裁权作用于企业等其他治理主体，使其遵守政府等相关部门所制定的规章制度[33]；与此同时，政府制定绿色治理的相关决策，颁布绿色治理的相关政策时，需要听取社会不同利益群体（企业、社会组织和社会公众）的意见，要与利益相关者进行平等的对话协商[37]。其次，企业作为绿色治理的关键行动者，需要建立绿色治理架构，进行绿色管理并培育绿色文化；还需要通过市场机制和市场手段，积极将绿色治理的成本内部化，支持政府推行绿色治理政策[22]。再次，社会组织作为独立的第三方，在加强自身规范化、专业化运营，完善绿色治理机制的同时，需要积极发挥自身的专业优势，在绿色治理过程中发挥监督、评价、协调、教育、培训以及引导等作用。最后，社会公众作为广泛的参与者，需要积极参与联动，不仅需要充当好监督者的角色，更要体现出绿色治理主体的责任感和正义感，以切实行动实现人与自然的包容性发展。

2. 网络治理机制

在网络中，公共和私人的集体行动主体以一种非科层的形式连接起来，协调利益和行动。Provan 和 Milward 认为组织间网络已成为提供公共服务的一种常见方式，并从社区、网络组织和参与者的层次分析了网络治理的形成[38]。Goldsmith 和 Eggers 在《网络治理——公共部门的新形态》一书中指出，网络治理主要指通过公私部门合作，非营利组织和企业等广泛参与提供公共服务的一种全新的治理模式[39]。在这种模式下，政府角色发生了很大的变化，从传统的管理人民、控制社会向协调资源转变，行政管理序列更为扁平，参与的部门也更为广泛。

网络治理机制凸显了政府、社会组织和个人通过协调和共治实现公共利益的途径，对绿色治理最大的一个好处就是降低了治理成本，提高了绿色技术转让和应用的可能性。通过网络治理机制，绿色治理一个可行的路径是构建网络化协作平台，通过政府补贴、市场定价以及社会奖励等公私部门的合作，促进技术等绿色治理资源在网络节点间广泛自由流动，形成互信与共赢的合作氛围，最终实现绿色治理的目标。

## 四、绿色治理的“晴雨表”：绩效与评价

如何评价绿色治理的效果？我们已经从前面内容了解到，构建多元的治理主体和有效的治理机制都有助于实现绿色治理目标。除此之外，已有研究还从企业绩效和城市环境效率等定性角度探讨绿色治理的效果，并初步构建了绿色治理指数。

1. 绿色治理与企业绩效

一部分研究探讨了企业绿色治理对企业环境绩效的影响。Klassen 和 Whybark 实证发现污染预防技术有助于同时提高企业的生产和环境绩效，而污染控制技术则不利于企业改善生产绩效，同时对于提升企业的环境绩效也没有显著的作用[40]。

Theyel 通过大样本调研考察了环境管理实践对环境管理创新和环境绩效的影响，结果表明环境管理实践（如全面质量管理、供应商认证、研发、员工参与等）可以有效改善企业在环境创新和环境绩效方面的产出效果[41]。刘林艳和宋华也通过探索中国情境下企业积极的环境行为与企业绩效之间的关系发现，随着环境友好程度的加深，企业绩效随之呈现出更好的景象[42]。

另一部分研究探讨了企业绿色治理对企业财务绩效的影响。Klassen 和 McLaughlin 利用国外上市公司数据分析了环境管理强度对财务绩效的影响，结果表明环境管理强度越大，公司股票的市场表现就越好。这一结论说明绿色管理活动对企业绩效具有正向促进作用[43]。类似地，Russo 和 Fouts 运用资源基础观分析了 243 家企业的绿色管理与绩效之间的关系。他们的实证结果表明企业的绿色管理活动对企业的财务绩效产生正向促进作用[44]，从而支持和扩展了 Klassen 和 McLaughlin 的研究结论。Christmann 通过调查 88 家化工企业的绿色管理状况，分析了企业环境管理行为对企业成本优势的影响。他的研究证明，企业的污染预防技术水平越高、创新性越强，从环境管理活动中获得的成本优势就越大。同样，企业制定和实施环境战略越早，就越能从环境管理活动中获得成本优势，从而越有利于企业直接提升环境管理或绿色管理产出，进而提升财务绩效[45]。Melnyk 等实证分析了企业建立环境管理系统对企业绩效的影响。结果表明，企业如果不建立环境管理系统，就会阻碍企业绩效的提升；同时，正式的环境管理系统和 ISO14001 认证体系能够更加显著地共同推动企业绩效的提升[46]。除此之外，Mcwilliams 和 Siegel 基于社会责任视角实证研究发现，企业履行社会责任（包括环保责任）会对其财务绩效产生正向影响[47]。从某种意义上说，该研究结论也说明，企业履行绿色管理方面的社会责任，也有利于改善财务绩效。

### 2. 绿色治理与城市环境效率

一部分学者探讨了绿色治理对城市环境效率的影响。研究学者主要是使用数据包络分析（DEA）模型，将产出指标（主要包括地区 GDP 以及 $SO_2$、粉尘、烟尘、废水和固体废物产生量等综合污染物）和投入指标（能源消耗、水资源消耗、土地消耗、职工人数、资本存量等）作为测量指标，以不同的数据得出相应的结论。在实证研究中，现有学者指出全国环境效率总体水平较低，省际、区域间差距较大，表明现阶段实行地区间减排合作、推动环保技术在区域间扩散的现实必要性[48]，而且东部发达地区的环境效率较高，中西部地区的环境效率相对较差。另外，他们指出经济发展水平、产业结构的优化和政策措施的完善能够有效提高环境效率，但工业化程度、贸易自由化和财政分权度等会负面影响环境效率[49]。因此，为更好地提高绿色治理效率，需要绿色治理主体在合理发展经济水平的基础上，优化产业结构和降低工业化程度，合理构建财政分权程度和完善政策实施的制度，合理优化贸易自由程度。

3. 绿色治理指数

一部分学者从企业环境信息披露的角度构建了企业绿色治理指数。Ilinitch 等将企业环境社会责任披露归类为四个环境绩效指标[50]。Clarkson 等将其拓展至七个绩效指标：治理结构和管理系统（如环境审计政策）、公信力（如实施志愿环保措施）、环境绩效指标（温室气体排放量）、环境远景和战略目标（CEO 向股东传达的环境绩效目标）、环保支出（违背环保规定的罚款支出）、环保（相对于行业中其他企业的环境绩效）和内部环保措施（关于环境管理问题的员工培训）。并针对每个绩效指标提出了 3～10 个特定的披露项目，这些与全球报告倡议组织（GRI）的可持续发展报告规则密切相关，形成 45 个披露项目[51]。Post 等在这些研究基础上将其归类为三个绩效指标——治理披露、公信力、环境绩效，并形成了 26 个披露项目[52]。

虽然相关研究已经开始关注绿色治理的绩效后果，并初步构建了企业层面的绿色治理指数，但由于将绿色治理的内涵局限于企业绿色管理、政府绿色行政等单一层面，绿色治理绩效后果和评价的相关研究略显不足，亟需从企业、政府、社会组织和社会公众等多个维度构建绿色治理指数，对绿色治理进行综合评价并进一步探讨其绩效后果。

## 五、绿色治理的实务指南：《绿色治理准则》

2008 年 12 月召开了联合国气候变化大会，之后“绿色经济”被作为企业走出金融危机阴霾以及经济转型的途径和契机，“绿色管理”成为企业管理发展的新趋势。政府也在执政过程中积极践行绿色理念，实行绿色行政，打造绿色政府。然而，单一主体参与的绿色治理行动效果依然欠佳，亟需倡导以“共同责任、多元协同、民主平等、适度承载”为核心理念的绿色治理准则。

2017 年 7 月 22 日，第九届公司治理国际研讨会暨 2017 年中国上市公司治理指数发布会在天津南开大学隆重举行，南开大学中国公司治理研究院“绿色治理准则课题组”在会上发布了全球首份《绿色治理准则》，就绿色治理的主体识别、责任界定、绿色治理行为塑造和协同模式等提供指导。此后，该课题组在充分研讨的基础上，在各方的支持和帮助下，又完成了《绿色治理准则》的研究报告。

《绿色治理准则》通过一系列规则来谋求建立一套具体的绿色治理运作机制，以推动治理主体的绿色行为，保护生态环境，促进生态文明建设，实现自然与人的包容性发展。认识到各国、各组织正处于绿色治理的不同阶段，《绿色治理准则》意在既能为绿色治理基础较为薄弱的国家、地区和组织所使用，也能为具有较好绿色治理经验的国家、地区和组织所使用。

### 1.《绿色治理准则》的内容

《绿色治理准则》由引言、原则、政府、企业、社会组织和公众等六部分构成，主要内容包括：①引言，主要是提出《绿色治理准则》制定的背景及其必要性；②原则，主要是提出绿色治理的内涵、主体、机制及其基本准则；③分别从政府、企业、社会组织和公众的角度具体阐述绿色治理的准则和规范。

在结构上，《绿色治理准则》由两大部分组成：一部分为绿色治理准则，即正文；另一部分为绿色治理准则解说，通过对绿色治理准则进行解释性说明并提供支持性意见，便于读者理解和操作。

### 2.《绿色治理准则》的特点

《绿色治理准则》是一种规范，虽然不具备强制性，但对处于各个发展阶段的国家、地区或组织均具有指导意义。《绿色治理准则》的具体特点如下。

第一，指导性：作为指导性规范，本准则对全球性绿色治理实践具有指导作用。

第二，实务性：介于绿色治理理论和相关法规之间的具有操作性和实践意义的准则。

第三，前瞻性：本准则充分考虑了生态环境的可承载性以及人与自然的包容性发展，是一种符合发展规律的崭新理念，具有前瞻性。

第四，普适性：不限定国别，适用于全球各个发展阶段的国家、地区或组织。

可以预见，《绿色治理准则》的制定与倡导，将有助于在全球范围内形成一种人与自然包容性发展的共享价值观；《绿色治理准则》的贯彻与实施，也将有助于各国和各区域根据自身的生态环境承载能力，通过创新模式、技术和方法促进社会经济的健康发展。继续深入研究后，课题组将适时地推出国家、地区以及组织层面的《绿色治理准则》。

## 参 考 文 献

[1] 胡鞍钢，周绍杰. 绿色发展：功能界定、机制分析与发展战略. 中国人口·资源与环境，2014，24（1）：14-20.

[2] Boulding K E. The Economics of the Coming Spaceship Earth. Environmental Quality in a Grouing Economy. Baltimaore：John Hopkins University Press，1966.

[3] 皮尔斯 D，等. 绿色经济的蓝图. 何晓军，译. 北京：北京师范大学出版社，1996.

[4] 夏光. “绿色经济”新解. 环境保护，2010，（7）：8-10.

[5] 联合国. 我国希望的未来. 2012.

[6] World Bank. Inclusive Green Growth：The Pathway to Sustainable Development. 2012.

[7] OECD. Towards Green Growth：Monitoring Progress-OECD Indicators. 2012.

[8] Jensen M C. The Takeover Controversy：The Restructuring of Corporate America. Working Paper，1987.

[9] Peng P. Harmony between Human Being and Nature，Dao Obeys Nature——Analyze the Philosophic Thinking and the Cultural Spirit that Implicate in the Classical Landscape Gardening Art and The Enlightenment to the Modern Design. Art & Design，2007.

[10] Hart S L. A natural-resource-based view of the firm. Academy of Management Review，1995，20（4）：986-1014.

[11] Bansal P R，Roth K B P. Why companies go green：A model of ecological responsiveness. Academy of Management Journal，2000，43（4）：717-736.

[12] Jensen M C，Meckling W H. Theory of the firm：Managerial behavior，agency costs and ownership structure. Journal of Financial Economics，1976，3（76）：305-360.

[13] Freeman R E，Evan W M. Corporate governance：A stakeholder interpretation. Journal of Behavioral Economics，1990，19（4）：337-359.

[14] Ostrom E. Governing the Commons：The Evolution of Institutions for Collective Action. Cambridge：Cambridge University Press，1990.

[15] Rugman A M，Verbeke A. Corporate strategy and international environmental policy. Journal of International Business Studies，1998，29（4）：819-833.

[16] Schmidheiny S. Changing Course：A Global Business Perspective on Development And The Environment. Massachusetts：MIT Press，1992.

[17] Smart B. Beyond Compliance：A New Industry View of The Environment. Washington：World Resources Institute，1992.

[18] Shrivastava P，Hart S. Creating sustainable corporations. Business Strategy and Environment，1995，4（3）：154-165.

[19] 李维安. “绿色管理”：后金融危机时代管理新趋势. 南开管理评论，2009，（6）：1.

[20] Sharma S，Verdenburg H. Proactive corporate environmental strategy and the development of competitively valuable organizational capabilities. Strategic Management Journal，1998，8（19）：729-753.

[21] Rogers E M. Diffusion of Innovations. 5th ed. New York：Free Press，2003.

[22] 邹伟进，裴宏伟，王进. 基于委托代理模型的企业环境行为研究. 中国人口·资源与环境，2014，24（3）：60-63.

[23] Jennings P D，Zandbergen P A. Ecologically sustain able organizations：An institutional approach. Academy of Management Review，1995，4（20）：1015-1052.

[24] Buysse K，Verbeke A. Proactive environmental strategies：A stakeholder management perspective. Strategic Management Journal，2003，24（5）：453-470.

[25] Henriques I，Sodorsky P. The relationship between environmental commitment and managerial perceptions of stakeholder importance. Academy of Management Journal，1999，42（1）：87-99.

[26] Bansal P. Building sustainable value through fiscal and social responsibility. IVEY Business Journal，2005，1（11）：1-8.

[27] Fineman S，Clarke K. Green stakeholders：Industry interpretations and response. Journal of Management Studies，1996，33（6）：715-730.

[28] Darnall N，Henriques I，Sadorsky P. Adopting proactive environmental strategy：The influence of stakeholders and firm size. Journal of Management Studies，2010，47（6）：1072-1094.

[29] 胡鞍钢. 绿色现代化：中国未来的选择. 学术月刊，2009，（10）：73-78.

[30] 舒绍福. 绿色发展的环境政策革新：国际镜鉴与启示. 改革，2016，（3）：102-109.

[31] 王晓岭，武春友，于文嵩. 绿色增长驱动因素的国际比较研究——基于“20 国集团（G20）”面板数据的实证检验. 北京理工大学学报（社会科学版），2015，17（6）：12-20.

[32] 杨立华. 构建多元协作性社区治理机制解决集体行动困境——一个“产品-制度”分析（PIA）框架. 公共管理学报，2007，4（2）：6-23.

[33] Sarkisa J，Gonzalez-Torreb P，Adenso-Diazb B. Stakeholder pressure and the adoption of environmental practices：The mediating effect of training. Journal of Operations Management，2010，28（2）：163-176.

[34] 薛求知，李茜. 跨国公司绿色管理研究脉络梳理. 经济管理，2012，（12）：184-193.

[35] 李维安. 绿色治理：超越国别的治理观. 南开管理评论，2016，（6）：1.

[36] Thomas P G. Accountability：Lntroduction. London：SAGE Publications，2003.

[37] 李晓西，赵峥，李卫锋. 完善国家生态治理体系和治理能力现代化的四大关系——基于实地调研及微观数据的分析. 管理世界，2015，（5）：1-5.

[38] Provan K G，Milward H B. Do networks really work? A framework for evaluating public-sector organizational networks. Public Administration Review，2001，61（4）：414-423.

[39] Goldsmith S，Eggers W D. Governing by network：The new shape of the public sector. Brookings Institution Press and the Innovations in American Government Program at the John F. Kennedy School of Government at Harvard University，2005.

[40] Klassen R D，Whybark D C. The impact of environmental technologies on manufacturing performance. Academy of Management Journal，1999，42（6）：599-615.

[41] Theyel G. Management practices for environmental innovation and performance. International Journal of Operations & Production Management，2010，20（2）：249-266.

[42] 刘林艳，宋华. “绿色”公司作用于企业绩效吗?——基于美国和中国的一项对比研究. 科学学与科学技术管理，2012，33（2）：104-114.

[43] Klassen R D，McLaughlin C P. The impact of environmental management on firm performance. Management Science，1996，42（8）：1199-1214.

[44] Russo M V，Fouts P A. A resource-based perspective on corporate environmental performance and profitability. Academy of Management Journal，1997，40（3）：534-559.

[45] Christmann P. Effects of “Best Practices” of environmental management on cost advantage：The role of complementary assets. Academy of Management Journal，2000，43（4）：663-680.

[46] Melnyk S A，Sroufe R P，Calantone R. Assessing the impact of environmental management systems on corporate and environmental performance. Journal of Operations Management，2003，21（3）：329-351.

[47] Mcwilliams A，Siegel D. Corporate social responsibility and financial performance：Correlation or misspecification?. Strategic Management Journal，2000，21（5）：603-609.

[48] 杨俊，邵汉华，胡军. 中国环境效率评价及其影响因素实证研究. 中国人口 • 资源与环境，2010，20（2）：49-55.

[49] 曾贤刚. 中国区域环境效率及其影响因素. 经济理论与经济管理，2011，（10）：103-110.

[50] Ilinitch A Y，Soderstrom N S，Thomas T E. Measuring corporate environmental performance. Journal of Accounting and Public Policy，1998，（17）：383-408.

[51] Clarkson P M，Lo Y，Roohardson G D，et al. Revising the relation between environmental perforamnce and environmental disclosure：An empirical analysis. Accounting，Organization，and Society，2008，33（4）：303-327.

[52] Post C，Rahman N，Rubow E. Green governance：Boards of directors’ composition and environmental corporate social responsibility. Business & Society，2011，50（1）：189-223.

# 绿色治理国际规则比较

## 1 国际组织发布的绿色治理规则

### 1.1 联合国《联合国气候变化框架公约》

（《联合国气候变化框架公约》1992 年 5 月 9 日签订于纽约，1992 年 6 月 4 日在巴西里约热内卢联合国环境发展大会通过，1994 年 3 月 21 日正式生效，中国政府于 1998 年 5 月 29 日在联合国秘书处签署该议定书，全文如下）

承认地球气候的变化及其不利影响是人类共同关心的问题，感到忧虑的是，人类活动已大幅增加大气中温室气体的浓度，这种增加增强了自然温室效应，平均而言将引起地球表面和大气进一步增温，并可能对自然生态系统和人类产生不利影响，注意到历史上和目前全球温室气体排放的最大部分源自发达国家；发展中国家的人均排放仍相对较低；发展中国家在全球排放中所占的份额将会增加，以满足其社会和发展需要，意识到陆地和海洋生态系统中温室气体汇和库的作用和重要性，注意到在气候变化的预测中，特别是在其时间、幅度和区域格局方面，有许多不确定性，承认气候变化的全球性要求所有国家根据其共同但有区别的责任和各自的能力及其社会和经济条件，尽可能开展最广泛的合作，并参与有效和适当的国际应对行动，回顾 1972 年 6 月 16 日于斯德哥尔摩通过的《联合国人类环境会议宣言》的有关规定，又回顾各国根据《联合国宪章》和国际法原则，拥有主权权利按自己的环境和发展政策开发自己的资源，也有责任确保在其管辖或控制范围内的活动不对其他国家的环境或国家管辖范围以外地区的环境造成损害，重申在应付气候变化的国际合作中的国家主权原则，认识到各国应当制定有效的立法；各种环境方面的标准、管理目标和优先顺序应当反映其所适用的环境和发展方面情况；并且有些国家所实行的标准对其他国家特别是发展中国家可能是不恰当的，并可能会使之承担不应有的经济和社会代价，回顾联合国大会关于联合国环境与发展会议的 1989 年 12 月 22 日第 44/228 号决议的规定，以及关于为人类当代和后代保护全球气候的 1988 年 12 月 6 日第 43/53 号、1989 年 12 月 22 日第 44/207 号、1990 年 12 月 21 日第 45/212 号和 1991 年 12 月 19 日第 46/169 号决议，又回顾联合国大会关于海平面上升对岛屿和沿海地区特别是低洼沿海地区可能产生的不利影响的 1989 年 12 月 22 日第 44/206 号决议各项规定，以及联合国大会关于防治沙漠化行动计划实施情况的1989年12月19日第44/172号决议的有关规定，并回顾1985年《保护臭氧层维也纳公约》和于1990年6月29日调整和修正的1987年《关于消耗臭氧层物质的蒙特利尔议定书》，注意到1990年11月7日通过的第二次世界气候大会部长宣言，意识到许多国家就气候变化所进行的有价值的分析工作，以及世界气象组织、联合国环境规划署和联合国系统的其他机关、组织和机构及其他国际和政府间机构对交换科学研究成果和协调研究工作所作的重要贡献，认识到了解和应付气候变化所需的步骤只有基于有关的科学、技术和经济方面的考虑，并根据这些领域的新发现不断加以重新评价，才能在环境、社会和经济方面最为有效，认识到应付气候变化的各种行动本身在经济上就能够是合理的，而且还能有助于解决其他环境问题，又认识到发达国家有必要根据明确的优先顺序，立即灵活地采取行动，以作为形成考虑到所有温室气体并适当考虑它们对增强温室效应的相对作用的全球、国家和可能议定的区域性综合应对战略的第一步，并认识到地势低洼国家和其他小岛屿国家、拥有低洼沿海地区、干旱和半干旱地区或易受水灾、旱灾和沙漠化影响地区的国家以及具有脆弱的山区生态系统的发展中国家特别容易受到气候变化的不利影响，认识到其经济特别依赖于矿物燃料的生产、使用和出口的国家特别是发展中国家由于为了限制温室气候排放而采取的行动所面临的特殊困难，申明应当以统筹兼顾的方式把应付气候变化的行动与社会和经济发展协调起来，以免后者受到不利影响，同时充分考虑到发展中国家实现持续经济增长和消除贫困的正当的优先需要，认识到所有国家特别是发展中国家需要得到实现可持续的社会和经济发展所需的资源；发展中国家为了迈向这一目标，其能源消耗将需要增加，虽然考虑到有可能包括排过在具有经济和社会效益的条件下应用新技术来提高能源效率和一般地控制温室气候通放，决心为当代和后代保护气候系统，兹协议如下：

**第一条** 定义。为本公约的目的：

1.“气候变化的不利影响”指气候变化所造成的自然环境或生物区系的变化，这些变化对自然的和管理下的生态系统的组成、复原力或生产力、或对社会经济系统的运作、或对人类的健康和福利产生重大的有害影响。

2.“气候变化”指除在类似时期内所观测的气候的自然变异之外，由于直接或间接的人类活动改变了地球大气的组成而造成的气候变化。

3.“气候系统”指大气圈、水圈、生物圈和地圈的整体及其相互作用。

4.“排放”指温室气体和/或其前体在一个特定地区和时期内向大气的释放。

5.“温室气体”指大气中那些吸收和重新放出红外辐射的自然和人为的气态成分。

6.“区域经济一体化组织”指一个特定区域的主权国家组成的组织，有权处理本公约或其议定书所规定的事项，并经按其内部程序获得正式授权签署、批准、接受、核准或加入有关文书。

7.“库”指气候系统内存储温室气体或其前体的一个或多个组成部分。

8.“汇”指从大气中清除温室气体、气溶胶或温室气体前体的任何过程、活动或机制。

9.“源”指向大气排放温室气体、气溶胶或温室气体前体的任何过程或活动。

**第二条**　目标。本公约以及缔约方会议可能通过的任何相关法律文书的最终目标是：根据本公约的各项有关规定，将大气中温室气体的浓度稳定在防止气候系统受到危险的人为干扰的水平上。这一水平应当在足以使生态系统能够自然地适应气候变化、确保粮食生产免受威胁并使经济发展能够可持续进行的时间范围内实现。

**第三条**　原则。各缔约方在为实现本公约的目标和履行其各项规定而采取行动时，除其他外，应以下列作为指导：

1. 各缔约方应当在公平的基础上，并根据它们共同但有区别的责任和各自的能力，为人类当代和后代的利益保护气候系统。因此，发达国家缔约方应当率先对付气候变化及其不利影响。

2. 应当充分考虑到发展中国家缔约方尤其是特别易受气候变化不利影响的那些发展中国家缔约方的具体需要和特殊情况，也应当充分考虑到那些按本公约必须承担不成比例或不正常负担的缔约方，特别是发展中国家缔约方的具体需要和特殊情况。

3. 各缔约方应当采取预防措施，预测、防止或尽量减少引起气候变化的原因，并缓解其不利影响。当存在造成严重或不可逆转的损害的威胁时，不应当以科学上没有完全的确定性为理由推迟采取这类措施，同时考虑到应付气候变化的政策和措施应当讲求成本效益，确保以尽可能最低的费用获得全球效益。为此，这种政策和措施应当考虑到不同的社会经济情况，并且应当具有全面性，包括所有有关的温室气体源、汇和库及适应措施，并涵盖所有经济部门。应付气候变化的努力可由有关的缔约方合作进行。

4. 各缔约方有权并且应当促进可持续的发展。保护气候系统免遭人为变化的政策和措施应当适合每个缔约方的具体情况，并应当结合到国家的发展计划中去，同时考虑到经济发展对于采取措施应付气候变化是至关重要的。

5. 各缔约方应当合作促进有利的和开放的国际经济体系，这种体系将促成所有缔约方特别是发展中国家缔约方的可持续经济增长和发展，从而使它们有能力更好地应付气候变化的问题。为对付气候变化而采取的措施，包括单方面措施，不应当成为国际贸易上的任意或无理的歧视手段或者隐蔽的限制。

**第四条**　承诺

1. 所有缔约方，考虑到它们共同但有区别的责任，以及各自具体的国家和区域发展优先顺序、目标和情况，应：

（a）用待由缔约方会议议定的可比方法编制、定期更新、公布并按照第十二条向缔约方会议提供关于《蒙特利尔议定书》未予管制的所有温室气体的各种源的人为排放和各种汇的清除的国家清单；

（b）制定、执行、公布和经常地更新国家的以及在适当情况下区域的计划，其中包含从《蒙特利尔议定书》未予管制的所有温室气体的源的人为排放和汇的清除来着手减缓气候变化的措施，以及便利充分地适应气候变化的措施；

（c）在所有有关部门，包括能源、运输、工业、农业、林业和废物管理部门，促进和合作发展、应用和传播（包括转让）各种用来控制、减少或防止《蒙特利尔议定书》未予管制的温室气体的人为排放的技术、做法和过程；

（d）促进可持续地管理，并促进和合作酌情维护和加强《蒙特利尔议定书》未予管制的所有温室气体的汇和库，包括生物质、森林和海洋以及其他陆地、沿海和海洋生态系统；

（e）合作为适应气候变化的影响做好准备；拟订和详细制定关于沿海地区的管理、水资源和农业以及关于受到旱灾和沙漠化及洪水影响的地区特别是非洲的这种地区的保护和恢复的适当的综合性计划；

（f）在它们有关的社会、经济和环境政策及行动中，在可行的范围内将气候变化考虑进去，并采用由本国拟订和确定的适当办法，如进行影响评估，以期尽量减少它们为了减缓或适应气候变化而进行的项目或采取的措施对经济、公共健康和环境质量产生的不利影响；

（g）促进和合作进行关于气候系统的科学、技术、工艺、社会经济和其他研究、系统观测及开发数据档案，目的是增进对气候变化的起因、影响、规模和发生时间以及各种应对战略所带来的经济和社会后果的认识，和减少或消除在这些方面尚存的不确定性；

（h）促进和合作进行关于气候系统和气候变化以及关于各种应对战略所带来的经济和社会后果的科学、技术、工艺、社会经济和法律方面的有关信息的充分、公开和迅速的交流；

（i）促进和合作进行与气候变化有关的教育、培训和提高公众意识的工作，并鼓励人们对这个过程最广泛参与，包括鼓励各种非政府组织的参与；

（j）依照第十二条向缔约方会议提供有关履行的信息。

2. 附件一所列的发达国家缔约方和其他缔约方具体承诺如下所规定：

（a）每一个此类缔约方应制定国家（注：其中包括区域经济一体化组织制定的政策和采取的措施。）政策和采取相应的措施，通过限制其人为的温室气体排放以及保护和增强其温室气体库和汇，减缓气候变化。这些政策和措施将表明，发达国家是在带头依循本公约的目标，改变人为排放的长期趋势，同时认识到至本十年末使二氧化碳和《蒙特利尔议定书》未予管制的其他温室气体的人为排放回复到较早的水平，将会有助于这种改变，并考虑到这些缔约方的起点和做法、经济结构和资源基础方面的差别、维持强有力和可持续经济增长的需要、可以采用的技术以及其他个别情况，又考虑到每一个此类缔约方都有必要对为了实现该目标而作的全球努力作出公平和适当的贡献。这些缔约方可以同其他缔约方共同执行这些政策和措施，也可以协助其他缔约方为实现本公约的目标特别是本项的目标作出贡献；

（b）为了推动朝这一目标取得进展，每一个此类缔约方应依照第十二条，在本公约对其生效后六个月内，并在其后定期地就其上述（a）项所述的政策和措施，以及就其由此预测在（a）项所述期间内《蒙特利尔议定书》未予管制的温室气体的源的人为排放和汇的清除，提供详细信息，目的在个别地或共同地使二氧化碳和《蒙特利尔议定书》未予管制的其他温室气体的人为排放回复到 1990 年的水平。按照第七条，这些信息将由缔约方会议在其第一届会议上以及在其后定期地加以审评；

（c）为了上述（b）项的目的而计算各种温室气体源的排放和汇的清除时，应该参考可以得到的最佳科学知识，包括关于各种汇的有效容量和每一种温室气体在引起气候变化方面的作用的知识。缔约方会议应在其第一届会议上考虑和议定进行这些计算的方法，并在其后经常地加以审评；

（d）缔约方会议应在其第一届会议上审评上述（a）项和（b）项是否充足。进行审评时应参照可以得到的关于气候变化及其影响的最佳科学信息和评估，以及有关的工艺、社会和经济信息。在审评的基础上，缔约方会议应采取适当的行动，其中可以包括通过对上述（a）项和（b）项承诺的修正。缔约方会议第一届会议还应就上述（a）项所述共同执行的标准作出决定。对（a）项和（b）项的第二次审评应不迟于 1998 年 12 月 31 日进行，其后按由缔约方会议确定的定期间隔进行，直至本公约的目标达到为止；

（e）每一个此类缔约方应：

（一）酌情同其他此类缔约方协调为了实现本公约的目标而开发的有关经济和行政手段；

（二）确定并定期审评其本身有哪些政策和做法鼓励了导致《蒙特利尔议定书》未予管制的温室气体的人为排放水平因而更高的活动。

（f）缔约方会议应至迟在 1998 年 12 月 31 日之前审评可以得到的信息，以便经有关缔约方同意，作出适当修正附件一和二内名单的决定；

（g）不在附件一之列的任何缔约方，可以在其批准、接受、核准或加入的文书中，或在其后任何时间，通知保存人其有意接受上述（a）项和（b）项的约束。保存人应将任何此类通知通报其他签署方和缔约方。

3. 附件二所列的发达国家缔约方和其他发达缔约方应提供新的和额外的资

金，以支付经议定的发展中国家缔约方为履行第十二条第 1 款规定的义务而招致的全部费用。它们还应提供发展中国家缔约方所需要的资金，包括用于技术转让的资金，以支付经议定的为执行本条第 1 款所述并经发展中国家缔约方同第十一条所述那个或那些国际实体依该条议定的措施的全部增加费用。这些承诺的履行应考虑到资金流量应充足和可以预测的必要性，以及发达国家缔约方间适当分摊负担的重要性。

4. 附件二所列的发达国家缔约方和其他发达缔约方还应帮助特别易受气候变化不利影响的发展中国家缔约方支付适应这些不利影响的费用。

5. 附件二所列的发达国家缔约方和其他发达缔约方应采取一切实际可行的步骤，酌情促进、便利和资助向其他缔约方特别是发展中国家缔约方转让或使它们有机会得到无害环境的技术和专有技术，以使它们能够履行本公约的各项规定。在此过程中，发达国家缔约方应支持开发和增强发展中国家缔约方的自生能力和技术。有能力这样做的其他缔约方和组织也可协助便利这类技术的转让。

6. 对于附件一所列正在朝市场经济过渡的缔约方，在履行其在上述第 2 款下的承诺时，包括在《蒙特利尔议定书》未予管制的温室气体人为排放的可资参照的历史水平方面，应由缔约方会议允许它们有一定程度的灵活性，以增强这些缔约方应付气候变化的能力。

7. 发展中国家缔约方能在多大程度上有效履行其在本公约下的承诺，将取决于发达国家缔约方对其在本公约下所承担的有关资金和技术转让的承诺的有效履行，并将充分考虑到经济和社会发展及消除贫困是发展中国家缔约方的首要和压倒一切的优先事项。

8. 在履行本条各项承诺时，各缔约方应充分考虑按照本公约需要采取哪些行动，包括与提供资金、保险和技术转让有关的行动，以满足发展中国家缔约方由于气候变化的不利影响和/或执行应对措施所造成的影响，特别是对下列各类国家的影响，而产生的具体需要和关注：

（a）小岛屿国家；

（b）有低洼沿海地区的国家；

（c）有干旱和半干旱地区、森林地区和容易发生森林退化的地区的国家；

（d）有易遭自然灾害地区的国家；

（e）有容易发生旱灾和沙漠化的地区的国家；

（f）有城市大气严重污染的地区的国家；

（g）有脆弱生态系统包括山区生态系统的国家；

（h）其经济高度依赖于矿物燃料和相关的能源密集产品的生产、加工和出口所带来的收入，和/或高度依赖于这种燃料和产品的消费的国家；

（i）内陆国和过境国。

此外，缔约方会议可酌情就本款采取行动。

9. 各缔约方在采取有关提供资金和技术转让的行动时，应充分考虑到最不发达国家的具体需要和特殊情况。

10. 各缔约方应按照第十条，在履行本公约各项承诺时，考虑到其经济容易受到执行应付气候变化的措施所造成的不利影响之害的缔约方、特别是发展中国家缔约方的情况。这尤其适用于其经济高度依赖于矿物燃料和相关的能源密集产品的生产、加工和出口所带来的收入，和/或高度依赖于这种燃料和产品的消费，和/或高度依赖于矿物燃料的使用，而改用其他燃料又非常困难的那些缔约方。

**第五条** 研究和系统观测

在履行第四条第 1 款（g）项下的承诺时，各缔约方应：

（a）支持并酌情进一步制定旨在确定、进行、评估和资助研究、数据收集和系统观测的国际和政府间计划和站网或组织，同时考虑到有必要尽量减少工作重复；

（b）支持旨在加强尤其是发展中国家的系统观测及国家科学和技术研究能力的国际和政府间努力，并促进获取和交换从国家管辖范围以外地区取得的数据及其分析；

（c）考虑发展中国家的特殊关注和需要，并开展合作提高它们参与上述（a）项和（b）项中所述努力的自生能力。

**第六条** 教育、培训和公众意识。在履行第四条第 1 款（i）项下的承诺时，各缔约方应：

（a）在国家一级并酌情在次区域和区域一级，根据国家法律和规定，并在各自的能力范围内，促进和便利：

（一）拟订和实施有关气候变化及其影响的教育及提高公众意识的计划；

（二）公众获取有关气候变化及其影响的信息；

（三）公众参与应付气候变化及其影响和拟订适当的对策；

（四）培训科学、技术和管理人员。

（b）在国际一级，酌情利用现有的机构，在下列领域进行合作并促进：

（一）编写和交换有关气候变化及其影响的教育及提高公众意识的材料；和

（二）拟订和实施教育和培训计划，包括加强国内机构和交流或借调人员来特别是为发展中国家培训这方面的专家。

**第七条** 缔约方会议

1. 兹设立缔约方会议。

2. 缔约方会议作为本公约的最高机构，应定期审评本公约和缔约方会议可能通过的任何相关法律文书的履行情况，并应在其职权范围内作出为促进本公约的有效履行所必要的决定。为此目的，缔约方会议应：

(a) 根据本公约的目标、在履行本公约过程中取得的经验和科学与技术知识的发展，定期审评本公约规定的缔约方义务和机构安排；

(b) 促进和便利就各缔约方为应付气候变化及其影响而采取的措施进行信息交流，同时考虑到各缔约方不同的情况、责任和能力以及各自在本公约下的承诺；

(c) 应两个或更多的缔约方的要求，便利将这些缔约方为应付气候变化及其影响而采取的措施加以协调，同时考虑到各缔约方不同的情况、责任和能力以及各自在本公约下的承诺；

(d) 依照本公约的目标和规定，促进和指导发展和定期改进由缔约方会议议定的，除其他外，用来编制各种温室气体源的排放和各种汇的清除的清单，和评估为限制这些气体的排放及增进其清除而采取的各种措施的有效性的可比方法；

(e) 根据依本公约规定获得的所有信息，评估各缔约方履行公约的情况和依照公约所采取措施的总体影响，特别是环境、经济和社会影响及其累计影响，以及当前在实现本公约的目标方面取得的进展；

(f) 审议并通过关于本公约履行情况的定期报告，并确保予以发表；

(g) 就任何事项作出为履行本公约所必需的建议；

(h) 按照第四条第3、第4和第5款及第十一条，设法动员资金；

(i) 设立其认为履行公约所必需的附属机构；

(j) 审评其附属机构提出的报告，并向它们提供指导；

(k) 以协商一致方式议定并通过缔约方会议和任何附属机构的议事规则和财务规则；

(l) 酌情寻求和利用各主管国际组织和政府间及非政府机构提供的服务、合作和信息；

(m) 行使实现本公约目标所需的其他职能以及依本公约所赋予的所有其他职能。

3. 缔约方会议应在其第一届会议上通过其本身的议事规则以及本公约所设立的附属机构的议事规则，其中应包括关于本公约所述各种决策程序未予规定的事项的决策程序。这类程序可包括通过具体决定所需的特定多数。

4. 缔约方会议第一届会议应由第二十一条所述的临时秘书处召集，并应不迟于本公约生效日期后一年举行。其后，除缔约方会议另有决定外，缔约方会议的常会应年年举行。

5. 缔约方会议特别会议应在缔约方会议认为必要的其他时间举行，或应任何缔约方的书面要求而举行，但需在秘书处将该要求转达给各缔约方后六个月内得到至少三分之一缔约方的支持。

6. 联合国及其专门机构和国际原子能机构，以及它们的非为本公约缔约方的会员国或观察员，均可作为观察员出席缔约方会议的各届会议。任何在本公约所涉事项上具备资格的团体或机构，无论其为国家或国际的、政府或非政府的，经通知秘书处其愿意作为观察员出席缔约方会议的某届会议，均可予以接纳，除非出席的缔约方至少三分之一反对。观察员的接纳和参加应遵循缔约方会议通过的议事规则。

**第八条** 秘书处

1. 兹设立秘书处。

2. 秘书处的职能应为：

（a）安排缔约方会议及依本公约设立的附属机构的各届会议，并向它们提供所需的服务；

（b）汇编和转递向其提交的报告；

（c）便利应要求时协助各缔约方特别是发展中国家缔约方汇编和转递依本公约规定所需的信息；

（d）编制关于其活动的报告，并提交给缔约方会议；

（e）确保与其他有关国际机构的秘书处的必要协调；

（f）在缔约方会议的全面指导下订立为有效履行其职能而可能需要的行政和合同安排；

（g）行使本公约及其任何议定书所规定的其他秘书处职能和缔约方会议可能决定的其他职能。

3. 缔约方会议应在其第一届会议上指定一个常设秘书处，并为其行使职能作出安排。

**第九条** 附属科技咨询机构

1. 兹设立附属科学和技术咨询机构，就与公约有关的科学和技术事项，向缔约方会议并酌情向缔约方会议的其他附属机构及时提供信息和咨询。该机构应开放供所有缔约方参加，并应具有多学科性。该机构应由在有关专门领域胜任的政府代表组成。该机构应定期就其工作的一切方面向缔约方会议报告。

2. 在缔约方会议指导下和依靠现有主管国际机构，该机构应：

（a）就有关气候变化及其影响的最新科学知识提出评估；

（b）就履行公约所采取措施的影响进行科学评估；

（c）确定创新的、有效率的和最新的技术与专有技术，并就促进这类技术的发展和/或转让的途径与方法提供咨询；

（d）就有关气候变化的科学计划和研究与发展的国际合作，以及就支持发展中国家建立自生能力的途径与方法提供咨询；

（e）答复缔约方会议及其附属机构可能向其提出的科学、技术和方法问题。

3. 该机构的职能和职权范围可由缔约方会议进一步制定。

**第十条** 附属履行机构

1. 兹设立附属履行机构，以协助缔约方会议评估和审评本公约的有效履行。

该机构应开放供所有缔约方参加，并由为气候变化问题专家的政府代表组成。该机构应定期就其工作的一切方面向缔约方会议报告。

2. 在缔约方会议的指导下，该机构应：

（a）考虑依第十二条第 1 款提供的信息，参照有关气候变化的最新科学评估，对各缔约方所采取步骤的总体合计影响作出评估；

（b）考虑依第十二条第 2 款提供的信息，以协助缔约方会议进行第四条第 2 款（d）项所要求的审评；

（c）酌情协助缔约方会议拟订和执行其决定。

**第十一条** 资金机制

1. 兹确定一个在赠予或转让基础上提供资金、包括用于技术转让的资金的机制。该机制应在缔约方会议的指导下行使职能并向其负责，并应由缔约方会议决定该机制与本公约有关的政策、计划优先顺序和资格标准。该机制的经营应委托一个或多个现有的国际实体负责。

2. 该资金机制应在一个透明的管理制度下公平和均衡地代表所有缔约方。

3. 缔约方会议和受托管资金机制的那个或那些实体应议定实施上述各款的安排，其中应包括：

（a）确保所资助的应付气候变化的项目符合缔约方会议所制定的政策、计划优先顺序和资格标准的办法；

（b）根据这些政策、计划优先顺序和资格标准重新考虑某项供资决定的办法；

（c）依循上述第 1 款所述的负责要求，由那个或那些实体定期向缔约方会议提供关于其供资业务的报告；

（d）以可预测和可认定的方式确定履行本公约所必需的和可以得到的资金数额，以及定期审评此一数额所应依据的条件。

4. 缔约方会议应在其第一届会议上作出履行上述规定的安排，同时审评并考虑到第二十一条第 3 款所述的临时安排，并应决定这些临时安排是否应予维持。在其后四年内，缔约方会议应对资金机制进行审评，并采取适当的措施。

5. 发达国家缔约方还可通过双边、区域性和其他多边渠道提供并由发展中国家缔约方获取与履行本公约有关的资金。

**第十二条** 提供有关履行的信息

1. 按照第四条第 1 款，第一缔约方应通过秘书处向缔约方会议提供含有下列内容的信息：

（a）在其能力允许的范围内，用缔约方会议所将推行和议定的可比方法编成的关于《蒙特利尔议定书》未予管制的所有温室气体的各种源的人为排放和各种汇的清除的国家清单；

（b）关于该缔约方为履行公约而采取或设想的步骤的一般性描述；

（c）该缔约方认为与实现本公约的目标有关并且适合列入其所提供信息的任何其他信息，在可行情况下，包括与计算全球排放趋势有关的资料。

2. 附件一所列每一发达国家缔约方和每一其他缔约方应在其所提供的信息中列入下列各类信息；

（a）关于该缔约方为履行其第四条第 2 款（a）项和（b）项下承诺所采取政策和措施的详细描述；

（b）关于本款（a）项所述政策和措施在第四条第 2 款（a）项所述期间对温室气体各种源的排放和各种汇的清除所产生影响的具体估计。

3. 此外，附件二所列每一发达国家缔约方和第一其他发达缔约方应列入按照第四条第 3、第 4 和第 5 款所采取措施的详情。

4. 发展中国家缔约方可在自愿基础上提出需要资助的项目，包括为执行这些项目所需要的具体技术、材料、设备、工艺或做法，在可能情况下并附上对所有增加的费用、温室气体排放的减少量及其清除的增加量的估计，以及对其所带来效益的估计。

5. 附件一所列每一发达国家缔约方和每一其他缔约方应在公约对该缔约方生效后六个月内第一次提供信息。未列入该附件的每一缔约方应在公约对该缔约方生效后或按照第四条第 3 款获得资金后三年内第一次提供信息。最不发达国家缔约方可自行决定何时第一次提供信息。其后所有缔约方提供信息的频度应由缔约方会议考虑到本款所规定的差别时间表予以确定。

6. 各缔约方按照本条提供的信息应由秘书处尽速转交给缔约方会议和任何有关的附属机构。若有必要，提供信息的程序可由缔约方会议进一步考虑。

7. 缔约方会议从第一届会议起，应安排向有此要求的发展中国家缔约方提供技术和资金支持，以汇编和提供本条所规定的信息，和确定与第四条规定的所拟议的项目和应对措施相联系的技术和资金需要。这些支持可酌情由其他缔约方、主管国际组织和秘书处提供。

8. 任何一组缔约方遵照缔约方会议制定的指导方针并经事先通知缔约方会议，可以联合提供信息来履行其在本条下的义务，但这样提供的信息须包括关于其中每一缔约方履行其在本公约下的各自义务的信息。

9. 秘书处收到的经缔约方按照缔约方会议制定的标准指明为机密的信息，在提供给任何参与信息的提供和审评的机构之前，应由秘书处加以汇总，以保护其机密性。

10. 在不违反上述第 9 款，并且不妨碍任何缔约方在任何时候公开其所提供信息的能力的情况下，秘书处应将缔约方按照本条提供的信息在其提交给缔约方会议的同时予以公开。

**第十三条**　解决与履行有关的问题

缔约方会议应在其第一届会议上考虑设立一个解决与公约履行有关的问题的多边协商程序，供缔约方有此要求时予以利用。

**第十四条** 争端的解决

1. 任何两个或两个以上缔约方之间就本公约的解释或适用发生争端时，有关的缔约方应寻求通过谈判或它们自己选择的任何其他和平方式解决该争端。

2. 非为区域经济一体化组织的缔约方在批准、接受、核准或加入本公约时，或在其后任何时候，可在交给保存人的一份文书中声明，关于本公约的解释或适用方面的任何争端，承认对于接受同样义务的任何缔约方，下列义务为当然而具有强制性的，无须另订特别协议：

（a）将争端提交国际法院，和/或

（b）按照将由缔约方会议尽早通过的、载于仲裁附件中的程序进行仲裁。作为区域经济一体化组织的缔约方可就依上述（b）项中所述程序进行仲裁发表类似声明。

3. 根据上述第 2 款所作的声明，在其所载有效期期满前，或在书面撤回通知交存于保存人后的三个月内，应一直有效。

4. 除非争端各当事方另有协议，新作声明、作出撤回通知或声明有效期满丝毫不得影响国际法院或仲裁庭正在进行的审理。

5. 在不影响上述第 2 款运作的情况下，如果一缔约方通知另一缔约方它们之间存在争端，过了十二个月后，有关的缔约方尚未能通过上述第 1 款所述方法解决争端，经争端的任何当事方要求，应将争端提交调解。

6. 经争端一当事方要求，应设立调解委员会。调解委员会应由每一当事方委派的数目相同的成员组成，主席由每一当事方委派的成员共同推选。调解委员会应作出建议性裁决。各当事方应善意考虑之。

7. 有关调解的补充程序应由缔约方会议尽早以调解附件的形式予以通过。

8. 本条各项规定应适用于缔约方会议可能通过的任何相关法律文书，除非该文书另有规定。

**第十五条** 公约的修正

1. 任何缔约方均可对本公约提出修正。

2. 对本公约的修正应在缔约方会议的一届常会上通过。对本公约提出的任何修正案文应由秘书处在拟议通过该修正的会议之前至少六个月送交各缔约方。秘书处还应将提出的修正送交本公约各签署方，并送交保存人以供参考。

3. 各缔约方应尽一切努力以协商一致方式就对本公约提出的任何修正达成协议。如果为谋求协商一致已尽了一切努力，仍未达成协议，作为最后的方式，该修正应以出席会议并参加表决的缔约方四分之三多数票通过。通过的修正应由秘书处送交保存人，再由保存人转送所有缔约方供其接受。

4. 对修正的接受文书应交存于保存人。按照上述第 3 款通过的修正，应于保存人收到本公约至少四分之三缔约方的接受文书之日后第九十天起对接受该修正的缔约方生效。

5. 对于任何其他缔约方，修正应在该缔约方向保存人交存接受该修正的文书之日后第九十天起对其生效。

6. 为本条的目的，“出席并参加表决的缔约方”是指出席并投赞成票或反对票的缔约方。

**第十六条**　公约附件的通过和修正

1. 本公约的附件应构成本公约的组成部分，除另有明文规定，凡提到本公约时即同时提到其任何附件。在不妨害第十四条第2款（b）项和第7款规定的情况下，这些附件应限于清单、表格和任何其他属于科学、技术、程序或行政性质的说明性资料。

2. 本公约的附件应按照第十五条第2、第3和第4款中规定的程序提出和通过。

3. 按照上述第2款通过的附件，应于保存人向公约的所有缔约方发出关于通过该附件的通知之日起六个月后对所有缔约方生效，但在此期间以书面形式通知保存人不接受该附件的缔约方除外。对于撤回其不接受的通知的缔约方，该附件应自保存人收到撤回通知之日后第九十天起对其生效。

4. 对公约附件的修正的提出、通过和生效，应依照上述第2和第3款对公约附件的提出、通过和生效规定的同一程序进行。

5. 如果附件或对附件的修正的通过涉及对本公约的修正，则该附件或对附件的修正应待对公约的修正生效之后方可生效。

**第十七条**　议定书

1. 缔约方会议可在任何一届常会上通过本公约的议定书。

2. 任何拟议的议定书案文应由秘书处在举行该届会议至少六个月之前送交各缔约方。

3. 任何议定书的生效条件应由该文书加以规定。

4. 只有本公约的缔约方才可成为议定书的缔约方。

5. 任何议定书下的决定只应由该议定书的缔约方作出。

**第十八条**　表决权

1. 除下述第2款所规定外，本公约第一缔约方应有一票表决权。

2. 区域经济一体化组织在其权限内的事项上应行使票数与其作为本公约缔约方的成员国数目相同的表决权。如果一个此类组织的任一成员国行使自己的表决权，则该组织不得行使表决权，反之亦然。

**第十九条**　保存人。联合国秘书长应为本公约及按照第十七条通过的议定书的保存人。

**第二十条**　签署。本公约应于联合国环境与发展会议期间在里约热内卢，其后自1992年6月20日至1993年6月19日在纽约联合国总部，开放供联合国会员国或任何联合国专门机构的成员国或《国际法院规约》的当事国和各区域经济一体化组织签署。

**第二十一条** 临时安排

1. 在缔约方会议第一届会议结束前，第八条所述的秘书处职能将在临时基础上由联合国大会 1990 年 12 月 21 日第 45/212 号决议所设立的秘书处行使。

2. 上述第 1 款所述的临时秘书处首长将与政府间气候变化专门委员会密切合作，以确保该委员会能够对提供客观科学和技术咨询的要求作出反应。也可以咨询其他有关的科学机构。

3. 在临时基础上，联合国开发计划署、联合国环境规划署和国际复兴开发银行的“全球环境融资”应为受托经营第十一条所述资金机制的国际实体。在这方面，“全球环境融资”应予适当改革，并使其成员具有普遍性，以使其能满足第十一条的要求。

**第二十二条** 批准、接受、核准或加入

1. 本公约须经各国和各区域经济一体化组织批准、接受、核准或加入。公约应自签署截止日之次日起开放供加入。批准、接受、核准或加入的文书应交存于保存人。

2. 任何成为本公约缔约方而其成员国均非缔约方的区域经济一体化组织应受本公约一切义务的约束。如果此类组织的一个或多个成员国为本公约的缔约方，该组织及其成员国应决定各自在履行公约义务方面的责任。在此种情况下，该组织及其成员国无权同时行使本公约规定的权利。

3. 区域经济一体化组织应在其批准、接受、核准或加入的文书中声明其在本公约所规定事项上的权限。此类组织还应将其权限范围的任何重大变更通知保存人，再由保存人通知各缔约方。

**第二十三条** 生效

1. 本公约应自第五十份批准、接受、核准或加入的文书交存之日后第九十天起生效。

2. 对于在第五十份批准、接受、核准或加入的文书交存之后批准、接受、核准或加入本公约的每一国家或区域经济一体化组织，本公约应自该国或该区域经济一体化组织交存其批准、接受、核准或加入的文书之日后第九十天起生效。

3. 为上述第 1 和第 2 款的目的，区域经济一体化组织所交存的任何文书不应被视为该组织成员国所交存文书之外的额外文书。

**第二十四条** 保留

对本公约不得作任何保留。

**第二十五条** 退约

1. 自本公约对一缔约方生效之日起三年后，该缔约方可随时向保存人发出书面通知退出本公约。

2. 任何退出应自保存人收到退出通知之日起一年期满时生效，或在退出通知中所述明的更后日期生效。

3. 退出本公约的任何缔约方，应被视为亦退出其作为缔约方的任何议定书。

**第二十六条** 作准文本。本公约正本应交存于联合国秘书长，其阿拉伯文、中文、英文、法文、俄文和西班牙文本同为作准。

下列签署人，经正式授权，在本公约上签字，以昭信守。

1992 年 5 月 9 日订于纽约。

## 1.2 联合国《京都议定书》

（1997 年 12 月 10 日在日本京都通过，中国于 1998 年 5 月签署并于 2002 年 8 月核准，全文如下）

本议定书各缔约方，作为《联合国气候变化纲要公约》（以下简称《公约》）缔约方，为实现《公约》第二条所述的最终目标，回顾《公约》的各项规定，在《公约》第三条的指导下，按照《公约》缔约方会议第一届会议在第 I/CP.1 号决定中通过的“柏林授权”，兹协议如下：

**第一条 定 义**

为本议定书的目的，《公约》第一条所载定义应予适用，此外：

1.“缔约方会议”指《公约》缔约方会议。

2.《公约》指 1992 年 5 月 9 日在纽约通过的《联合国气候变化纲要公约》。

3.“政府间气候变化专门委员会”指世界气象组织和联合国环境规划署

4. 1988 年联合设立的政府间气候变化专门委员会。

5.“蒙特利尔议定书”指 1987 年 9 月 16 日在蒙特利尔通过、后经调整和修正的《关于消耗臭氧层物质的蒙特利尔议定书》。

6.“出席并参加表决的缔约方”指出席会议并投赞成票或反对票的缔约方。

7.“缔约方”指本议定书缔约方，除非文中另有说明。

8.“附件一所列缔约方”指《公约》附件一所列缔约方，包括可能作出的修正，或指根据《公约》第四条第 2 款（g）项作出通知的缔约方。

**第二条 政策与措施**

1. 附件一所列每一缔约方，在实现第三条所述关于其量化的限制和减少排放的承诺时，为促进可持续发展，应：

a. 根据本国情况执行和/或进一步制定政策和措施，诸如：

（一）增强本国经济有关部门的能源效率；

（二）保护和增强《蒙特利尔议定书》未予管制的温室气体的汇和库，同时考虑到其依有关的国际环境协议作出的承议；促进可持续森林管理的做法、造林和再造林；

（三）在考虑到气候变化的情况下促进可持续农业方式；

（四）研究、促进、开发和增加使用新能源和可再生的能源、二氧化碳固定技术和有益于环境的先进的创新技术；

（五）逐渐减少或逐步消除所有造成温室气体排放部门违背《公约》目标的市场缺陷、财政激励、税收和关税免除及补贴，并采用市场手段；

（六）鼓励有关部门的适当改革，旨在促进用以限制或减少《蒙特利尔议定书》未予管制的温室气体的排放政策和措施；

（七）在运输部门采取措施以限制和/或减少《蒙特利尔议定书》未予管制的温室气体排放；

（八）透过废弃物管理以及能源生产、运输和分配中的回收和使用以限制和/或减少甲烷的排放；

b. 根据《公约》第四条第 2 款（e）项第（i）目，同其他此类缔约方合作，以增强它们依本条通过的政策和措施的个别和合作的有效性。为此目的，这些缔约方应采取步骤分享它们关于这些政策和措施的经验并交流信息，包括设法改进这些政策和措施的可比性、透明度和有效性，作为本议定书缔约方会议的《公约》缔约方会议，应在第一届会议上或在此后一旦实际可行时，审议便利这种合作的方法，同时考虑到所有相关信息。

2. 附件一所列缔约方应分别透过国际民用航空组织和国际海事组织作出努力，谋求限制或减少航空和航海舱载燃料产生的《蒙特利尔议定书》未予管制的温室气体的排放。

3. 附件一所列缔约方应以下述方式努力履行本条中所指政策和措施，即最大限度地减少各种不利影响，包括对气候变化的不利影响、对国际贸易的影响，以及对其他缔约方——尤其是开发中国家缔约方和《公约》第四条第 8 款和第 9 款中所特别指明的那些缔约方的社会、环境和经济影响，同时考虑到《公约》第三条。作为本议书定缔约方会议的《公约》缔约方会议可以酌情采取进一步行动促进本款规定的实施。

4. 作为本议定书缔约方会议的《公约》缔约方会议如断定就上述第 1 款（a）中所指任何政策和措施进行协调是有益的，同时考虑到不同的国情和潜在影响，应就阐明协调这些政策和措施的方式和方法进行审议。

## 第三条　量化的限制和减少排放的承诺

1. 附件一所列缔约方应个别地或共同地确保其在附件 A 中所列温室气体的人为二氧化碳当量排放总量不超过按照附件 B 中量化的限制和减少排放的承诺以及根据本条规定所计算的分配数量，以使其在 2008 年至 2012 年承诺期内这些气体的全部排放量从 1990 年水平至少减少 5%。

2. 附件一所列每一缔约方到 2005 年时，应在履行其依本议定书规定的承诺方面作出可予证实的进展。

3. 自 1990 年以来直接由人引起的土地利用变化和林业活动——限于造林、重新造林和砍伐森林——产生的温室气体源的排放和汇的清除方面的净变化，作为每个承诺期碳贮存方面可查核的变化来衡量，应用以实现附件一所列每一缔约方依本条规定的承诺。与这些活动相关的温室气体源的排放和汇的清除，应以透明且可查核的方式作出报告，并依第七条和第八条予以审评。

4. 在作为本议定书缔约方会议的《公约》缔约方会议第一届会议之前，附件一所列每缔约方应提供数据供附属科技咨询机构审议，以便确定其 1990 年的碳贮存并能对其以后各年的碳贮存方面的变化作出估计。作为本议定书缔约会议的《公约》缔约方会议，应在第一届会议或在其后一旦实际可行时，就涉及与农业土壤和土地利用变化和林业类各种温室气体源的排放和各种汇的清除方面变化有关的哪些因人引起的其他活动，应如何加到附件一所列缔约方的分配数量中或从中减去的方式、规则和指南作出决定，同时考虑到各种不确定性、报告的透明度、可查核性、政府间气候变化专门委员会方法学方面的工作、附属科技咨询机构根据第五条提供的咨询意见以及《公约》缔约方会议的决定。此项决定应适用于第二个和以后的承诺期。一缔约方可为其第一个承诺期这些额外的因人引起的活动选择适用此项决定，但这些活动须自 1990 年以来已经进行。

5. 其基准年或基准期系根据《公约》缔约方会议第二届会议第 9/CP.2 号决定确定的，附件一所列的正在向市场经济过渡缔约方，为履行其依本条规定的承诺，应使用该基准年或基准期，正在向市场经济过渡但尚未依《公约》第十诺，应使用该基准年或基准期，正在向市场经济过渡但尚未依《公约》第十二条提交其第一次国家通讯的附件一所列任何其他缔约方，也可通知作为本议定书缔约方会议的《公约》缔约方会议，它有意为履行其依本条规定的承诺使用除 1990 年以外的某一历史基准年或基准期。作为本议定书缔约方会议的《公约》缔约方会议应就此种通知的接受与否作出决定。

6. 考虑到《公约》第四条第 6 款，作为本议定书缔约方会议的《公约》缔约方会议，应允许附件一所列的正在向市场经济过渡的缔约方在履行其除本条规定的那些承诺以外的承诺方面有一定程度的灵活性。

7. 在从 2008 年至 2012 年第一个量化的限制和减少排放的承诺期内，附件一所列每个一缔约方的分配数量应等于在附件 B 中对附件 A 所列温室气体在 1990 年或按照上述第 5 款确定的基准年或基准期内其人为二氧化碳当量的排放总量所载的其百分比乘以 5。土地利用变化和林业对其构成 1990 年温室气体排放净源的附件一所列那些缔约方，为计算其分配数量的目的，应在它们 1990 年排放基准年或基准期计入各种源的人为二氧化碳当量排放总量减去 1990 年土地利用变化产生的各种汇的清除。

8. 附件一所列任一缔约方，为上述第 7 款所指计算的目的，可使用 1995 年作为其氢氟碳化物、全氟化碳和六氟化硫的基准年。

9. 附件一所列缔约方对以后期间的承诺应在本议定书附件 B 的修正中加以确定，此类修正应根据第二十一条第 7 款的规定予以通过。作为本议定书缔约方会议的《公约》缔约方会议应至少在上述第 1 款中所指第一个承诺期结束之前七年开始审议此类承诺。

10. 一缔约方根据第六条或第十七条的规定从另一缔约方获得的任何减少排放单位或一个分配数量的任何部分，应计入获得缔约方的分配数量。

11. 一缔约方根据第六条和第十七条的规定转让给另一缔约方的任何减少排放单位或一缔约方根据第六条和第十七条的规定转让给另一缔约方的任何减少排放单位或一个分配数量的任何部分，应从转让缔约方的分配数中减去。

12. 一缔约方根据第十二条的规定从另一缔约方获得任何经证明的减少排放，应记入获得缔约方的分配数量。

13. 如附件一所列一缔约方在一承诺期内的排放少于其依本条确定的分配数量，此种差额，应该缔约方要求，应记入该缔约方以后的承诺期的分配数量。

14. 附件一所列每一缔约方应以下述方式努力履行上述第一款的承诺，即最大限度地减少对开发中国家缔约方，尤其是《公约》第四条第 8 款和第 9 款所特别指明的那些缔约方不利的社会、环境和经济影响。依照《公约》缔约方会议关于履行这些条款的相关决定，作为本议定书缔约方会议的《公约》缔约方会议，应在第一届会议上审议可采取何种必要行动以尽量减少气候变化的不利后果和/或对应措施对上述条款中所指缔约方的影响，须予审议的问题应包括资金筹措、保险和技术转让。

**第四条　共同履行承诺**

1. 凡订立协议共同履行其依第三条规定的承诺的附件一所列任何缔约方，只要其依附件 A 中所列温室气体的合并的人为二氧化碳当量排放总量不超过附件 B 中所载根据其量化的限制和减少排放的承诺和根据第三条规定所计算的分配数量，就应被视为履行了这些承诺，分配给该协议每一缔约方的各自排放水平应载明于该协议。

2. 任何此类协议的各缔约方应在它们交存批准、接受或核准本议定书或加入本议定书之日将该协议内容通知秘书处。其后秘书处应将该协议内容通知《公约》缔约方和签署方。

3. 任何此类协议应在第三款第 7 款所指承诺期的持续期间内继续实施。

4. 如缔约方在某区域经济一体化组织的框架内并与该组织一起共同行事，该组织的组成在本议定书通过后的任何变动不应影响依本议定书规定的现有承诺。该组织在组成上的任何变动只应适用于那些继该变动后通过的依第三款规定的承诺。

5. 一旦该协议的各缔约方未能达到它们的整体合并减少排放水平，此类协议的每一缔约方应对该协议中载明的其自身的排放水平负责。

6. 如缔约方在一个本身为议定书缔约方的区域经济一体化组织的框架内并与该组织一起共同行事，该区域经济一体化组织的每一成员国单独地并与按照第二十四条行事的区域经济一体化组织一起，如未能达到总体合并减少排放水平，则应对依本条所通知的其排放水平负责。

## 第五条　方法问题

1. 附件一所列每一缔约方，应在不晚于第一个承诺期开始前一年，确立一个国家层级系统来估算《蒙特利尔议定书》未予管制的所有温室气体的各种源的人为排放和各种汇的清除。下述第 2 款所指方法学的此类国家系统的指南，应由作为本议定书缔约方会议的《公约》缔约方会议第一届会议予以决定。

2. 估算《蒙特利尔议定书公约》未予管制的所有温室气体的各种源的人为排放和各种汇的清除的方法学，应是由政府间气候变化专门委员会所接受并经《公约》缔约方会议的《公约》缔约方会议第一届会议所议定的方法学作出适当调整。作为本议定书缔约方会议的《公约》缔约方会议，除其他外，应基于政府气候变化专门委员会的工作和附属科技咨询机构提供的咨询意见，定期审评和酌情修订这些方法学的任何修订或调整，应只用于为了在继该修订后通过的任何承诺期内确定依第三条规定的承诺的遵守情况。

3. 用以计算附件 A 所列温室气体的各种源的人为排放和各种汇的清除的全球升温潜能值，应是由政府间气候变化专门委员会所接受并经《公约》缔约方会议第三届会议所议定者。作为本议定书缔约方会议的《公约》缔约方会议，除其他外，应基于政府间气候变化专门委员会的工作和附属科技咨询机构提供的咨询意见，定期审议和酌情修订每种此类温室气体的全球升温潜能值，同时充分考虑到《公约》缔约方会议作出的任何有关决定。对全球升温潜能值的任何修订，应只适用于继该修订后所通过的任何承诺期依第三条规定的承诺。

## 第六条　减少排放单位的转移和获得（联合履约）

1. 为履行第三条的承诺的目的，附件一所列任一缔约方可以向任何其他此类缔约方转让或从它们获得由任何经济部门旨在减少温室气体的各种源的人为排放或增强各种汇的人为清除项目所产生的减少排放单位，但：

a. 任何此类项目须经有关缔约方批准；

b. 任何此类项目须能减少源的排放，或增强汇的清除，这一减少或增强对任何以其他方式发生的减少或增强是额外的；

c. 缔约方如果不遵守其依第五条和第七条规定的义务，则不可以获得任何减少排放单位；

d. 减少排放单位的获得应是对为履行依第三条规定的承诺而采取的本国行动的补充。

2. 作为本议定书缔约方会议的《公约》缔约方会议，可在第一届会议或在其后一旦实际可行时，为履行本条，包括为核查和报告进一步制定指南。

3. 附件一所列一缔约方可授权法律实体在该缔约方的负责下参加可导致依本条产生、转让或获得减少排放单位的行动。

4. 如依第八款的有关规定查明附件一所列一缔约方履行本条所指的要求有问题，减少排放单位的转让和获得可在查明问题后继续进行，但在任何遵守问题获得解决之前，一缔约方不可使用任何减少排放单位来履行其依第三条的承诺。

## 第七条 信 息 通 报

1. 附件一所列每一缔约方应在其根据《公约》缔约方会议的相关决定提交的《蒙特利尔议定书》未予管制的温室气体的各种源的人为排放和各种汇的清除的年度清单内，载列将根据下述第 4 款确定的为确保遵守第三条的目的而必要的补充信息。

2. 附件一所列每一缔约方应在其依《公约》第十二条提交的国家通信中载列根据下述第 4 款确定的必要补充信息，以示其遵守本议定书所规定承诺的情况。

3. 附件一所列每一缔约方应自本议定书对其生效后的承诺期第一年根据《公约》提交第一次清单始，每年提交上述第 1 款所要求的信息。每一此类缔约方应提交上述第 2 款所要求的信息，作为在本议定书对其生效后和在依下述第 4 款规定通过指南后应提交的第一次国家通讯的一部分。其后提交本条所要求的信息的频过指南后应提交的第一次国家通讯的一部分。其后提交本条所要求的信息的频率，应由作为本议定书缔约方会议的《公约》缔约方会议予以确定，同时考虑到《公约》缔约方会议就提交国家通讯所决定的任何时间表。

4. 作为本议定书缔约方会议的《公约》缔约方会议，应在第一届会议上通过并在其后定期审评编制本条所要求信息的指南，同时考虑到《公约》缔约方会议通过的附件一所列缔约方编制国家通讯的指南。作为本议定书缔约方会议的《公约》缔约方会议，还应在第一个承诺期之前就计算分配数量的方式作出决定。

## 第八条 信息的审查

1. 附件一所列每一缔约方依第七条提交的国家通讯，应由专家审评组根据《公约》缔约方会议相关决定并依照作为本议定书缔约方会议的《公约》缔约方会议依下列第 4 款为此目的所通过的指南予以审评。附件一所列每一缔约方依第七条第 1 款提交的信息，应作为排放清单和分配数量的年度汇编和计算的一部分予以审评。此外，附件一所列每一缔约方依第七条第 2 款提交的信息，应作为信息通报审评的一部分予以审评。

2. 专家审评组应根据《公约》缔约方会议为此目的提供的指导，由秘书处进行协调，并由从《公约》缔约方和在适当情况下政府间组织提名的专家中遴选出的成员组成。

3. 审评过程应对一缔约方履行本议定书的所有方面作出彻底和全面的技术评估。专家审评组应编写一份报告提交作为本议定书缔约方会议的《公约》缔约方会议，在报告中评估该缔约方履行承诺的情况并指明在实现承诺方面任何潜在问题以及影响实现承诺的各种因素。此类报告应由秘书处分送《公约》的所有缔约方，秘书处应列明此类报告中指明的任何履行问题，以供作为本议定书缔约方会议的《公约》缔约方会议予以进一步审议。

4. 作为本议定书缔约方会议的《公约》缔约方会议，应在第一届上通过并在其后定期审评关于由专家审评组审评本议定书履行情况的指南，同时考虑到《公约》缔约方会议的相关决定。

5. 作为本议定书缔约方会议的《公约》缔约方会议，应在附属履行机构并酌情在附属科技咨询机构的协助下审议：

a. 缔约方按照第七条提交的信息和按照本条进行的专家审评的报告；

b. 秘书处根据上述第3款列明的那些履行问题，以及缔约方提出的任何问题。

6. 根据对上述第5款所指信息的审议情况，作为本议定书缔约方会议的《公约》缔约方会议，应就任何事项作出为履行本议定书所要求的决定。

## 第九条　本议定书的审评

1. 作为本议定书缔约方会议的《公约》缔约方会议，应参照可以得到的关于气候变化及其影响的最佳科学信息和评估，以及相关的技术，社会和经济信息，定期审评本议定书。这些审评应同依《公约》、特别是《公约》第四条第2款（d）和第七条第2款（a）项所要求的那些相关审评进行协调。在这些审评的基础上，作为本议定书缔约方会的《公约》缔约方会议应采取适当行动。

2. 第一次审评应在作为本议定书缔约方会议的《公约》缔约方会议第二届会议上进行，进一步的审评应定期适时进行。

## 第十条　继续维持现有承诺的履行

所有缔约方，考虑到它们的共同但有区别的责任以及它们特殊的国家和区域发展优先级、目标和情况，在不对未列入附件一的缔约方引入任何新的承诺、但重申依《公约》第四条第1款规定的现有承诺并继续促进履行这些承诺以实现可持续发展的情况下，考虑到《公约》第四条第3款、第5款和第7款，应：

1. 在相关时并在可能范围内，制定符合成本效益的国家的方案以及在适当情况下区域的方案，以改进可反映每一缔约方社会经济状况的地方排放因素、活动数据和/或模式的质量，用以编制和定期更新《蒙特利尔议定书》未予管制的温室气体的各种源的人为排放和各种汇的清除的国家清单，同时采用将由《公约》缔约方会议议定的可比方法，并与《公约》缔约方会议通过的国家通信编制指南相一致；

2. 制定、执行、公布和定期更新载有减缓气候变化措施和有利于充分适应气候变化措施的国家方案以及在适当情况下的区域方案：

a. 此类方案，除其他外，将涉及能源、运输和工业部门以及农业、林业和废弃物管理。此外，旨在改进地区规划的适应技术和方法也可改善对气候变化的适应；

b. 附件一所列缔约方应根据第七条提交依本议定书采取的行动，包括国家方案的信息；其他缔约方应努力酌情在它们的国家通信中列入载有缔约方认为有助于对付气候变化及其不利影响的措施，包括减缓温室气体排放的增加以及增强汇和汇的清除、能力建设和适应措施的方案的信息；

3. 合作促进有效方式用以开发、应用和传播与气候变化有关的有益于环境的技术、专有技术、做法和过程，并采取一切实际步骤促进、便利和酌情资助将此类技术、专有技术、做法和过程特别转让给开发中国家或使它们有机会获得，包括制定政策和方案，以便利有效转让公有或公共支配的有益于环境的技术，并为私有部门创造有利环境以促进和增进转让以及获得有益于环境的技术；

4. 在科学技术研究方面进行合作，促进维持和发展有系统的观测系统并发展数据库，以减少与气候系统相关的不确定性、气候变化的不利影响各种应对策略的经济和社会后果，并促进发展和加强本国能力以参与国际及政府间关于研究和系统观测方面的努力、方案和网络、同时考虑到《公约》第五条；

5. 在国际层级合作并酌情利用现有机构，促进拟订和实施教育及培训方案，包括加强本国能力建设，特别是加强人才和机构能力、交流或调派人员培训这一领域的专家，尤其是培训发展中国家的专家，并在国家层级促进公众意识和促进公众获得有关气候变化的信息，应发展适当方式通过《公约》的相关机构实施这些活动，同时考虑到《公约》第六条；

6. 根据《公约》缔约方会议的相关决定，在国家通信中列入按照本条进行的方案和活动；

7. 在履行依本条规定的承诺方面，充分考虑到《公约》第四条第 8 款。

## 第十一条　资金机制

1. 在履行第十条方面，缔约方应考虑到《公约》第四条第 4 款、第 5 款、第 7 款、第 8 款和第 9 款的规定。

2. 在履行《公约》第四条第 1 款的范围内，根据《公约》第四条第 3 款和第十一条的规定，并通过受托经营《公约》资金机制的实体，《公约》附件二所列已开发国家缔约方和其他已开发缔约方应：

a. 提供新的和额外的资金，以支付经议定的开发中国家为促进履行第十条（a）项所述《公约》第四条第 1 款（a）项规定的现有承诺而招致的全部费用；

b. 并提供开发中国家缔约方所需要的资金，包括技术转让的资金，以支付经议定的为促进履行第十条所述依《公约》第四条第 1 款规定的现有承诺并经一开发中国家缔约方与《公约》第十一条所指那个或那些国际实体根据该条议定的全部增加费用。

这些现有承诺的履行应考虑到资金流量应充足和可以预测的必要性，以及已开发国家缔约方间适当分摊负担的重要性。《公约》缔约方会议相关决定中对受托经营《公约》资金机制的实体所作的指导，包括本议定书通过之前议定的那些指导，应比照适用于本款的规定。

3.《公约》附件二所列已开发国家缔约方和其他已开发缔约方也可以通过双边、区域和其他多边管道提供并由开发中国家缔约方获取履行第十条的资金。

**第十二条　清洁发展机制**

1. 兹此确定一种清洁发展机构。

2. 清洁发展机制的目的是协助未列入附件一的缔约方实现可持续发展和有益于《公约》的最终目标，并协助附件一所列缔约方实现遵守第三条规定的其量化的限制和减少排放的承诺。

3. 依清洁发展机制：

a. 未列入附件一的缔约方将获益于产生经证明减少排放项目活动；

b. 附件一所列缔约方可以利用通过此种项目活动获得的经证明的减少排放，促进遵守由作为本议定书缔约方会议的《公约》缔约方会议确定的依第三条规定的其量化的限制和减少排放的承诺之一部分。

4. 清洁发展机制应置于由作为本议定书缔约方会议的《公约》缔约方会议的权力和指导之下，并由清洁发展机制的执行理事会监督。

5. 每一项目活动所产生的减少排放，须经作为本议定书缔约方会议的《公约》缔约方会议指定的经营实体根据以下各项作出证明：

a. 经每一有关缔约方批准的自愿参加；

b. 与减缓气候变化相关的实际的、可测量和长期的效益；

c. 减少排放对于在没有进行经证明的项目活动的情况下产生的任何减少排放而言是额外的。

6. 如有必要，清洁发展机制应协助安排经证明的项目活动的筹资。

7. 作为本议定书缔约方会议的《公约》缔约方会议，应在第一届会议上拟订方式和程序，以期通过对项目活动的独立审计和核查，确保透明度、效率和可靠性。

8. 作为本议定书缔约方会议的《公约》缔约方会议，应确保经证明的项目活动所产生的部分收益用于支付行政开支和协助特别易受气候变化不利影响的开发中国家缔约方支付适应费用。

9. 对于清洁发展机制的参与，包括对上述第 3 款（a）项所指的活动及获得经证明的减少排放的参与，可包括私有和/或公有实体，并须遵守清洁发展机制执行理事会可能提出的任何指导。

10. 在自2000年起至第一个承诺期开始这段时期内所获得的经证明的减少排放，可用以协助在第一个承诺期内的遵约。

**第十三条　作为本议定书缔约方的《公约》缔约方会议**

1.《公约》缔约方会议——《公约》的最高机构，应作为本议定书缔约方会议。

2. 非为本议定书缔约方的《公约》缔约方，可作为观察员参加作为本议定书缔约方会议的《公约》缔约方会议任何届会的议事工作。在《公约》缔约方会议作为本议定书缔约方会议行使职能时，在本议定书之下的决定只应由为本议定书缔约方者作出。

3. 在《公约》缔约方会议作为本议定书缔约方会议行使职能时，《公约》缔约方会议主席中代表《公约》缔约方但在当时非为本议定书缔约方的任何成员，应由本议定书缔约方从本议定书缔约方中选出的另一成员替换。

4. 作为本议定书缔约方会议的《公约》缔约方会议，应定期审评本议定书的履行情况，并应在其权限内作出为促进本议定书有效履行所必要的决定。缔约方会议应履行本议定书赋予它的职能，并应：

a. 基于依本议定书的规定向它提供的所有信息，评估缔约方履行本议定书的情况及根据本议定书采取的措施的总体影响，尤其是环境、经济、社会影响及其累积的影响，以及在实现《公约》目标方面取得进展的程度；

b. 根据《公约》的目标，在履行中获得的经验及科学技术知识的发展，定期审查本议定书规定的缔约义务，同时适当顾及《公约》第四条第 2 款（d）项和第七条第 2 款所要求的任何审评、并在此方面审议和通过关于本议定书履行情况的定期报告；

c. 促进和便利就各缔约方为对付气候变化及其影响而采取的措施进行信息交流，同时考虑到缔约方的有差别的情况、责任和能力，以及它们各自依本议定书的承议；

d. 应两个或更多缔约方的要求，便利将这些缔约方为对付气候变化及其影响而采取的措施加以协调，同时考虑到缔约方的差别的情况、责任和能力，以及它们各自依本议定书规定的承诺；

e. 依照《公约》的目标和本议定书的规定，并充分考虑到《公约》缔约方会议的相关决定，促进和指导发展和定期改进由作为本议定书缔约方会议的《公约》缔约方会议定的，旨在有有效履行本议定书的可比较的方法学；

f. 就任何事项作出为履行本议定书所必需的建议；

g. 根据第十一条第 2 款，设法动员额外的资金；

h. 设立为履行本议定书而被认为必要的附属机构；

i. 酌情寻求和利用各主管国际组织和政府间及非政府机构提供的服务、合作和信息。

j. 行使为履行本议定书所需的其他职能，并审议《公约》缔约方会议的决定所导致的任何任务。

5.《公约》缔约方会议的议事规则和依《公约》规定采用的财务规则，应在本议定书下比照适用，除非作为本议定书缔约方会议的《公约》缔约方会议以协商一致方式可能另外作出决定。

6. 作为本议定书缔约方会议的《公约》缔约方会议第一届会议，应由秘书处结合本议定书生效后预定举行的《公约》缔约方会议第一届会议召开。其后作为本议定书缔约方会议的《公约》缔约方会议常会，应每年并且与《公约》缔约方决定。

7. 作为本议定书缔约方会议的《公约》缔约方会议的特别会议，应在作本议定书缔约方会议的《公约》缔约方会议认为必要的其他时间举行，或应任何缔约方的书面要求而举行，但须在秘书处将该要求转达给各缔约方后六个月内得到至少 1/3 缔约方的支持。

8. 联合国及其专门机构和国际原子能机构，以及它们的非为《公约》缔约方的成员国或观察员，均可派代表作为观察员出席作为本议定书缔约方会议的《公约》缔约方会议的各届会议。任何在本议定书所涉事项上具备资格的团体或机构，无论国家或国际的、政府或非政府的，经通知秘书处其愿意派代表作为观察员出席作为本议定书缔约方会议的《公约》缔约方会议的某届会议，均可予以接纳，除非出席的缔约方至少 1/3 反对，观察员的接纳和参加遵循上述第 5 款所指的议事规则。

### 第十四条　秘　书　处

1. 依《公约》第八条设立的秘书处，应作为本议定书的秘书处。

2. 关于秘书处职能的《公约》第八条第 2 款和关于就秘书处行使职能作出的安排的《公约》第八条第 3 款，应比照适用于本议定书。秘书处还应行使本议定书所赋予它的职能。

### 第十五条　附 属 机 构

1.《公约》第九条和第十条设立的附属科技咨询机构和附属履行机构，应作为本议定书的附属科技咨询机构和附属履行机构。《公约》关于该两个机构行使职能的规定应比照适用于本议定书。本议定书的附属科技咨询机构和附属履行机构的届会，应分别与《公约》的附属科技咨询机构和附属履行机构的会议结合举行。

2. 非为本议定书缔约方的《公约》缔约方可作为观察员参加附属机构任何届会的议事工作。在附属机构作为本议定书附属机构时，在本议定书之下的决定只应由本议定书缔约方作出。

3.《公约》第九条和第十条设立的附属机构行使它们的职能处理涉及本议定书的事项时，附属机构主席团中代表《公约》缔约方但在当时非为本议定书缔约方的任何成员，应由本议定书缔约方从本议定书缔约方中选出的另一成员替换。

### 第十六条　多边协商程序

作为本议定书缔约方会议的《公约》缔约方会议，应参照《公约》缔约方会议可能作出的任何有关决定，在一旦实际可行时审议对本议定书适用并酌情修改《公约》第十三条所指的多边协商程序。适用于本议定书的任何多边协商程序的运作不应损害依第十八条所设立的程序和机制。

### 第十七条　排放贸易

《公约》缔约方会议应就排放贸易，特别是其核查、报告和责任确定相关的原则、方式、规则和指南，为履行其依第三条规定的承诺的目的，附件B所列缔约方可以参与排放贸易，任何此种贸易应是对为实现该条规定的量化的限制和减少排放的承诺之目的而采取的本国行动的补充。

### 第十八条　不遵守情势

作为本议定书缔约方会议的《公约》缔约方会议，应在第一届会议上通过适当且有效的程序和机制，用以断定和处理不遵守本议定书规定的情势，包括就后果列出一个示意性清单，同时考虑到不遵守的原因，类别、程度和频度。依本条可引起具拘束性后果的任何程序和机制应以本议定书修正案的方式予以通过。

### 第十九条　争端的解决

《公约》第十四条的规定应比照适用于本议书。

### 第二十条　修　　正

1. 任何缔约方均可对本议定书提出修正。

2. 对本议定书的修正应在作为本议定书缔约方会议的《公约》缔约方会议常会上通过。对本议定书提出的任何修正案文，应由秘书处在拟议通过该修正的会议之前至少六个月送交各缔约方。秘书处还应将提出的修正送交《公约》的缔约方和签署方，并送交保存人以供参考。

3. 各缔约方应尽一切努力以协商一致方式就本议定书提出的任何修正达成协议。如为谋求协商一致已尽一切努力但仍未达成协议，作为最后的方式，该项修正应以出席会议并参加表决的缔约方 3/4 多数票通过。通过的修正应由秘书处送交保存人，再由保存人转送所有缔约方供其接受。

4. 对修正的接受文书应交存于保存人，按照上述第 3 款通过的修正，应于保存人收到本议定书至少 3/4 缔约方的接受文书之日后第九十天起对接受该项修正的缔约方生效。

5. 对于任何其他缔约方，修正应在该缔约方向保存人交存其接受该项修正的文书之日后第九十天起对其生效。

## 第二十一条　附件的通过和修正

1. 本议定书的附件应构成本议定书的组成部分，除非另有明文规定，凡提及本议定书时即同提及其任何附件。本议定书生效后通过的任何附件，应限于清单、定书时即同提及其任何附件。本议定书生效后通过的任何附件，应限于清单、表格和属于科学、技术、程序或行政性质的任何其他说明性材料。

2. 任何缔方可对本议定书提出附件提案并可对本议定书的附件提出修正。

3. 本议定书的附件和对本议定书附件的修正应在作为本议定书缔约方会议的《公约》缔约方会议的常会上通过。提出的任何附件或对附件的修正的案文应由秘书处在拟议通过该项附件或对该附件的修正会议之前至少六个月送交各缔约方。秘书处还应将提出的任何附件或对附件的任何修正的案文送交《公约》缔约方和签署方，并送交保存人以供参考。

4. 各缔约方应尽一切努力以协商一致方式就提出的任何附件的修正达成协议。如为谋求协商一致已尽一切努力但仍未达成协议，作为最后的方式，该项附件或对附件的修正应以出席会议参加表决的缔约方3/4多数票通过。通过的附件或对附件的修正应由秘书处送交保存人，再由保存人送交所有缔约方供其接受。

5. 除附件A和附件B之外，根据上述第3款和第4款通过的附件或对附件的修正，应于保存人向本议定书的所有缔约方发出关于通过该附件或通过对该附件的修正的通知之日起六个月后对所有缔约方生效，但在此期间书面通知保存人不接受该项附件或对该附件的修正的缔约方除外，对于撤回其不接受通知的缔约方，该项附件或对该附件的修正应自保存人收到撤回通知之日后第九十天起对其生效。

6. 如附件或对附件的修正的通过涉及对本议定书的修正，则该附件或对附件的修正应待对本议定书的修正生效之后方可生效。

7. 对本议定书附件A和附件B的修正应根据第二十条中规定的程序予以通过并生效，但对附件B的任何修正只应以有关缔约方书面同意的方式通过。

## 第二十二条　表　决　权

1. 除下述第2款所规定外，每一缔约方应有一票表决权。

2. 区域经济一体化组织在其权限内的事项上应行使票数与其作为本议定书缔约方的成员国数目相同的表决权，如果一个此类组织的任何一成员国行使自己的表决权，则该组织不得行使表决权，反之亦然。

## 第二十三条　保　存　人

联合国秘书处长应为本议定书的保存人。

## 第二十四条　签署和批准、接受、核准或加入

1. 本议定书应开放供属于《公约》缔约方的各国和区域经济一体化组织签署

并须经其批准，接受或核准。本议定书应自1998年3月16日至1999年3月15日在纽约联合国总部开放供签署，本议定书应自其签署截止日之次日起开放供加入。批准、接受、核准或加入的文书应交存于保存人。

2. 任何成为本议定书缔约方而其成员国均非缔约方的区域经济一体化组织应受本议定书各项义务的约束。如果此类组织的一个或多个成员国为本议定书的缔约方，该组织及其成员国应决定各自在履行本议定书义务方面的责任。在此种情况下，该组织及其成员国无权同时行使本议定书规定的权利。

3. 区域经济一体化组织应在其批准、接受、核准或加入的文书中声明其在本议定书所规定事项上的权限。这些组织还应将其权限范围的任何重大变更通知保存人，再由保存人通知各缔约方。

## 第二十五条 生 效

1. 本议定书应在不少于55个《公约》缔约方，包括其合计的二氧化碳排放量至少占附件一所列缔约方1990年二氧化碳排放总量的55%的附件一所列缔约方已经交付其批准、接受、核准或加入的文书之日后第九十天起生效。

2. 为本条的目的，“附件一所列缔约方1990年二氧化碳排放总量”指在通过本议定书之日或之前附件一所列缔约方在其按照《公约》第十二条提交的第一次国家通信中通报的数量。

3. 对于在上述第1款中规定的生效条件达到之后批准、接受、核准或加入本议定书的每一国家或区域经济一体化组织，本议定书应自其批准、接受、核准或加入的文书交存之日后第九十天起生效。

4. 为本条的目的，区域经济一体化组织交存的任何文书，不应被视为该组织成员国所交存文书之外的额外文书。

## 第二十六条 保 留

对本议定书不得作任何保留。

## 第二十七条 退 约

1. 自本议定书对一缔约方生效之日起三年后，该缔约方可随时向保存人发出书面通知退出本议定书。

2. 任何此种退出应自保存人收到退出通知之日起一年期满时生效，或在退出通知中所述明的更后日期生效。

3. 退出《公约》的任何缔约方，应被视为亦退出本议定书。

## 第二十八条 作准文本

本议定书正本应交存于联合国秘书长，其阿拉伯文、中文、英文、法文、俄文和西班牙文文本同等作准。

1997年12月11日订于京都

## 1.3　联合国《在环境问题上获得信息公众参与决策和诉诸法律的公约》

（1998 年 6 月 25 日联合国欧洲经济委员会在第四次部长级会议上通过，公约于 2001 年 10 月 31 日生效，全文如下）

本《公约》各缔约方，

回顾《斯德哥尔摩人类环境宣言》的原则 1；并回顾《里约环境与发展宣言》的原则 10；还回顾大会 1982 年 10 月 28 日关于《世界自然宪章》的第 37/7 号决议以及 1990 年 12 月 14 日题为“需要为个人福祉确保健康环境”的第 45/94 号决议；回顾世界卫生组织 1999 年 12 月 8 日在德国美因河畔法兰克福举行的第一次环境与健康问题欧洲会议所通过的《欧洲环境与健康宪章》；申明需要保护环境和改善环境状况并确保可持续的、无害环境的发展；确认充分保护环境既是人类福祉的关键，又是享受包括生命权本身在内的各种基本人权的关键；并确认每个人既有权在适合其健康和福祉的环境中生活，又有责任单独和与他人共同为今世后代保护和改善环境；考虑到公民为了享受上述权利并履行上述责任在环境问题上必须能够获得信息、有权参与决策和诉诸法律，并在此方面承认公民为行使自己的权利可能需要得到援助；确认在环境方面改善获得信息的途径和公众对决策的参与，有助于提高决策的质量和执行，提高公众对环境问题的认识，使公众有机会表明自己的关切并使公共当局能够对这些关切给予应有的考虑；希望以此提高决策的责任心和透明度，并加强公众对环境决策的支持；确认政府各级部门都应当保证透明度，请立法机关在工作中落实本公约的原则；并确认公众需要了解参与环境决策的程序、能够自由地使用这些程序并知道如何加以使用；还确认公民个人、非政府组织和私营部门各自在环境保护方面所能够发挥的作用的重要性；希望通过促进环境教育加深对环境与可持续发展的理解，并鼓励帮助广大公众认识和参与影响环境与可持续发展的决策；注意到在这方面利用新闻媒体以及电子通信形式或其他未来通信形式的重要性；确认将环境考虑充分纳入政府决策的重要性以及公共当局因此而需具备正确、全面和最新环境信息的必要性；认识到公共当局为公共利益掌握着环境信息；认为应当让公众、包括各种组织能够求助于有效的司法机制，以便使公众的正当利益得到保护、法律得到执行；注意到为消费者提供充分的产品信息很重要，这种信息使他们能够在环境方面作出明智的选择；确认公众对于有目的、有计划地将基因改变的有机体释放到环境中的做法的关注，以及提高这方面决策的透明度和加大公众参与的必要性；确信本公约的实施有助于加强联合国欧洲经济委员会（欧洲经委会）所涉区域内的民主；认识到欧洲经委会在这方面的作用，并且具体回顾在保加利亚索菲亚举行的第三次“欧洲环境”部长级会议 1995 年 10 月 25 日通过的《部长宣言》中表示赞同的《欧洲经委会关于获取环境信息和公众参与环境决策的指导方针》；铭记1991年2月25日在芬兰埃斯波签订的《越境环境影响评估公约》的有关规定、1992年3月17日在赫尔辛基签订的《工业事故越境影响公约》和《越境水道和国际湖泊的保护和使用公约》的有关规定，以及区域一级其他公约的有关规定；认识到本公约的通过的有助于进一步加强“欧洲环境”进程、有助于落实1998年6月在丹麦奥胡斯举行的第四次部长级会议的结果。兹协议如下：

**第一条　目　　标**

为促进保护今世后代人人得在适合其健康和福祉的环境中生活的权利，每个缔约方应按照本公约的规定，保障在环境问题上获得信息、公众参与决策和诉诸法律的权利。

**第二条　定　　义**

为本公约的目的，

1.“缔约方”除案文另有所指外一律指本公约的缔约方；

2.“公共当局”指：

（a）国家一级、地区一级和其他级别的政府；

（b）根据国家法律行使包括具体职责、活动或服务在内的环境方面各种公共行政职能的自然人或法人；

（c）在以上（a）或（b）项范围内的机构或个人制约之下在环境方面具有公共责任或职能或提供公共服务的任何其他自然人或法人；

（d）第十七条所指属本公约缔约方的任何区域经济一体化组织的机构。

本定义不包含行使司法或立法职能的机关或机构；

3.“环境信息”指下列方面的书面形式、影像形式、音响形式、电子形式或任何其他物质形式的任何信息：

（a）各种环境要素的状况，诸如空气和大气层、水、土壤、土地、地形地貌和自然景观、生物多样性及其组成部分，包括基因改变的有机体，以及这些要素的相互作用；

（b）正在影响或可能影响以上（a）项范围内环境要素的各种因素，诸如物质、能源、噪声和辐射，以及包括行政措施、环境协定、政策、立法、计划和方案在内的各种活动或措施，另外还包括环境决策中所使用的成本效益分析和其他经济分析及假设；

（c）正在或可能受环境要素状况影响或通过这些要素受以上（b）项所指因素、活动或措施影响的人类健康和安全状况、人类生活条件、文化遗址和建筑结构；

4.“公众”指一个或多个自然人或法人，以及按照国家立法或实践，兼指这种自然人或法人的协会、组织或团体；

5.“所涉公众”指正在受或可能受环境决策影响或在环境决策中有自己利益

的公众；为本定义的目的，倡导环境保护并符合本国法律之下任何相关要求的非政府组织应视为有自己的利益。

### 第三条　总　　则

1. 每个缔约方应采取必要的立法、规章和其他措施，包括旨在使各种落实本公约关于信息、公众参与和诉诸法律的规定相互匹配的措施，以及恰当的执行措施，以建立和保持一个落实本公约各项规定的明确、透明和连贯一致的框架。

2. 每个缔约方应力求确保各级官员和部门在环境问题上协助和指导公众设法获取信息、促进参与决策和诉诸法律。

3. 每个缔约方应在公众中促进环境教育和提高环境意识，特别是帮助公众了解如何在环境问题上获取信息参与决策和诉诸法律。

4. 每个缔约方应准备对倡导环境保护的协会、组织或团体给予适当的承认和支持，并确保国家法律制度符合这项义务。

5. 缔约方有权保持或采用在环境问题上获取信息、参与决策和诉诸法律方面范围广于本公约要求的措施，这项权利不受本公约规定影响。

6. 本公约不要求克减在环境问题上获取信息、参与决策和诉诸法律的现有权利。

7. 每个缔约方应促进在国际环境决策进程中和在涉及环境的国际组织框架内应用本公约的原则。

8. 每个缔约方应确保按照本公约规定行使权利的人不致因此而遭受任何形式的处罚、迫害或骚扰。本规定不影响国家法院在司法诉讼中裁定合理费用的权力。

9. 在本公约有关规定范围内，公众应能在环境问题上获取信息、参与决策和诉诸法律，不因公民身份、国籍或居所而受任何歧视，法人则不因注册地或有效活动中心所在地而受任何歧视。

### 第四条　获取环境信息

1. 每个缔约方在不违反本条以下各款的前提下，对于获取环境信息的请求，应确保在国家立法范围内为公众提供这种信息，包括在收到请求并且不违反以下（b）项的前提下提供含有或构成这种信息的文件材料的复制件：

（a）无须声明涉及何种利益；

（b）按照请求所指的形式予以提供，除非：

（一）公共当局以另一种形式予以提供是合理的，在这种情况下，应说明以该形式予以提供的理由；或

（二）该信息已经以另一种形式提供。

2. 以上第 1 款所指环境信息应尽快提供，最迟应在请求提交后一个月之内提供，除非由于信息的数量和复杂性而有必要延长这一时限，此种延长最多为提交请求后两个月。应向请求人通报任何此种延长及延长的理由。

3. 如有以下情况，可以驳回索取环境信息的请求：

（a）收到请求的公共当局不具备请求所指的环境信息；

（b）请求明显不合理或范围过泛；或

（c）请求涉及尚待完成的材料或涉及公共当局内部通信，且按照国家法律或习惯做法可以作为例外对待，同时顾及能够因该信息的公开而获益的公共利益。

4. 如公开请求所指环境信息会对以下诸项造成不利影响，可以驳回请求：

（a）国家法律规定的公共当局工作事务的保密；

（b）国际关系、国防或公共安全；

（c）司法审理、个人受到公正审判的权利或公共当局进行刑事调查或纪律调查的能力；

（d）为保护正当经济利益由法律规定予以保护的商业信息和工业信息的保密。在这个范围内，与环境保护有关的排放信息应公开；

（e）知识产权；

（f）当事人不同意公开、且国家法律规定予以保护的与自然人相关的个人数据和/或档案；

（g）本身没有法律义务或不可能被要求承担法律义务提供请求所指信息但提供了这种信息、且不同意予以公开的第三方的利益；

（h）珍稀品种养殖场等与请求所指信息相关的环境。

对上述据予以驳回请求的理由的解释应有限定，要顾及能够因请求所指信息的公开而获益的公共利益并考虑到请求所指信息是否涉及向环境的排放。

5. 如果公共当局不具备请求所指环境信息，该公共当局应尽可能迅速告知请求人其认为可以向哪一个公共当局索取请求所指信息，或将请求传送该公共当局并相应通知请求人。

6. 每个缔约方应确保，如果根据以上第 3 款（c）项和第 4 款免于公开的信息可以在不减损此种信息保密的前提下与请求所指环境信息的其余部分分开，则公共当局将提供该其余部分。

7. 对书面请求的驳回应以书面作出，请求人如要求对请求的驳回须以书面作出，也应如此办理。驳回应说明其理由并介绍如何利用第 9 条所规定的复审程序。驳回应尽快并最迟在一个月之内作出，除非由于信息的复杂性而有必要延长这一时限，此种延长最多为提交请求后两个月应向请求人通报任何此种延长及延长的理由。

8. 每个缔约方均可允许自己的公共当局收取提供信息的费用，但收费不得超过合理的数额。准备收取信息提供费用的公共当局应向请求人提供一份可能收取的费用明细表，列出收费的情况和免收的情况，并说明在什么情况下需先收到预付款才提供信息。

## 第五条　收集和散发环境信息

1. 每个缔约方应确保：

（a）公共当局具备并更新与自身职能相关的环境信息；

（b）建立强制性的制度，保证公共当局能够充分了解拟议和正在进行的可能对环境造成重大影响的活动；

（c）在人类健康或环境面临人类活动或自然原因造成的任何迫在眉睫的威胁的情况下，公共当局立即毫不迟延地向可能受影响的公众散发所掌握的、一切能够帮助公众采取措施预防或减少此种威胁造成的损害的信息。

2. 每个缔约方应确保在国家立法的框架内公共当局以透明的方式向公众提供环境信息，确保环境信息得到切实有效的掌握，途经包括：

（a）向公众充分介绍有关公共当局所具备的环境信息的类型和范围、提供此种信息的基本规定和条件，以及获取这种信息的手续；

（b）建立和保持切合实际的安排，诸如：

（一）公开的清单、登记册或档案；

（二）要求官员帮助公众设法获取本公约规定的信息；以及

（三）确定联络点；并且

（c）免费提供以上（b）项（一）目所指清单登记册或档案中包含的环境信息。

3. 每个缔约方应确保逐步改用电子数据库这种便于公众通过公共电信网络检索的途径提供环境信息。以这种形式提供的信息应包括：

（a）以下第 4 款所指关于环境状况的报告；

（b）关于或有关环境的立法的文本；

（c）关于或有关环境的相应政策计划和方案及环境协定；以及

（d）以这种形式予以提供能够有助于适用旨在实施本公约的国家法律的其他信息，但以这种信息已经具备电子形式为前提。

4. 每个缔约方应按不超过三至四年的间隔定期发表和散发关于环境状况的国家报告，其中包括关于环境质量的信息和关于环境所受压力的信息。

5. 每个缔约方应在立法框架内采取措施散发各种有关材料，特别是：

（a）立法和政策文件，诸如各级政府编撰的关于环境方面的战略、政策、方案和行动计划的文件，以及关于实施这些战略、政策、方案和行动计划的进度报告；

（b）关于环境问题的国际条约、公约和协定；

（c）关于环境问题的其他相关的重要国际文件。

6. 每个缔约方应鼓励进行对环境造成重大影响的活动的人定期向公众通报其活动和产品的环境影响，适当情况下应在自愿性质的生态标记或生态审计办法框架内或用其他办法进行通报。

7. 每个缔约方应：

（a）公布其认为在制订重大环境政策建议方面具有相关意义和重要性的事实和关于这些事实的分析报告；

（b）公布或以其他方式提供关于其在本公约范围内的问题上与公众相互联系的说明材料；

（c）以适当的形式提供关于各级政府在环境方面履行公共职能或提供公共服务情况的信息。

8. 每个缔约方应建立机制，以便确保向公众提供充分的产品信息，使消费者能够在环境方面作出明智的选择。

9. 每个缔约方应采取步骤，在酌情考虑国际进程的前提下，逐步建立一个一致的、全国范围的污染清单或登记册系统，其基础应当是一个通过标准化的报告办法汇集的结构完善的、计算机化和对公众开放的数据库。这种系统可涵盖包括所用的水、能源和资源在内的一系列特定物质和产品从一系列特定活动向环境介质以及向就地和异地处理和处置地点的投入、释放和转移。

10. 本条的任何规定不得减损缔约方按照第四条第 3 款和第 4 款拒绝公开某些环境信息的权利。

### 第六条　公众参与有关具体活动的决策

1. 每个缔约方：

（a）应就关于是否准许进行附件一所列拟议活动的决定适用本条的规定；

（b）并应按照本国法律就关于未列入附件一、可能对环境产生重大影响的拟议活动的决定适用本条的规定。为此，缔约方应确定这种拟议活动是否适用这些规定；

（c）如果认为对于为国防目的服务的拟议活动适用本条的规定会对这种目的造成不利影响，则在国家法律有相应规定的情况下可逐案决定不对这种活动适用这些规定。

2. 在一项环境决策程序的初期，应充分、及时和有效地酌情以公告或个别通知的方式向所涉公众告知各种信息，特别是：

（a）说明拟议的活动以及有待决定的申请；

（b）说明可能作出的决定或决定草案的性质；

（c）说明负责作出这种决定的公共当局；

（d）说明所设想的程序，并且在能够提供的情况下包括：

（一）说明程序的启动；

（二）说明公众参与的机会；

（三）说明准备举行公开听证会的时间和地点；

（四）说明可以向哪个公共当局索取有关信息以及说明存放有关信息供公众查阅的地点；

（五）说明可以向哪个公共当局或任何其他官方机构提交意见或问题，以及说明转达意见或问题的时间安排；

（六）说明具备哪些与拟议活动相关的环境信息；

（e）说明对该活动要按国家或跨界环境影响评估程序办理。

3. 公众参与程序对于不同的阶段应有合理的时间范围，留出足够的时间以便按照以上第 2 款通知公众和让公众能够准备好有效参与环境决策。

4. 每个缔约方应安排公众及早参与，准备各种方案以供选择，并让公众能够有效参与。

5. 每个缔约方应酌情鼓励可能的申请人在申请审批之前，先确定所涉公众、进行讨论和提供信息说明申请目的。

6. 每个缔约方应要求主管的公共当局，在所涉公众根据国家法律规定提出要求的情况下，允许他们免费和尽快检索公众参与程序阶段所具备的、与本条所指的决策有关的信息，但缔约方按照第四条第 3 款和第 4 款拒绝公开某些信息的权利不受减损。在不减损第四条规定的前提下，有关信息至少应包括：

（a）关于拟议活动的地点以及物理特点和技术特点的说明，包括关于预计会产生的残余物和排放的估计；

（b）关于拟议活动对环境的重大影响的说明；

（c）关于设想采取哪些措施预防和/或减少包括排放在内的各种影响的说明；

（d）关于以上内容的非技术性的概述；

（e）关于申请人所研究过的主要替代办法的概要；

（f）根据国家立法在按照以上第 2 款应当通知所涉公众之时向公共当局交送的主要报告和咨询意见。

7. 公众参与程序应让公众能够以书面形式或酌情在公开听证会或对申请人的询问过程中提出其认为与拟议活动相关的任何意见、信息、分析或见解。

8. 每个缔约方应确保公众参与的结果在决策中得到应有的考虑。

9. 每个缔约方应确保，在公共当局作出决定后，及时按照适当程序通知公众。每个缔约方应允许公众查阅决定的案文并了解决定所依据的理由和考虑。

10. 每个缔约方应确保，在公共当局重新考虑或更新第 1 款所指活动实施条件时，酌情在作相应修改后适用本条第 2 款至第 9 款的规定。

11. 每个缔约方应在国家法律框架内，在可行和适当的前提下，就关于是否准许有目的有计划地将基因改变的有机体释放到环境中的做法的决定适用本条的规定。

### 第七条　公众参与环境方面的计划、方案和政策

每个缔约方应作出适当的实际安排和/或其他安排，在为公众提供了必要信息之后，让公众能够在一个透明和公平的框架内参与制订与环境有关的计划和方案。在这个框架内，应适用第六条第 3 款、第 4 款和第 8 款。有关公共当局应联系本

公约的目标，确定可参与的公众。在适当的前提下，每个缔约方应设法使公众有机会参与制订与环境有关的政策。

**第八条　公众参与拟订执行规章和/或有法律约束力的通用准则文书**

每个缔约方应大力促进公众能够在各种备选办法确定之前的一个适当阶段，有效参与公共当局拟订可能会对环境产生重大影响的执行规章和其他有法律约束力的通用准则文书的工作。为此，应采取下列步骤：

（a）确定足以有效参与的时间范围；

（b）发表或以其他方式公布规则草案；

（c）为公众提供机会，以直接或通过代表性的协商机构提出意见。

对公众参与的结果应尽可能给予考虑。

**第九条　诉诸法律**

1. 每个缔约方应在国家立法的框架内确保，任何人，凡认为自己按照第四条所提索取信息的请求被忽视、部分或全部被不当驳回、未得到充分答复或未得到该条所规定的处理，都能够得到法庭或依法设立的另一个独立公正的机构的复审。

如果缔约方规定可由法庭进行这种复审，应确保该人也能求助于法律规定的由公共当局重新考虑或法庭以外的独立公正机构进行复审的快速程序，这种程序应当是免费的或不昂贵的。

根据本条第 1 款所作的最终裁决对持有信息的公共当局具有约束力。至少在根据本款拒绝提供信息的情况下应书面说明理由。

2. 每个缔约方应在国家立法的框架内确保：

（a）具有充分利益的所涉公众；

（b）在缔约方行政诉讼法规定为一项先决条件的情况下，认定某项权利受到损害的所涉公众。

能够求助于法庭和/或依法设立的另一个独立公正的机构的复审程序，以便就第六条规定范围内的任何决定、作为或不作为在实质和程序上的合法性提出质疑，以及在国家法律有相应规定且不影响一下第 3 款的前提下，就本公约的其他有关规定在实质和程序上的合法性提出质疑。

界定充分利益及对权利的损害，应依照国家法律的规定并符合广泛让所涉公众能在本公约范围内诉诸法律的目标。为此，凡达到第二条第 5 款所指要求的任何非政府组织的利益应视为以上（a）项所指充分利益。这种组织也应被视为具有如以上（b）项所指可受到损害的权利。

本款的规定不排除诉诸行政当局初步复审程序的可能性，并且在国家法律有相应规定的情况下不影响关于先用尽行政复审程序然后再诉诸司法复审程序的规定。

3. 除此之外，并且在不影响以上第 1 款和第 2 款所指复审程序的前提下，每个缔约方应确保，只要符合国家法律可能规定的标准，公众即可诉诸行政程序或司法程序，以便就违反与环境有关的国家法律规定的个人和公共当局的作为和不作为提出质疑。

4. 除此之外，并且在不影响以上第 1 款的前提下，以上第 1 款、第 2 款和第 3 款所指程序应提供充分和有效的补救办法，酌情包括指令性的救济办法，这种程序应公正、公平、及时，且费用不致过于昂贵。本条之下的裁决应以书面作出或记录。法院的裁决以及可能情况下其他机构的裁决应予公布。

5. 为加强本条规定的有效性，每个缔约方应确保为公众提供关于诉诸行政复审程序和司法复审程序的信息，并应考虑建立适当的协助机制以消除或减少在诉诸司法方面的经济障碍和其他障碍。

### 第十条　缔约方会议

1. 第一次缔约方会议应不迟于本公约生效之日起一年举行。此后，应至少每隔两年举行一次缔约方常会，除非缔约方另有决定，或经任何缔约方书面请求另作安排，但该请求须在欧洲经济委员会执行秘书将其通报所有缔约方起六个月之内至少得到三分之一缔约方的支持。

2. 缔约方在会议上应根据缔约方的定期报告经常审查本公约的实施情况，并为此应：

（a）审查有关环境问题上获取信息、公众参与决策和诉诸法律的政策以及法律和方法上的方针，以期进一步加以改进；

（b）就一个或多个缔约方参加的、与本公约目的相关的双边和多边协定或其他安排的缔结和实施方面的经验交流信息；

（c）就与实现本公约目的相关的所有方面，酌情寻求欧洲经委会有关机构和其他主管国际机构和特定的委员会提供的服务；

（d）建立认为必要的附属机构；

（e）酌情拟订本公约的议定书；

（f）按照第十四条的规定审议并通过对本公约的修正案；

（g）审议并采取为实现本公约目的而可能需要采取的任何进一步行动；

（h）在第一次会议上审议并以协商一致通过缔约方会议和附属机构会议的议事规则；

（i）在第一次会议上审查在实施第五条第 9 款规定方面的经验，并审议需要采取哪些步骤以进一步完善该条所指的系统，同时要考虑到国际进程和情况发展，包括拟订一项可以附在本公约之后的关于污染释放和转移情况登记册或清单的适当文书。

3. 缔约方会议可在必要时在协商一致的基础上考虑建立资金安排。

4. 联合国及其专门机构和国际原子能机构，以及按照第十七条有资格签署本公约但尚未加入本公约的任何国家或区域经济一体化组织和本公约所涉领域内的任何合格政府间组织，应有权作为观察员参加缔约方会议。

5. 本公约所涉领域内的任何合格非政府组织，凡已将派员出席某次缔约方会议的愿望通知欧洲经济委员会执行秘书的，均应有权作为观察员参加该次会议，除非出席会议的至少三分之一缔约方表示反对。

6. 为以上第 4 款和第 5 款的目的，以上第 2 款（h）项所指议事规则应规定接纳程序的实际安排以及其他有关条件。

**第十一条　表　决　权**

1. 本公约每个缔约方有一票表决权，但以下第 2 款的规定除外。

2. 区域经济一体化组织在其主管范围内的事项上行使表决权，其票数等于该组织参加本公约的成员国的数目。若成员国行使表决权，则该组织不得行使表决权，反之亦然。

**第十二条　秘　书　处**

欧洲经济委员会执行秘书应履行下列秘书处职能：

（a）召集和筹备缔约方会议；

（b）向缔约方转交按照本公约的规定所收到的报告和其他信息；

（c）缔约方可能确定的其他职能。

**第十三条　附　　件**

本公约的附件是本公约的组成部分。

**第十四条　对本公约的修正**

1. 任何缔约方均可提出对本公约的修正。

2. 任何对本公约的拟议修正案应以书面提交欧洲经济委员会执行秘书，执行秘书应在拟议通过该修正案的缔约方会议召开前至少九十天将该修正案通报所有缔约方。

3. 缔约方应力求以协商一致就对本公约的任何拟议修正案达成协议。如果为达成协商一致作了一切努力但仍不能达成协议，作为最后办法，修正案应以出席会议并参加表决的缔约方三分之二多数票加以通过。

4. 按照以上第 3 款通过的对本公约的修正应由保存人转交所有缔约方批准、核准或接受。对本公约除附件外的各部分的修正，应于保存人收到至少四分之三缔约方批准、核准或接受通知书之后第九十天对这些批准、核准或接受修正的缔约方生效。此后，修正应于任何其他缔约方向保存人交存批准、核准或接受修正的文书之后第九十天对该缔约方生效。

5. 任何缔约方若不能核准一项对本公约某一附件的修正，应在收到关于通过修正案的通知之日起十二个月内将这一情况通知保存人。保存人应将收到的任何这种通知立即通报所有缔约方。缔约方可在任何时候以对修正的接受取代先前的通知，对这种附件的修正在该缔约方向保存人交存接受书后对其生效。

6. 以上第 4 款规定的保存人通报之日起的十二个月期限满期后，对某个附件的修正即对尚未按照以上第 5 款的规定通知保存人的缔约方生效，但以提交此种通知的缔约方不超过三分之一为限。

7. 为本条的目的，“出席并参加表决的缔约方”指出席并投赞成票或反对票的缔约方。

## 第十五条　审查遵守情况

缔约方会议应在协商一致基础上为审查本公约各项规定的遵守情况制定协商性质而非对抗性质和非司法性质的任择安排。这些安排应能保证适当的公众参与，可包括一项审议公众就与本公约相关的事项交送的函件的选择办法。

## 第十六条　解 决 争 端

1. 如果两个或多个缔约方之间就本公约的解释或适用产生争端，争端当事方应通过谈判或它们能够接受的任何其他解决争端的途径寻求解决办法。

2. 在签署、批准、接受、核准或加入本公约时，或在其后任何时候，缔约方可向保存人书面声明，对于未能按照以上第 1 款解决的争端，它接受将下列两种争端解决途径或其中之一，作为义务性的办法，用于解决与接受同样义务的任何缔约方的争端：

（a）将争端提交国际法院；

（b）按照附件二所列程序交付仲裁。

3. 如果争端的各个当事方对以上第 2 款所列两种争端解决途径均予接受，则争端必须提交国际法院，除非当事各方另有协议。

## 第十七条　签　　署

本公约应于 1998 年 6 月 25 日在奥胡斯（丹麦）、此后直至 1998 年 12 月 21 日在纽约联合国总部开放供签署，根据经济及社会理事会 1947 年 3 月 28 日第 36（IV）号决议第 8 段和第 11 段，凡欧洲经济委员会成员国以及在欧洲经济委员会具有咨商地位的国家均可签署符合以下条件的区域性经济一体化组织亦可签署；由欧洲经济委员会主权成员国家组成，这些成员国已将在本公约所涉事项上的权限、包括就这些事项缔结条约的权限移交该组织。

## 第十八条　保　存　人

联合国秘书长为本公约的保存人。

## 第十九条　批准接受核准和加入

1. 本公约须经业已签署的国家和区域经济一体化组织批准、接受或核准。

2. 本公约自 1998 年 12 月 22 日起开放供第十七条所指的国家和区域经济一体化组织加入。

3. 不在以上第 2 款所指之列的任何联合国会员国经缔约方会议核准，得加入本公约。

4. 第十七条所指的任何组织，如本身成为本公约缔约方而其任何成员均不是本公约缔约方，仍应受本公约规定的所有义务的约束。如果该组织的一个或多个成员国是本公约的缔约方，该组织及成员国应确定各自履行本公约之下的义务的责任。在这种情况下，该组织与其成员国不得同时行使本公约之下的权利。

5. 第十七条所指的区域经济一体化组织应在批准书、接受书、核准书或加入书中声明其在本公约所涉事项上的权限范围。这些组织还应将权限范围的任何重大改变通知保存人。

**第二十条 生 效**

1. 本公约应于第十六件批准书、接受书、核准书或加入书交存之日起九十天后发生效力。

2. 为以上第 1 款的目的，区域经济一体化组织交存的任何此类文书不计为在其成员国所交存的文书之外另行交存的文书。

3. 第十六件批准书、接受书、核准书或加入书交存之后批准、接受或核准本公约或加入本公约的第十七条所指的每个国家和组织，本公约应自该国或该组织交存批准书、接受书、核准书或加入书之日起九十天后对其发生效力。

**第二十一条 退 约**

本公约对一缔约方生效之日起三年后，该缔约方可随时以书面通知保存人退出本公约。保存人收到通知之日起九十天后退约即行生效。

**第二十二条 正 式 文 本**

本公约的英文、法文和俄文本具有同等效力，应交存联合国秘书长。

下列签署人经正式授权签署本公约，以资证明。

1998 年 6 月 25 日订于奥胡斯（丹麦）。

## 1.4 联合国《联合国环境规划署年鉴 2010》

（2010 年联合国环境规划署年鉴，摘录如下）

**重新构建国际环境治理机构**

根据决策权力的不同范围和场所，人们对“治理”（governance）这个术语有不同的定义。近来，许多影响个人和集体行为的管理功能都超越了政府的职权范围。因此，有人建议这样定义：“不论是在社会组织的什么层面，治理指的是进行公共事物——任何一个集体管理自己事情的权威规章制度和做法的总和”。构建国际环境治理机构（IEG）过程中最重要的推动力量包括各国政府、联合国及其专业机构等国际组织、民间团体、私营企业协会以及由政府、私营公司和民间团体组成的各种伙伴关系。构建国际环境管理机构的关键机构和机制，包括形式、结构和成员各不相同的大量政府间和非政府组织、政府和私营合作过程和行动计划等。

**超越政府的治理**

治理肯定和政府工作密切相关。但在过去 20 年里，政府治理模式一直得到新治理模式的推崇，在新治理模式里，非政府组织和私营部门是重要的伙伴。如认证等私营部门行业标准的持续增长，以及从地方到全球层面的公共-私营部门结成的伙伴关系，都清楚表明了这个趋势。

虽然当前政府仍然是最常见和最权威的管理机构，非政府组织和私营部门已经在政策制定和执行方面制定了许多行动计划，这些行动计划有助于实现环境保护和可持续发展等公共目标。我们从林业看到了公共-私营部门结成广泛伙伴关系的一些范例，如第三方认证、林产品标签和利益相关方分享权利。

生态系统管理模式，决策者需要为社会-生态系统制定和实施政策，预测后果，并评估成果。

## 1.5 联合国《全球可持续发展报告》

（2015 年 6 月 30 日联合国经济和社会事务部在可持续发展问题高级别政治论坛上发布，摘录如下）

### 第六章　特殊情况的国家

1. 鼓励科研人员和决策者之间的讨论和审议。

2. 政府要实施监控和审查，必须确保国家数据和统计数据的准确性和有效性，要提高数据的国际评估和分析水平，要注意内部和跨区域科学政策的共享和合作，鼓励可持续发展。

3. 可持续发展的概念要与传统社区相连接，政策制定者要建立科学家和利益相关者的有效沟通和交流渠道，特别是社区和决策者、公民社会和决策者的沟通，要将不同的观点和新兴科学作为研究的基础。

4. 决策者和研究人员之间要建立长期的互动和对话机制，要考虑地理特异性和强调重点贸易和基础设施。

5. 科学家要能很好地理解政策流程以及更有效的交流研究成果，政府要建立国际网络，如 2014 年的国际科学理事会。

6. 最不发达国家要重点加强 STI 系统的建立，要加强科学家和决策者的能力建设活动，要进一步评估和加强全球伙伴关系。

7. 要建立长期规划制度，这有助于决策者和科学家缩小时间范围。

### 第七章　政策制定者要注意的科学问题

1.“开放”就是对现行模式（地方、国家、区域、全球）进行分析和讨论。

2. GSDR 的未来版本可能使用开放众包和开放呼吁作为选择性的起点，系统的研究和分析，可以实施传统的专家小组模式和现有的联合国系统机制，来识别出现的问题。

3. 为了获得更多的新兴经济问题，需要进行社会制度和技术变革，有必要扩大外联工作。

4. 针对不同语言社区的输入差异，有必要畅通多种语言的输入通道，建立联合国系统机制的多元化格局，确定可持续发展创新的大数据应用程序范围。

### 第八章　新数据可持续监测方法在非洲的开发进度

1. 通过面谈和移动设备收集数据，通过手机、短信和互联网收集数据。

2. 利用大数据包。如手机数据、卫星数据。

3. 采用集成数据的新方法。可以集成多个数据源，集成地理信息，集成气候信息，综合环境经济账户，创新共享数据的新方法，提供数据对接。

4. 要在非洲扩大创新。新方法可以覆盖数据的空白区域；通过在非洲提供新的移动电话，提高普及率和监控的机会；要继续增加地理空间信息；在非洲执行高质量的影响评估方法，使决策者受益于这种研究成果；国家所有权和能力建设将是关，要实现数据的创新；国家需要获得关于新技术的咨询和工具；要创新支持数据，要有稳定、定期和可预测的资金。

## 1.6　联合国《变革我们的世界：2030 年可持续发展议程》

（2015 年 9 月 25 日联合国召开“联合国可持续发展峰会”通过，全文如下）

### 序　　言

本议程是为人类、地球与繁荣制定的行动计划。它还旨在加强世界和平与自由。我们认识到，消除一切形式和表现的贫困，包括消除极端贫困，是世界最大的挑战，也是实现可持续发展必不可少的要求。

所有国家和所有利益攸关方将携手合作，共同执行这一计划。我们决心让人类摆脱贫困和匮乏，让地球治愈创伤并得到保护。我们决心大胆采取迫切需要的变革步骤，让世界走上可持续且具有恢复力的道路。在踏上这一共同征途时，我们保证，绝不让任何一个人掉队。

我们今天宣布的 17 个可持续发展目标和 169 个具体目标展现了这个新全球议程

的规模和雄心。这些目标寻求巩固发展千年发展目标，完成千年发展目标尚未完成的事业。它们要让所有人享有人权，实现性别平等，增强所有妇女和女童的权能。它们是整体的，不可分割的，并兼顾了可持续发展的三个方面：经济、社会和环境。

这些目标和具体目标将促使人们在今后 15 年内，在那些对人类和地球至关重要的领域中采取行动。

**人类**

我们决心消除一切形式和表现的贫困与饥饿，让所有人平等和有尊严地在一个健康的环境中充分发挥自己的潜能。

**地球**

我们决心阻止地球的退化，包括以可持续的方式进行消费和生产，管理地球的自然资源，在气候变化问题上立即采取行动，使地球能够满足今世后代的需求。

**繁荣**

我们决心让所有的人都过上繁荣和充实的生活，在与自然和谐相处的同时实现经济、社会和技术进步。

**和平**

我们决心推动创建没有恐惧与暴力的和平、公正和包容的社会。没有和平，就没有可持续发展；没有可持续发展，就没有和平。

**伙伴关系**

我们决心动用必要的手段来执行这一议程，本着加强全球团结的精神，在所有国家、所有利益攸关方和全体人民参与的情况下，恢复全球可持续发展伙伴关系的活力，尤其注重满足最贫困最脆弱群体的需求。

各项可持续发展目标是相互关联和相辅相成的，对于实现新议程的宗旨至关重要。如果能在议程述及的所有领域中实现我们的雄心，所有人的生活都会得到很大改善，我们的世界会变得更加美好。

## 宣　言

**导言**

1. 我们，在联合国成立七十周年之际于 2015 年 9 月 25 日至 27 日会聚在纽约联合国总部的各国的国家元首、政府首脑和高级别代表，于今日制定了新的全球可持续发展目标。

2. 我们代表我们为之服务的各国人民，就一套全面、意义深远和以人为中心的具有普遍性和变革性的目标和具体目标，做出了一项历史性决定。我们承诺做出不懈努力，使这一议程在 2030 年前得到全面执行。我们认识到，消除一切形式和表现的贫困，包括消除极端贫困，是世界的最大挑战，对实现可持续发展必不可少。我们决心采用统筹兼顾的方式，从经济、社会和环境这三个方面实现可持续发展。我们还将在巩固实施千年发展目标成果的基础上，争取完成它们尚未完成的事业。

3. 我们决心在现在到2030年的这一段时间内，在世界各地消除贫困与饥饿；消除各个国家内和各个国家之间的不平等；建立和平、公正和包容的社会；保护人权和促进性别平等，增强妇女和女童的权能；永久保护地球及其自然资源。我们还决心创造条件，实现可持续、包容和持久的经济增长，让所有人分享繁荣并拥有体面工作，同时顾及各国不同的发展程度和能力。

4. 在踏上这一共同征途时，我们保证，绝不让任何一个人掉队。我们认识到，人必须有自己的尊严，我们希望实现为所有国家、所有人民和所有社会阶层制定的目标和具体目标。我们将首先尽力帮助落在最后面的人。

5. 这是一个规模和意义都前所未有的议程。它顾及各国不同的国情、能力和发展程度，尊重各国的政策和优先事项，因而得到所有国家的认可，并适用于所有国家。这些目标既是普遍性的，也是具体的，涉及每一个国家，无论它是发达国家还是发展中国家。它们是整体的，不可分割的，兼顾了可持续发展的三个方面。

6. 这些目标和具体目标是在同世界各地的民间社会和其他利益攸关方进行长达两年的密集公开磋商和意见交流、尤其是倾听最贫困最弱势群体的意见后提出的。磋商也参考借鉴了联合国大会可持续发展目标开放工作组和联合国开展的重要工作。联合国秘书长于2014年12月就此提交了一份总结报告。

**愿景**

7. 我们通过这些目标和具体目标提出了一个雄心勃勃的变革愿景。我们要创建一个没有贫困、饥饿、疾病、匮乏并适于万物生存的世界。一个没有恐惧与暴力的世界。一个人人都识字的世界。一个人人平等享有优质大中小学教育、卫生保健和社会保障以及心身健康和社会福利的世界。一个我们重申我们对享有安全饮用水和环境卫生的人权的承诺和卫生条件得到改善的世界。一个有充足、安全、价格低廉和营养丰富的粮食的世界。一个有安全、充满活力和可持续的人类居住地的世界和一个人人可以获得价廉、可靠和可持续能源的世界。

8. 我们要创建一个普遍尊重人权和人的尊严、法治、公正、平等和非歧视，尊重种族、民族和文化多样性，尊重机会均等以充分发挥人的潜能和促进共同繁荣的世界。一个注重对儿童投资和让每个儿童在没有暴力和剥削的环境中成长的世界。一个每个妇女和女童都充分享有性别平等和一切阻碍女性权能的法律、社会和经济障碍都被消除的世界。一个公正、公平、容忍、开放、有社会包容性和最弱势群体的需求得到满足的世界。

9. 我们要创建一个每个国家都实现持久、包容和可持续的经济增长和每个人都有体面工作的世界。一个以可持续的方式进行生产、消费和使用从空气到土地、从河流、湖泊和地下含水层到海洋的各种自然资源的世界。一个有可持续发展、包括持久的包容性经济增长、社会发展、环境保护和消除贫困与饥饿所需要的民主、良政和法治，并有有利的国内和国际环境的世界。一个技术研发和应用顾及对气候的影响、维护生物多样性和有复原力的世界。一个人类与大自然和谐共处，野生动植物和其他物种得到保护的世界。

**共同原则和承诺**

10. 新议程依循《联合国宪章》的宗旨和原则，充分尊重国际法。它以《世界人权宣言》、国际人权条约、《联合国千年宣言》和 2005 年世界首脑会议成果文件为依据，并参照了《发展权利宣言》等其他文书。

11. 我们重申联合国所有重大会议和首脑会议的成果，因为它们为可持续发展奠定了坚实基础，帮助勾画这一新议程。这些会议和成果包括《关于环境与发展的里约宣言》、可持续发展问题世界首脑会议、社会发展问题世界首脑会议、《国际人口与发展会议行动纲领》、《北京行动纲要》和联合国可持续发展大会。我们还重申这些会议的后续行动，包括以下会议的成果：第四次联合国最不发达国家问题会议、第三次小岛屿发展中国家问题国际会议、第二次联合国内陆发展中国家问题会议和第三次联合国世界减灾大会。

12. 我们重申《关于环境与发展的里约宣言》的各项原则，特别是宣言原则 7 提出的共同但有区别的责任原则。

13. 这些重大会议和首脑会议提出的挑战和承诺是相互关联的，需要有统筹解决办法。要有新的方法来有效处理这些挑战。在实现可持续发展方面，消除一切形式和表现的贫困，消除国家内和国家间的不平等，保护地球，实现持久、包容和可持续的经济增长和促进社会包容，是相互关联和相辅相成的。

**当今所处的世界**

14. 我们的会议是在可持续发展面临巨大挑战之际召开的。我们有几十亿公民仍然处于贫困之中，生活缺少尊严。国家内和国家间的不平等在增加。机会、财富和权力的差异十分悬殊。性别不平等仍然是一个重大挑战。失业特别是青年失业，是一个令人担忧的重要问题。全球性疾病威胁、越来越频繁和严重的自然灾害、不断升级的冲突、暴力极端主义、恐怖主义和有关的人道主义危机以及被迫流离失所，有可能使最近数十年取得的大部分发展进展功亏一篑。自然资源的枯竭和环境退化产生的不利影响，包括荒漠化、干旱、土地退化、淡水资源缺乏和生物多样性丧失，使人类面临的各种挑战不断增加和日益严重。气候变化是当今时代的最大挑战之一，它产生的不利影响削弱了各国实现可持续发展的能力。全球升温、海平面上升、海洋酸化和其他气候变化产生的影响，严重影响到沿岸地区和低洼沿岸国家，包括许多最不发达国家和小岛屿发展中国家。许多社会和各种维系地球的生物系统的生存受到威胁。

15. 但这也是一个充满机遇的时代。应对许多发展挑战的工作已经取得了重大进展，已有千百万人民摆脱了极端贫困。男女儿童接受教育的机会大幅度增加。信息和通信技术的传播和世界各地之间相互连接的加强在加快人类进步方面潜力巨大，消除数字鸿沟，创建知识社会，医药和能源等许多领域中的科技创新也有望起到相同的作用。

16. 千年发展目标是在近十五年前商定的。这些目标为发展确立了一个重要框架，已经在一些重要领域中取得了重大进展。但是各国的进展参差不齐，非洲、最不发达国家、内陆发展中国家和小岛屿发展中国家尤其如此，一些千年发展目标仍未实现，特别是那些涉及孕产妇、新生儿和儿童健康的目标和涉及生殖健康的目标。我们承诺全面实现所有千年发展目标，包括尚未实现的目标，特别是根据相关支助方案，重点为最不发达国家和其他特殊处境国家提供更多援助。新议程巩固发展了千年发展目标，力求完成没有完成的目标，特别是帮助最弱势群体。

17. 但是，我们今天宣布的框架远远超越了千年发展目标。除了保留消贫、保健、教育和粮食安全和营养等发展优先事项外，它还提出了各种广泛的经济、社会和环境目标。它还承诺建立更加和平、更加包容的社会。重要的是，它还提出了执行手段。新的目标和具体目标相互紧密关联，有许多贯穿不同领域的要点，体现了我们决定采用统筹做法。

**新议程**

18. 我们今天宣布 17 个可持续发展目标以及 169 个相关具体目标，这些目标是一个整体，不可分割。世界各国领导人此前从未承诺为如此广泛和普遍的政策议程共同采取行动和做出努力。我们正共同走上可持续发展道路，集体努力谋求全球发展，开展为世界所有国家和所有地区带来巨大好处的“双赢”合作。我们重申，每个国家永远对其财富、自然资源和经济活动充分拥有永久主权，并应该自由行使这一主权。我们将执行这一议程，全面造福今世后代所有人。在此过程中，我们重申将维护国际法，并强调，将采用信守国际法为各国规定的权利和义务的方式来执行本议程。

19. 我们重申《世界人权宣言》以及其他涉及人权和国际法的国际文书的重要性。我们强调，所有国家都有责任根据《联合国宪章》尊重、保护和促进所有人的人权和基本自由，不分其种族、肤色、性别、语言、宗教、政治或其他见解、国籍或社会出身、财产、出生、残疾或其他身份等任何区别。

20. 实现性别平等和增强妇女和女童权能将大大促进我们实现所有目标和具体目标。如果人类中有一半人仍然不能充分享有人权和机会，就无法充分发挥人的潜能和实现可持续发展。妇女和女童必须能平等地接受优质教育，获得经济资源和参政机会，并能在就业、担任各级领导和参与决策方面，享有与男子和男童相同的机会。我们将努力争取为缩小两性差距大幅增加投入，在性别平等和增强妇女权能方面，在全球、区域和国家各级进一步为各机构提供支持。将消除对妇女和女童的一切形式歧视和暴力，包括通过让男子和男童参与。在执行本议程过程中，必须有系统地顾及性别平等因素。

21. 新的目标和具体目标将在 2016 年 1 月 1 日生效，是我们在今后十五年内决策的指南。我们会在考虑到本国实际情况、能力和发展程度的同时，依照本国的政策和优先事项，努力在国家、区域和全球各级执行本议程。我们将在继续依循相关国际规则和承诺的同时，保留国家政策空间，以促进持久、包容和可持续的经济增长，特别是发展中国家的增长。我们同时承认区域和次区域因素、区域经济一体化和区域经济关联性在可持续发展过程中的重要性。区域和次区域框架有助于把可持续发展政策切实变为各国的具体行动。

22. 每个国家在寻求可持续发展过程中都面临具体的挑战。尤其需要关注最脆弱国家，特别是非洲国家、最不发达国家、内陆发展中国家和小岛屿发展中国家，也要关注冲突中和冲突后国家。许多中等收入国家也面临重大挑战。

23. 必须增强弱势群体的权能。其需求被列入本议程的人包括所有的儿童、青年、残疾人（他们有 80%的人生活在贫困中）、艾滋病毒/艾滋病感染者、老人、土著居民、难民和境内流离失所者以及移民。我们决心根据国际法进一步采取有效措施和行动，消除障碍和取消限制，进一步提供支持，满足生活在有复杂的人道主义紧急情况地区和受恐怖主义影响地区人民的需求。

24. 我们承诺消除一切形式和表现的贫困，包括到 2030 年时消除极端贫困。必须让所有人的生活达到基本标准，包括通过社会保障体系做到这一点。我们决心优先消除饥饿，实现粮食安全，并决心消除一切形式的营养不良。我们为此重申世界粮食安全委员会需要各方参与并发挥重要作用，欢迎《营养问题罗马宣言》和《行动框架》。我们将把资源用于发展中国家的农村地区和可持续农业与渔业，支持发展中国家、特别是最不发达国家的小户农民（特别是女性农民）、牧民和渔民。

25. 我们承诺在各级提供包容和平等的优质教育——幼儿教育、小学、中学和大学教育、技术和职业培训。所有人，特别是处境困难者，无论性别、年龄、种族、族裔为何，无论残疾人、移民还是土著居民，无论儿童还是青年，都应有机会终身获得教育，掌握必要知识和技能，充分融入社会。我们将努力为儿童和青年提供一个有利于成长的环境，让他们充分享有权利和发挥能力，帮助各国享受人口红利，包括保障学校安全，维护社区和家庭的和谐。

26. 为了促进身心健康，延长所有人的寿命，我们必须实现全民健康保险，让人们获得优质医疗服务，不遗漏任何人。我们承诺加快迄今在减少新生儿、儿童和孕产妇死亡率方面的进展，到 2030 年时将所有可以预防的死亡减至零。我们承诺让所有人获得性保健和生殖保健服务，包括计划生育服务，提供信息和教育。

我们还会同样加快在消除疟疾、艾滋病毒/艾滋病、肺结核、肝炎、埃博拉和其他传染疾病和流行病方面的进展，包括处理抗生素耐药性不断增加的问题和在发展中国家肆虐的疾病得不到关注的问题。我们承诺预防和治疗非传染性疾病，包括行为、发育和神经系统疾病，因为它们是对可持续发展的一个重大挑战。

27. 我们将争取为所有国家建立坚实的经济基础。实现繁荣必须有持久、包容和可持续的经济增长。只有实现财富分享，消除收入不平等，才能有经济增长。我们将努力创建有活力、可持续、创新和以人为中心的经济，促进青年就业和增强妇女经济权能，特别是让所有人都有体面工作。我们将消灭强迫劳动和人口贩卖，消灭一切形式的童工。劳工队伍身体健康，受过良好教育，拥有从事让人身心愉快的生产性工作的必要知识和技能，并充分融入社会，将会使所有国家受益。我们将加强所有最不发达国家所有行业的生产能力，包括进行结构改革。我们将采取政策提高生产能力、生产力和生产性就业；为贫困和低收入者提供资金；发展可持续农业、牧业和渔业；实现可持续工业发展；让所有人获得价廉、可靠、可持续的现代能源服务；建立可持续交通系统，建立质量高和复原能力强的基础设施。

28. 我们承诺从根本上改变我们的社会生产和消费商品及服务的方式。各国政府、国际组织、企业界和其他非国家行为体和个人必须协助改变不可持续的生产和消费模式，包括推动利用所有来源提供财务和技术援助，加强发展中国家的科学技术能力和创新能力，以便采用更可持续的生产和消费模式。我们鼓励执行《可持续消费和生产模式方案十年框架》。所有国家都要采取行动，发达国家要发挥带头作用，同时要考虑到发展中国家的发展水平和能力。

29. 我们认识到，移民对包容性增长和可持续发展作出了积极贡献。我们还认识到，跨国移民实际上涉及多种因素，对于原籍国、过境国和目的地国的发展具有重大影响，需要有统一和全面的对策。我们将在国际上开展合作，确保安全、有序的定期移民，充分尊重人权，无论移民状况如何都人道地对待移民，并人道地对待难民和流离失所者。这种合作应能加强收容难民的社区、特别是发展中国家收容社区的活力。我们强调移民有权返回自己的原籍国，并忆及各国必须以适当方式接受回返的本国国民。

30. 我们强烈敦促各国不颁布和实行任何不符合国际法和《联合国宪章》，阻碍各国、特别是发展中国家全面实现经济和社会发展的单方面经济、金融或贸易措施。

31. 我们确认《联合国气候变化框架公约》是谈判确定全球气候变化对策的首要国际政府间论坛。我们决心果断应对气候变化和环境退化带来的威胁。气候变化是全球性的，要开展最广泛的国际合作来加速解决全球温室气体减排和适应问题以应对气候变化的不利影响。我们非常关切地注意到，《公约》缔约方就到

2020 年全球每年温室气体排放量作出的减缓承诺的总体效果与可能将全球平均温升控制在比实现工业化前高 2 或 1.5 摄氏度之内而需要达到的整体排放路径相比，仍有巨大的差距。

32. 展望将于巴黎举行的第二十一次缔约方大会，我们特别指出，所有国家都承诺努力达成一项有雄心的、普遍适用的气候协定。我们重申，《公约》之下对所有缔约方适用的议定书、另一份法律文书或有某种法律约束力的议定结果，应平衡减缓、适应、资金、技术开发与转让、能力建设以及行动和支持的透明度等问题。

33. 我们确认，社会和经济发展离不开对地球自然资源的可持续管理。因此，我们决心保护和可持续利用海洋、淡水资源以及森林、山地和旱地，保护生物多样性、生态系统和野生动植物。我们还决心促进可持续旅游，解决缺水和水污染问题，加强在荒漠化、沙尘暴、土地退化和干旱问题上的合作，加强灾后恢复能力和减少灾害风险。

34. 我们确认，可持续的城市发展和管理对于我们人民的生活质量至关重要。我们将同地方当局和社区合作，规划我们的城市和人类住区，重新焕发它们的活力，以促进社区凝聚力和人身安全，推动创新和就业。我们将减少由城市活动和危害人类健康和环境的化学品所产生的不利影响，包括以对环境无害的方式管理和安全使用化学品，减少废物，回收废物和提高水和能源的使用效率。我们将努力把城市对全球气候系统的影响降到最低限度。我们还会在我们的国家、农村和城市发展战略与政策中考虑到人口趋势和人口预测。我们对即将在基多举行的第三次联合国住房与可持续城市发展会议充满期待。

35. 没有和平与安全，可持续发展无法实现；没有可持续发展，和平与安全也将面临风险。新议程确认，需要建立和平、公正和包容的社会，在这一社会中，所有人都能平等诉诸法律，人权（包括发展权）得到尊重，在各级实行有效的法治和良政，并有透明、有效和负责的机构。本议程论及各种导致暴力、不安全与不公正的因素，如不平等、腐败、治理不善以及非法的资金和武器流动。我们必须加倍努力，解决或防止冲突，向冲突后国家提供支持，包括确保妇女在建设和平和国家建设过程中发挥作用。我们呼吁依照国际法进一步采取有效的措施和行动，消除处于殖民统治和外国占领下的人民充分行使自决权的障碍，因为这些障碍影响到他们的经济和社会发展，以及他们的环境。

36. 我们承诺促进不同文化间的理解、容忍、相互尊重，确立全球公民道德和责任共担。我们承认自然和文化多样性，认识到所有文化与文明都能推动可持续发展，是可持续发展的重要推动力。

37. 体育也是可持续发展的一个重要推动力。我们确认，体育对实现发展与和平的贡献越来越大，因为体育促进容忍和尊重，增强妇女和青年、个人和社区的权能，有助于实现健康、教育和社会包容方面的目标。

38. 我们根据《联合国宪章》重申尊重各国的领土完整和政治独立的必要性。

**执行手段**

39. 新议程规模宏大，雄心勃勃，因此需要恢复全球伙伴关系的活力，以确保它得到执行。我们将全力以赴。这一伙伴关系将发扬全球团结一致的精神，特别是要与最贫困的人和境况脆弱的人同舟共济。这一伙伴关系将推动全球高度参与，把各国政府、私营部门、民间社会、联合国系统和其他各方召集在一起，调动现有的一切资源，协助落实所有目标和具体目标。

40. 目标17和每一个可持续发展目标下关于执行手段的具体目标是实现我们议程的关键，它们对其他目标和具体目标也同样重要。我们可以在 2015 年 7 月 13 日至 16 日在亚的斯亚贝巴举行的第三次发展筹资国际会议成果文件提出的具体政策和行动的支持下，在重振活力的可持续发展全球伙伴关系框架内实现本议程，包括可持续发展目标。我们欢迎大会核可作为2030年可持续发展议程组成部分的《亚的斯亚贝巴行动议程》。我们确认，全面执行《亚的斯亚贝巴行动议程》对于实现可持续发展目标和具体目标至关重要。

41. 我们确认各国对本国经济和社会发展负有首要责任。新议程阐述了落实各项目标和具体目标所需要的手段。我们确认，这些手段包括调动财政资源，开展能力建设，以优惠条件向发展中国家转让对环境无害的技术，包括按照相互商定的减让和优惠条件进行转让。国内和国际公共财政将在提供基本服务和公共产品以及促进从其他来源筹资方面起关键作用。我们承认，私营部门——从微型企业、合作社到跨国公司——民间社会组织和慈善组织将在执行新议程方面发挥作用。

42. 我们支持实施相关的战略和行动方案，包括《伊斯坦布尔宣言和行动纲领》、《小岛屿发展中国家快速行动方式（萨摩亚途径）》、《内陆发展中国家2014-2024年十年维也纳行动纲领》，重申必须支持非洲联盟2063年议程和非洲发展新伙伴关系方案，因为它们都是新议程的组成部分。我们认识到，在冲突和冲突后国家实现持久和平与可持续发展面临很大挑战。

43. 我们强调，国际公共资金对各国筹集国内公共资源的努力发挥着重要补充作用，对国内资源有限的最贫困和最脆弱国家而言尤其如此。国际公共资金包括官方发展援助的一个重要用途是促进从其他公共和私人来源筹集更多的资源。官方发展援助提供方再次作出各自承诺，包括许多发达国家承诺实现对发展中国家的官方发展援助占其国民总收入的 0.7%，对最不发达国家的官方发展援助占其国民总收入的 0.15%～0.20%的目标。

44. 我们确认，国际金融机构必须按照其章程支持各国、特别是发展中国家享有政策空间。我们承诺扩大和加强发展中国家——包括非洲国家、最不发达国家、内陆发展中国家、小岛屿发展中国家和中等收入国家——在国际经济决策、规范制定和全球经济治理方面的话语权和参与度。

45. 我们还确认，各国议会在颁布法律、制定预算和确保有效履行承诺方面发挥重要作用。各国政府和公共机构还将与区域和地方当局、次区域机构、国际机构、学术界、慈善组织、志愿团体以及其他各方密切合作，开展执行工作。

46. 我们着重指出，一个资源充足、切合实际、协调一致、高效率和高成效的联合国系统在支持实现可持续发展目标和可持续发展方面发挥着重要作用并拥有相对优势。我们强调，必须加强各国在国家一级的自主权和领导权，并支持经社理事会目前就联合国发展系统在本议程中的长期地位问题开展的对话。

**后续落实和评估**

47. 各国政府主要负责在今后 15 年内落实和评估国家、区域和全球各级落实各项目标和具体目标的进展。为了对我们的公民负责，我们将按照本议程和《亚的斯亚贝巴行动议程》的规定，系统进行各级的后续落实和评估工作。联合国大会和经社理事会主办的高级别政治论坛将在监督全球的后续落实和评估工作方面起核心作用。

48. 我们正在编制各项指标，以协助开展这项工作。我们需要优质、易获取、及时和可靠的分类数据，帮助衡量进展情况，不让任何一个人掉队。这些数据对决策至关重要。应尽可能利用现有报告机制提供的数据和资料。我们同意加紧努力，加强发展中国家，特别是非洲国家、最不发达国家、内陆发展中国家、小岛屿发展中国家和中等收入国家的统计能力。我们承诺制定更广泛的衡量进展的方法，对国内生产总值这一指标进行补充。

**行动起来，变革我们的世界**

49. 七十年前，老一代世界领袖齐聚一堂，创建了联合国。他们在世界四分五裂的情况下，在战争的废墟中创建了联合国，确立了本组织必须依循和平、对话和国际合作的价值观。《联合国宪章》就是这些价值观至高无上的体现。

50. 今天，我们也在作出具有重要历史意义的决定。我们决心为所有人，包括为数百万被剥夺机会而无法过上体面、有尊严、有意义的生活和无法充分发挥潜力的人，建设一个更美好的未来。我们可以成为成功消除贫困的第一代人；我们也可能是有机会拯救地球的最后一代人。如果我们能够实现我们的目标，那么世界将在 2030 年变得更加美好。

51. 我们今天宣布的今后十五年的全球行动议程，是二十一世纪人类和地球的章程。儿童和男女青年是变革的重要推动者，他们将在新的目标中找到一个平台，用自己无穷的活力来创造一个更美好的世界。

52. “我联合国人民”是《联合国宪章》的开篇名言。今天踏上通往 2030 年征途的，正是“我联合国人民”。与我们一起踏上征途的有各国政府及议会、联合国系统和其他国际机构、地方当局、土著居民、民间社会、工商业和私营部门、科学和学术界，还有全体人民。数百万人已经参加了这一议程的制定并将其视为自己的议程。这是一个民有、民治和民享的议程，我们相信它一定会取得成功。

53. 我们把握着人类和地球的未来。今天的年轻人也把握着人类和地球的未来，他们会把火炬继续传下去。我们已经绘制好可持续发展的路线，接下来要靠我们大家来圆满完成这一征程，并保证不会丧失已取得的成果。

## 可持续发展目标和具体目标

54. 在进行各方参与的政府间谈判后，我们根据可持续发展目标开放工作组的建议（建议起首部分介绍了建议的来龙去脉），商定了下列目标和具体目标。

55. 可持续发展目标和具体目标是一个整体，不可分割，是全球性和普遍适用的，兼顾各国的国情、能力和发展水平，并尊重各国的政策和优先事项。具体目标是人们渴望达到的全球性目标，由各国政府根据国际社会的总目标，兼顾本国国情制定。各国政府还将决定如何把这些激励人心的全球目标列入本国的规划工作、政策和战略。必须认识到，可持续发展与目前在经济、社会和环境领域中开展的其他相关工作相互关联。

56. 我们在确定这些目标和具体目标时认识到，每个国家都面临实现可持续发展的具体挑战，我们特别指出最脆弱国家，尤其是非洲国家、最不发达国家、内陆发展中国家和小岛屿发展中国家面临的具体挑战，以及中等收入国家面临的具体挑战。我们还要特别关注陷入冲突的国家。

57. 我们认识到，仍无法获得某些具体目标的基线数据，我们呼吁进一步协助加强会员国的数据收集和能力建设工作，以便在缺少这类数据的国家制定国家和全球基线数据。我们承诺将填补数据收集的空白，以便在掌握更多信息的情况下衡量进展，特别是衡量那些没有明确数字指标的具体目标的进展。

58. 我们鼓励各国在其他论坛不断作出努力，处理好可能对执行本议程构成挑战的重大问题；并且尊重这些进程的独立授权。我们希望议程和议程的执行工作支持而不是妨碍其他这些进程以及这些进程作出的决定。

59. 我们认识到，每一国家可根据本国国情和优先事项，采用不同的方式、愿景、模式和手段来实现可持续发展；我们重申，地球及其生态系统是我们共同的家园，“地球母亲”是许多国家和地区共同使用的表述。

**目标 1. 在全世界消除一切形式的贫困**

1.1 到 2030 年，在全球所有人口中消除极端贫困，极端贫困目前的衡量标准是每人每日生活费不足 1.25 美元

1.2 到 2030 年，按各国标准界定的陷入各种形式贫困的各年龄段男女和儿童至少减半

1.3 执行适合本国国情的全民社会保障制度和措施，包括最低标准，到 2030 年在较大程度上覆盖穷人和弱势群体

1.4　到 2030 年，确保所有男女，特别是穷人和弱势群体，享有平等获取经济资源的权利，享有基本服务，获得对土地和其他形式财产的所有权和控制权，继承遗产，获取自然资源、适当的新技术和包括小额信贷在内的金融服务

1.5　到 2030 年，增强穷人和弱势群体的抵御灾害能力，降低其遭受极端天气事件和其他经济、社会、环境冲击和灾害的概率和易受影响程度

1.a　确保从各种来源，包括通过加强发展合作充分调集资源，为发展中国家、特别是最不发达国家提供充足、可预见的手段以执行相关计划和政策，消除一切形式的贫困

1.b　根据惠及贫困人口和顾及性别平等问题的发展战略，在国家、区域和国际层面制定合理的政策框架，支持加快对消贫行动的投资

**目标 2. 消除饥饿，实现粮食安全，改善营养状况和促进可持续农业**

2.1　到 2030 年，消除饥饿，确保所有人，特别是穷人和弱势群体，包括婴儿，全年都有安全、营养和充足的食物

2.2　到 2030 年，消除一切形式的营养不良，包括到 2025 年实现 5 岁以下儿童发育迟缓和消瘦问题相关国际目标，解决青春期少女、孕妇、哺乳期妇女和老年人的营养需求

2.3　到 2030 年，实现农业生产力翻倍和小规模粮食生产者，特别是妇女、土著居民、农户、牧民和渔民的收入翻番，具体做法包括确保平等获得土地、其他生产资源和要素、知识、金融服务、市场以及增值和非农就业机会

2.4　到 2030 年，确保建立可持续粮食生产体系并执行具有抗灾能力的农作方法，以提高生产力和产量，帮助维护生态系统，加强适应气候变化、极端天气、干旱、洪涝和其他灾害的能力，逐步改善土地和土壤质量

2.5　到 2020 年，通过在国家、区域和国际层面建立管理得当、多样化的种子和植物库，保持种子、种植作物、养殖和驯养的动物及与之相关的野生物种的基因多样性；根据国际商定原则获取及公正、公平地分享利用基因资源和相关传统知识产生的惠益

2.a　通过加强国际合作等方式，增加对农村基础设施、农业研究和推广服务、技术开发、植物和牲畜基因库的投资，以增强发展中国家，特别是最不发达国家的农业生产能力

2.b　根据多哈发展回合授权，纠正和防止世界农业市场上的贸易限制和扭曲，包括同时取消一切形式的农业出口补贴和具有相同作用的所有出口措施

2.c　采取措施，确保粮食商品市场及其衍生工具正常发挥作用，确保及时获取包括粮食储备量在内的市场信息，限制粮价剧烈波动

**目标 3. 确保健康的生活方式，促进各年龄段人群的福祉**

3.1　到 2030 年，全球孕产妇每 10 万例活产的死亡率降至 70 人以下

3.2 到 2030 年，消除新生儿和 5 岁以下儿童可预防的死亡，各国争取将新生儿每 1000 例活产的死亡率至少降至 12 例，5 岁以下儿童每 1000 例活产的死亡率至少降至 25 例

3.3 到 2030 年，消除艾滋病、结核病、疟疾和被忽视的热带疾病等流行病，抗击肝炎、水传播疾病和其他传染病

3.4 到 2030 年，通过预防、治疗及促进身心健康，将非传染性疾病导致的过早死亡减少三分之一

3.5 加强对滥用药物包括滥用麻醉药品和有害使用酒精的预防和治疗

3.6 到 2020 年，全球公路交通事故造成的死伤人数减半

3.7 到 2030 年，确保普及性健康和生殖健康保健服务，包括计划生育、信息获取和教育，将生殖健康纳入国家战略和方案

3.8 实现全民健康保障，包括提供金融风险保护，人人享有优质的基本保健服务，人人获得安全、有效、优质和负担得起的基本药品和疫苗

3.9 到 2030 年，大幅减少危险化学品以及空气、水和土壤污染导致的死亡和患病人数

3.a 酌情在所有国家加强执行《世界卫生组织烟草控制框架公约》

3.b 支持研发主要影响发展中国家的传染和非传染性疾病的疫苗和药品，根据《关于与贸易有关的知识产权协议与公共健康的多哈宣言》的规定，提供负担得起的基本药品和疫苗，《多哈宣言》确认发展中国家有权充分利用《与贸易有关的知识产权协议》中关于采用变通办法保护公众健康，尤其是让所有人获得药品的条款

3.c 大幅加强发展中国家，尤其是最不发达国家和小岛屿发展中国家的卫生筹资，增加其卫生工作者的招聘、培养、培训和留用

3.d 加强各国，特别是发展中国家早期预警、减少风险，以及管理国家和全球健康风险的能力

**目标 4. 确保包容和公平的优质教育，让全民终身享有学习机会**

4.1 到 2030 年，确保所有男女童完成免费、公平和优质的中小学教育，并取得相关和有效的学习成果

4.2 到 2030 年，确保所有男女童获得优质幼儿发展、看护和学前教育，为他们接受初级教育作好准备

4.3 到 2030 年，确保所有男女平等获得负担得起的优质技术、职业和高等教育，包括大学教育

4.4 到 2030 年，大幅增加掌握就业、体面工作和创业所需相关技能，包括技术性和职业性技能的青年和成年人数

4.5 到 2030 年，消除教育中的性别差距，确保残疾人、土著居民和处境脆弱儿童等弱势群体平等获得各级教育和职业培训

4.6 到2030年，确保所有青年和大部分成年男女具有识字和计算能力

4.7 到2030年，确保所有进行学习的人都掌握可持续发展所需的知识和技能，具体做法包括开展可持续发展、可持续生活方式、人权和性别平等方面的教育、弘扬和平和非暴力文化、提升全球公民意识，以及肯定文化多样性和文化对可持续发展的贡献

4.a 建立和改善兼顾儿童、残疾和性别平等的教育设施，为所有人提供安全、非暴力、包容和有效的学习环境

4.b 到2020年，在全球范围内大幅增加发达国家和部分发展中国家为发展中国家，特别是最不发达国家、小岛屿发展中国家和非洲国家提供的高等教育奖学金数量，包括职业培训和信息通信技术、技术、工程、科学项目的奖学金

4.c 到2030年，大幅增加合格教师人数，具体做法包括在发展中国家，特别是最不发达国家和小岛屿发展中国家开展师资培训方面的国际合作

**目标5. 实现性别平等，增强所有妇女和女童的权能**

5.1 在全球消除对妇女和女童一切形式的歧视

5.2 消除公共和私营部门针对妇女和女童一切形式的暴力行为，包括贩卖、性剥削及其他形式的剥削

5.3 消除童婚、早婚、逼婚及割礼等一切伤害行为

5.4 认可和尊重无偿护理和家务，各国可视本国情况提供公共服务、基础设施和社会保护政策，在家庭内部提倡责任共担

5.5 确保妇女全面有效参与各级政治、经济和公共生活的决策，并享有进入以上各级决策领导层的平等机会

5.6 根据《国际人口与发展会议行动纲领》、《北京行动纲领》及其历次审查会议的成果文件，确保普遍享有性和生殖健康以及生殖权利

5.a 根据各国法律进行改革，给予妇女平等获取经济资源的权利，以及享有对土地和其他形式财产的所有权和控制权，获取金融服务、遗产和自然资源

5.b 加强技术特别是信息和通信技术的应用，以增强妇女权能

5.c 采用和加强合理的政策和有执行力的立法，促进性别平等，在各级增强妇女和女童权能

**目标6. 为所有人提供水和环境卫生并对其进行可持续管理**

6.1 到2030年，人人普遍和公平获得安全和负担得起的饮用水

6.2 到2030年，人人享有适当和公平的环境卫生和个人卫生，杜绝露天排便，特别注意满足妇女、女童和弱势群体在此方面的需求

6.3 到2030年，通过以下方式改善水质：减少污染，消除倾倒废物现象，把危险化学品和材料的排放减少到最低限度，将未经处理废水比例减半，大幅增加全球废物回收和安全再利用

6.4 到 2030 年，所有行业大幅提高用水效率，确保可持续取用和供应淡水，以解决缺水问题，大幅减少缺水人数

6.5 到 2030 年，在各级进行水资源综合管理，包括酌情开展跨境合作

6.6 到 2020 年，保护和恢复与水有关的生态系统，包括山地、森林、湿地、河流、地下含水层和湖泊

6.a 到 2030 年，扩大向发展中国家提供的国际合作和能力建设支持，帮助它们开展与水和卫生有关的活动和方案，包括雨水采集、海水淡化、提高用水效率、废水处理、水回收和再利用技术

6.b 支持和加强地方社区参与改进水和环境卫生管理

**目标 7. 确保人人获得负担得起的、可靠和可持续的现代能源**

7.1 到 2030 年，确保人人都能获得负担得起的、可靠的现代能源服务

7.2 到 2030 年，大幅增加可再生能源在全球能源结构中的比例

7.3 到 2030 年，全球能效改善率提高一倍

7.a 到 2030 年，加强国际合作，促进获取清洁能源的研究和技术，包括可再生能源、能效，以及先进和更清洁的化石燃料技术，并促进对能源基础设施和清洁能源技术的投资

7.b 到 2030 年，增建基础设施并进行技术升级，以便根据发展中国家，特别是最不发达国家、小岛屿发展中国家和内陆发展中国家各自的支持方案，为所有人提供可持续的现代能源服务

**目标 8. 促进持久、包容和可持续经济增长，促进充分的生产性就业和人人获得体面工作**

8.1 根据各国国情维持人均经济增长，特别是将最不发达国家国内生产总值年增长率至少维持在 7%

8.2 通过多样化经营、技术升级和创新，包括重点发展高附加值和劳动密集型行业，实现更高水平的经济生产力

8.3 推行以发展为导向的政策，支持生产性活动、体面就业、创业精神、创造力和创新；鼓励微型和中小型企业通过获取金融服务等方式实现正规化并成长壮大

8.4 到 2030 年，逐步改善全球消费和生产的资源使用效率，按照《可持续消费和生产模式方案十年框架》，努力使经济增长和环境退化脱钩，发达国家应在上述工作中做出表率

8.5 到 2030 年，所有男女，包括青年和残疾人实现充分和生产性就业，有体面工作，并做到同工同酬

8.6 到 2020 年，大幅减少未就业和未受教育或培训的青年人比例

8.7 立即采取有效措施，根除强制劳动、现代奴隶制和贩卖人口，禁止和消除最恶劣形式的童工，包括招募和利用童兵，到 2025 年终止一切形式的童工

8.8 保护劳工权利，推动为所有工人，包括移民工人，特别是女性移民和没有稳定工作的人创造安全和有保障的工作环境

8.9 到 2030 年，制定和执行推广可持续旅游的政策，以创造就业机会，促进地方文化和产品

8.10 加强国内金融机构的能力，鼓励并扩大全民获得银行、保险和金融服务的机会

8.a 增加向发展中国家，特别是最不发达国家提供的促贸援助支持，包括通过《为最不发达国家提供贸易技术援助的强化综合框架》提供上述支持

8.b 到 2020 年，拟订和实施青年就业全球战略，并执行国际劳工组织的《全球就业契约》

**目标 9. 建造具备抵御灾害能力的基础设施，促进具有包容性的可持续工业化，推动创新**

9.1 发展优质、可靠、可持续和有抵御灾害能力的基础设施，包括区域和跨境基础设施，以支持经济发展和提升人类福祉，重点是人人可负担得起并公平利用上述基础设施

9.2 促进包容可持续工业化，到 2030 年，根据各国国情，大幅提高工业在就业和国内生产总值中的比例，使最不发达国家的这一比例翻番

9.3 增加小型工业和其他企业，特别是发展中国家的这些企业获得金融服务、包括负担得起的信贷的机会，将上述企业纳入价值链和市场

9.4 到 2030 年，所有国家根据自身能力采取行动，升级基础设施，改进工业以提升其可持续性，提高资源使用效率，更多采用清洁和环保技术及产业流程

9.5 在所有国家，特别是发展中国家，加强科学研究，提升工业部门的技术能力，包括到 2030 年，鼓励创新，大幅增加每 100 万人口中的研发人员数量，并增加公共和私人研发支出

9.a 向非洲国家、最不发达国家、内陆发展中国家和小岛屿发展中国家提供更多的财政、技术和技能支持，以促进其开发有抵御灾害能力的可持续基础设施

9.b 支持发展中国家的国内技术开发、研究与创新，包括提供有利的政策环境，以实现工业多样化，增加商品附加值

9.c 大幅提升信息和通信技术的普及度，力争到 2020 年在最不发达国家以低廉的价格普遍提供因特网服务

**目标 10. 减少国家内部和国家之间的不平等**

10.1 到 2030 年，逐步实现和维持最底层 40%人口的收入增长，并确保其增长率高于全国平均水平

10.2 到 2030 年，增强所有人的权能，促进他们融入社会、经济和政治生活，

而不论其年龄、性别、残疾与否、种族、族裔、出身、宗教信仰、经济地位或其他任何区别

10.3 确保机会均等，减少结果不平等现象，包括取消歧视性法律、政策和做法，推动与上述努力相关的适当立法、政策和行动

10.4 采取政策，特别是财政、薪资和社会保障政策，逐步实现更大的平等

10.5 改善对全球金融市场和金融机构的监管和监测，并加强上述监管措施的执行

10.6 确保发展中国家在国际经济和金融机构决策过程中有更大的代表性和发言权，以建立更加有效、可信、负责和合法的机构

10.7 促进有序、安全、正常和负责的移民和人口流动，包括执行合理规划和管理完善的移民政策

10.a 根据世界贸易组织的各项协议，落实对发展中国家、特别是最不发达国家的特殊和区别待遇原则

10.b 鼓励根据最需要帮助的国家，特别是最不发达国家、非洲国家、小岛屿发展中国家和内陆发展中国家的国家计划和方案，向其提供官方发展援助和资金，包括外国直接投资

10.c 到2030年，将移民汇款手续费减至3%以下，取消费用高于5%的侨汇渠道

**目标11. 建设包容、安全、有抵御灾害能力和可持续的城市和人类住区**

11.1 到2030年，确保人人获得适当、安全和负担得起的住房和基本服务，并改造贫民窟

11.2 到2030年，向所有人提供安全、负担得起的、易于利用、可持续的交通运输系统，改善道路安全，特别是扩大公共交通，要特别关注处境脆弱者、妇女、儿童、残疾人和老年人的需要

11.3 到2030年，在所有国家加强包容和可持续的城市建设，加强参与性、综合性、可持续的人类住区规划和管理能力

11.4 进一步努力保护和捍卫世界文化和自然遗产

11.5 到2030年，大幅减少包括水灾在内的各种灾害造成的死亡人数和受灾人数，大幅减少上述灾害造成的与全球国内生产总值有关的直接经济损失，重点保护穷人和处境脆弱群体

11.6 到2030年，减少城市的人均负面环境影响，包括特别关注空气质量，以及城市废物管理等

11.7 到2030年，向所有人，特别是妇女、儿童、老年人和残疾人，普遍提供安全、包容、无障碍、绿色的公共空间

11.a 通过加强国家和区域发展规划，支持在城市、近郊和农村地区之间建立积极的经济、社会和环境联系

11.b 到2020年，大幅增加采取和实施综合政策和计划以构建包容、资源使用效率高、减缓和适应气候变化、具有抵御灾害能力的城市和人类住区数量，并根据《2015-2030年仙台减少灾害风险框架》在各级建立和实施全面的灾害风险管理

11.c 通过财政和技术援助等方式，支持最不发达国家就地取材，建造可持续的，有抵御灾害能力的建筑

**目标12. 采用可持续的消费和生产模式**

12.1 各国在照顾发展中国家发展水平和能力的基础上，落实《可持续消费和生产模式十年方案框架》，发达国家在此方面要做出表率

12.2 到2030年，实现自然资源的可持续管理和高效利用

12.3 到2030年，将零售和消费环节的全球人均粮食浪费减半，减少生产和供应环节的粮食损失，包括收获后的损失

12.4 到2020年，根据商定的国际框架，实现化学品和所有废物在整个存在周期的无害环境管理，并大幅减少它们排入大气以及渗漏到水和土壤的概率，尽可能降低它们对人类健康和环境造成的负面影响

12.5 到2030年，通过预防、减排、回收和再利用，大幅减少废物的产生

12.6 鼓励各个公司，特别是大公司和跨国公司，采用可持续的做法，并将可持续性信息纳入各自报告周期

12.7 根据国家政策和优先事项，推行可持续的公共采购做法

12.8 到2030年，确保各国人民都能获取关于可持续发展以及与自然和谐的生活方式的信息并具有上述意识

12.a 支持发展中国家加强科学和技术能力，采用更可持续的生产和消费模式

12.b 开发和利用各种工具，监测能创造就业机会、促进地方文化和产品的可持续旅游业对促进可持续发展产生的影响

12.c 对鼓励浪费性消费的低效化石燃料补贴进行合理化调整，为此，应根据各国国情消除市场扭曲，包括调整税收结构，逐步取消有害补贴以反映其环境影响，同时充分考虑发展中国家的特殊需求和情况，尽可能减少对其发展可能产生的不利影响并注意保护穷人和受影响社区

**目标13. 采取紧急行动应对气候变化及其影响**

13.1 加强各国抵御和适应气候相关的灾害和自然灾害的能力

13.2 将应对气候变化的举措纳入国家政策、战略和规划

13.3 加强气候变化减缓、适应、减少影响和早期预警等方面的教育和宣传，加强人员和机构在此方面的能力

13.a 发达国家履行在《联合国气候变化框架公约》下的承诺，即到2020年每年从各种渠道共同筹资1000亿美元，满足发展中国家的需求，帮助其切实开展减缓行动，提高履约的透明度，并尽快向绿色气候基金注资，使其全面投入运行

13.b 促进在最不发达国家和小岛屿发展中国家建立增强能力的机制，帮助其进行与气候变化有关的有效规划和管理，包括重点关注妇女、青年、地方社区和边缘化社区

**目标 14. 保护和可持续利用海洋和海洋资源以促进可持续发展**

14.1 到2025年，预防和大幅减少各类海洋污染，特别是陆上活动造成的污染，包括海洋废弃物污染和营养盐污染

14.2 到2020年，通过加强抵御灾害能力等方式，可持续管理和保护海洋和沿海生态系统，以免产生重大负面影响，并采取行动帮助它们恢复原状，使海洋保持健康，物产丰富

14.3 通过在各层级加强科学合作等方式，减少和应对海洋酸化的影响

14.4 到2020年，有效规范捕捞活动，终止过度捕捞、非法、未报告和无管制的捕捞活动以及破坏性捕捞做法，执行科学的管理计划，以便在尽可能短的时间内使鱼群量至少恢复到其生态特征允许的能产生最高可持续产量的水平

14.5 到2020年，根据国内和国际法，并基于现有的最佳科学资料，保护至少10%的沿海和海洋区域

14.6 到2020年，禁止某些助长过剩产能和过度捕捞的渔业补贴，取消助长非法、未报告和无管制捕捞活动的补贴，避免出台新的这类补贴，同时承认给予发展中国家和最不发达国家合理、有效的特殊和差别待遇应是世界贸易组织渔业补贴谈判的一个不可或缺的组成部分

14.7 到2030年，增加小岛屿发展中国家和最不发达国家通过可持续利用海洋资源获得的经济收益，包括可持续地管理渔业、水产养殖业和旅游业

14.a 根据政府间海洋学委员会《海洋技术转让标准和准则》，增加科学知识，培养研究能力和转让海洋技术，以便改善海洋的健康，增加海洋生物多样性对发展中国家，特别是小岛屿发展中国家和最不发达国家发展的贡献

14.b 向小规模个体渔民提供获取海洋资源和市场准入机会

14.c 按照《我们希望的未来》第158段所述，根据《联合国海洋法公约》所规定的保护和可持续利用海洋及其资源的国际法律框架，加强海洋和海洋资源的保护和可持续利用

**目标 15. 保护、恢复和促进可持续利用陆地生态系统，可持续管理森林，防治荒漠化，制止和扭转土地退化，遏制生物多样性的丧失**

15.1 到2020年，根据国际协议规定的义务，保护、恢复和可持续利用陆地和内陆的淡水生态系统及其服务，特别是森林、湿地、山麓和旱地

15.2　到 2020 年，推动对所有类型森林进行可持续管理，停止毁林，恢复退化的森林，大幅增加全球植树造林和重新造林

15.3　到 2030 年，防治荒漠化，恢复退化的土地和土壤，包括受荒漠化、干旱和洪涝影响的土地，努力建立一个不再出现土地退化的世界

15.4　到 2030 年，保护山地生态系统，包括其生物多样性，以便加强山地生态系统的能力，使其能够带来对可持续发展必不可少的益处

15.5　采取紧急重大行动来减少自然栖息地的退化，遏制生物多样性的丧失，到 2020 年，保护受威胁物种，防止其灭绝

15.6　根据国际共识，公正和公平地分享利用遗传资源产生的利益，促进适当获取这类资源

15.7　采取紧急行动，终止偷猎和贩卖受保护的动植物物种，处理非法野生动植物产品的供求问题

15.8　到 2020 年，采取措施防止引入外来入侵物种并大幅减少其对土地和水域生态系统的影响，控制或消灭其中的重点物种

15.9　到 2020 年，把生态系统和生物多样性价值观纳入国家和地方规划、发展进程、减贫战略和核算

15.a　从各种渠道动员并大幅增加财政资源，以保护和可持续利用生物多样性和生态系统

15.b　从各种渠道大幅动员资源，从各个层级为可持续森林管理提供资金支持，并为发展中国家推进可持续森林管理，包括保护森林和重新造林，提供充足的激励措施

15.c　在全球加大支持力度，打击偷猎和贩卖受保护物种，包括增加地方社区实现可持续生计的机会

**目标 16. 创建和平、包容的社会以促进可持续发展，让所有人都能诉诸司法，在各级建立有效、负责和包容的机构**

16.1　在全球大幅减少一切形式的暴力和相关的死亡率

16.2　制止对儿童进行虐待、剥削、贩卖以及一切形式的暴力和酷刑

16.3　在国家和国际层面促进法治，确保所有人都有平等诉诸司法的机会

16.4　到 2030 年，大幅减少非法资金和武器流动，加强追赃和被盗资产返还力度，打击一切形式的有组织犯罪

16.5　大幅减少一切形式的腐败和贿赂行为

16.6　在各级建立有效、负责和透明的机构

16.7　确保各级的决策反应迅速，具有包容性、参与性和代表性

16.8　扩大和加强发展中国家对全球治理机构的参与

16.9　到 2030 年，为所有人提供法律身份，包括出生登记

16.10 根据国家立法和国际协议，确保公众获得各种信息，保障基本自由

16.a 通过开展国际合作等方式加强相关国家机制，在各层级提高各国尤其是发展中国家的能力建设，以预防暴力，打击恐怖主义和犯罪行为

16.b 推动和实施非歧视性法律和政策以促进可持续发展

**目标 17. 加强执行手段，重振可持续发展全球伙伴关系**

**筹资**

17.1 通过向发展中国家提供国际支持等方式，以改善国内征税和提高财政收入的能力，加强筹集国内资源

17.2 发达国家全面履行官方发展援助承诺，包括许多发达国家向发展中国家提供占发达国家国民总收入 0.7%的官方发展援助，以及向最不发达国家提供占比 0.15%～0.2%援助的承诺；鼓励官方发展援助方设定目标，将占国民总收入至少 0.2%的官方发展援助提供给最不发达国家

17.3 从多渠道筹集额外财政资源用于发展中国家

17.4 通过政策协调，酌情推动债务融资、债务减免和债务重组，以帮助发展中国家实现长期债务可持续性，处理重债穷国的外债问题以减轻其债务压力

17.5 采用和实施对最不发达国家的投资促进制度

**技术**

17.6 加强在科学、技术和创新领域的南北、南南、三方区域合作和国际合作，加强获取渠道，加强按相互商定的条件共享知识，包括加强现有机制间的协调，特别是在联合国层面加强协调，以及通过一个全球技术促进机制加强协调

17.7 以优惠条件，包括彼此商定的减让和特惠条件，促进发展中国家开发以及向其转让、传播和推广环境友好型的技术

**能力建设**

17.8 加强国际社会对在发展中国家开展高效的、有针对性的能力建设活动的支持力度，以支持各国落实各项可持续发展目标的国家计划，包括通过开展南北合作、南南合作和三方合作

**贸易**

17.9 通过完成多哈发展回合谈判等方式，推动在世界贸易组织下建立一个普遍、以规则为基础、开放、非歧视和公平的多边贸易体系

17.10 大幅增加发展中国家的出口，尤其是到 2020 年使最不发达国家在全球出口中的比例翻番

17.11 按照世界贸易组织的各项决定，及时实现所有最不发达国家的产品永久免关税和免配额进入市场，包括确保对从最不发达国家进口产品的原产地优惠规则是简单、透明和有利于市场准入的

## 系统性问题

**政策和机制的一致性**

17.12 加强全球宏观经济稳定，包括为此加强政策协调和政策一致性

17.13 加强可持续发展政策的一致性

17.14 尊重每个国家制定和执行消除贫困和可持续发展政策的政策空间和领导作用

**多利益攸关方伙伴关系**

17.15 加强全球可持续发展伙伴关系，以多利益攸关方伙伴关系作为补充，调动和分享知识、专长、技术和财政资源，以支持所有国家尤其是发展中国家实现可持续发展目标

17.16 借鉴伙伴关系的经验和筹资战略，鼓励和推动建立有效的公共、公私和民间社会伙伴关系

**数据、监测和问责**

17.17 到 2020 年，加强向发展中国家，包括最不发达国家和小岛屿发展中国家提供的能力建设支持，大幅增加获得按收入、性别、年龄、种族、民族、移徙情况、残疾情况、地理位置和各国国情有关的其他特征分类的高质量、及时和可靠的数据

17.18 到 2030 年，借鉴现有各项倡议，制定衡量可持续发展进展的计量方法，作为对国内生产总值的补充，协助发展中国家加强统计能力建设

## 执行手段和全球伙伴关系

60. 我们再次坚定承诺全面执行这一新议程。我们认识到，如果不加强全球伙伴关系并恢复它的活力，如果没有相对具有雄心的执行手段，就无法实现我们的宏大目标和具体目标。恢复全球伙伴关系的活力有助于让国际社会深度参与，把各国政府、民间社会、私营部门、联合国系统和其他参与者召集在一起，调动现有的一切资源，协助执行各项目标和具体目标。

61. 本议程的目标和具体目标论及实现我们的共同远大目标所需要的手段。前面提到的每个可持续发展目标下的执行手段和目标 17，是实现议程的关键，和其他目标和具体目标同样重要。我们在执行工作中和在监督进展的全球指标框架中，应同样予以优先重视。

62. 可在《亚的斯亚贝巴行动议程》提出的具体政策和行动的支持下，在恢复全球可持续发展伙伴关系活力的框架内实现本议程，包括实现各项可持续发展目标。《亚的斯亚贝巴行动议程》是 2030 年可持续发展议程的一个组成部分，它支持和补充 2030 年议程的执行手段，并为其提供背景介绍。它涉及国内公共资金、

国内和国际私人企业和资金、国际发展合作、促进发展的国际贸易、债务和债务可持续性、如何处理系统性问题以及科学、技术、创新、能力建设、数据、监测和后续行动等事项。

63. 我们工作的中心是制定国家主导的具有连贯性的可持续发展战略，并辅之以综合性国家筹资框架。我们重申，每个国家对本国的经济和社会发展负有主要责任，国家政策和发展战略的作用无论怎样强调都不过分。我们将尊重每个国家在遵守相关国际规则和承诺的情况下执行消贫和可持续发展政策的政策空间和领导权。与此同时，各国的发展努力需要有利的国际经济环境，包括连贯的、相互支持的世界贸易、货币和金融体系，需要加强和改进全球经济治理。还需要在全球范围内开发和协助提供有关知识和技术，开展能力建设工作。我们致力于实现政策连贯性，在各层面为所有参与者提供一个有利于可持续发展的环境，致力于恢复全球可持续发展伙伴关系的活力。

64. 我们支持执行相关的战略和行动方案，包括《伊斯坦布尔宣言和行动纲领》、《小岛屿发展中国家快速行动方式（萨摩亚途径）》、《内陆发展中国家2014-2024年十年维也纳行动纲领》，并重申必须支持非洲联盟《2063年议程》和非洲发展新伙伴关系，因为它们都是新议程的组成部分。我们意识到在冲突和冲突后国家中实现持久和平与可持续发展有很大挑战。

65. 我们认识到，中等收入国家在实现可持续发展方面仍然面临重大挑战。为了使迄今取得的成就得以延续下去，应通过交流经验，加强协调来进一步努力应对当前挑战，联合国发展系统、国际金融机构、区域组织和其他利益攸关方也应提供更好、重点更突出的支持。

66. 我们特别指出，所有国家根据本国享有自主权的原则制定公共政策并筹集、有效使用国内资源，对于我们共同谋求可持续发展，包括实现可持续发展目标至关重要。我们认识到，国内资源首先来自经济增长，并需要在各层面有一个有利的环境。

67. 私人商业活动、投资和创新，是提高生产力、包容性经济增长和创造就业的主要动力。我们承认私营部门的多样性，包括微型企业、合作社和跨国公司。我们呼吁所有企业利用它们的创造力和创新能力来应对可持续发展的挑战。我们将扶植有活力和运作良好的企业界，同时要求《工商业与人权指导原则》、劳工组织劳动标准、《儿童权利公约》和主要多边环境协定等相关国际标准和协定的缔约方保护劳工权利，遵守环境和卫生标准。

68. 国际贸易是推动包容性经济增长和减贫的动力，有助于促进可持续发展。我们将继续倡导在世界贸易组织框架下建立普遍、有章可循、开放、透明、可预测、包容、非歧视和公平的多边贸易体系，实现贸易自由化。我们呼吁世贸组织所有成员国加倍努力，迅速结束《多哈发展议程》的谈判。我们非常重视向发展中国家，包括非洲国家、最不发达国家、内陆发展中国家、小岛屿发展中国家和中等收入国家提供与贸易有关的能力建设支持，包括促进区域经济一体化和互联互通。

69. 我们认识到，需要通过加强政策协调，酌情促进债务融资、减免、重组和有效管理，来帮助发展中国家实现债务的长期可持续性。许多国家仍然容易受到债务危机影响，而且有些国家，包括若干最不发达国家、小岛屿发展中国家和一些发达国家，正身处危机之中。我们重申，债务国和债权国必须共同努力，防止和消除债务不可持续的局面。保持可持续的债务水平是借债国的责任；但是我们承认，贷款国也有责任采用不削弱国家债务可持续性的方式发放贷款。我们将协助已经获得债务减免和使债务数额达到可持续水平的国家维持债务的可持续性。

70. 我们特此启动《亚的斯亚贝巴行动议程》设立的技术促进机制，以支持实现可持续发展目标。该技术促进机制将建立在会员国、民间社会、私营部门、科学界、联合国机构及其他利益攸关方等多个利益攸关方开展协作的基础上，由以下部分组成：联合国科学、技术、创新促进可持续发展目标跨机构任务小组；科学、技术、创新促进可持续发展目标多利益攸关方协作论坛；以及网上平台。

• 联合国科学、技术、创新促进可持续发展目标跨机构任务小组将在联合国系统内，促进科学、技术、创新事项的协调、统一与合作，加强相互配合、提高效率，特别是加强能力建设。任务小组将利用现有资源，与来自民间社会、私营部门和科学界的10名代表合作，筹备科学、技术、创新促进可持续发展目标多利益攸关方论坛会议，并组建和运行网上平台，包括就论坛和网上平台的模式提出建议。10名代表将由秘书长任命，任期两年。所有联合国机构、基金和方案以及经社理事会职能委员会均可参加任务小组。任务小组最初将由目前构成技术促进非正式工作组的以下机构组成：联合国秘书处经济和社会事务部、联合国环境规划署、联合国工业发展组织、联合国教育、科学及文化组织、联合国贸易和发展会议、国际电信联盟、世界知识产权组织和世界银行。

• 网上平台负责全面汇集联合国内外现有的科学、技术、创新举措、机制和方案的信息，并进行信息流通和传输。网上平台将协助人们获取推动科学、技术、创新的举措和政策的信息、知识、经验、最佳做法和相关教训。网上平台还将协助散发世界各地可以公开获取的相关科学出版物。我们将根据独立技术评估的结果开发网上平台，有关评估会考虑到联合国内外相关举措的最佳做法和经验教训，确保这一平台补充现有的科学、技术、创新平台，为使用已有平台提供便利，并充分提供已有平台的信息，避免重叠，加强相互配合。

• 科学、技术和创新促进可持续发展目标多利益攸关方论坛将每年举行一次会议，为期两天，讨论在落实可持续发展目标的专题领域开展科学、技术和创新合作的问题，所有相关利益攸关方将会聚一堂，在各自的专业知识领域中作出积极贡献。论坛将提供一个平台，促进相互交流，牵线搭桥，在相关利益攸关方之间创建网络和建立多利益攸关方伙伴关系，以确定和审查技术需求和差距，包括在科学合作、创新和能力建设方面的需求和差距，并帮助开发、转让和传播相关技术来促进可持续发展目标。经社理事会主席将在经社理事会主持召开的高级别政治论坛开会之前，召开多利益攸关方论坛的会议，或可酌情在考虑到拟审议的主题，并同其他论坛或会议组织者合作的基础上，与其他论坛或会议一同举行。会议将由两个会员国共同主持，并由两位共同主席起草一份讨论情况总结，作为执行和评估 2015 年后可持续发展议程工作的一部分，提交给高级别政治论坛会议。

• 高级别政治论坛会议将参考多利益攸关方论坛的总结。可持续发展问题高级别政治论坛将在充分吸纳任务小组专家意见的基础上，审议科学、技术和创新促进可持续发展目标多利益攸关方论坛其后各次会议的主题。

71. 我们重申，本议程、可持续发展目标和具体目标，包括执行手段，是普遍、不可分割和相互关联的。

## 后续落实和评估

72. 我们承诺将系统地落实和评估本议程今后 15 年的执行情况。一个积极、自愿、有效、普遍参与和透明的综合后续落实和评估框架将大大有助于执行工作，帮助各国最大限度地推动和跟踪本议程执行工作的进展，绝不让任何一个人掉队。

73. 该框架在国家、区域和全球各个层面开展工作，推动我们对公民负责，协助开展有效的国际合作以实现本议程，促进交流最佳做法和相互学习。它调动各方共同应对挑战，找出新问题和正在出现的问题。由于这是一个全球议程，各国之间的相互信任和理解非常重要。

74. 各级的后续落实和评估工作将遵循以下原则：

（a）自愿进行，由各国主导，兼顾各国不同的现实情况、能力和发展水平，并尊重各国的政策空间和优先事项。国家自主权是实现可持续发展的关键，全球评估将主要根据各国提供的官方数据进行，因此国家一级工作的成果将是区域和全球评估的基础。

（b）跟踪所有国家执行普遍目标和具体目标的进展，包括执行手段，同时尊重目标和具体目标的普遍性、综合性和相互关联性以及可持续发展涉及的三个方面。

（c）后续评估工作将长期进行，找出成绩、挑战、差距和重要成功因素，协助各国作出政策选择。相关工作还将协助找到必要的执行手段和伙伴关系，发现解决办法和最佳做法，促进国际发展系统的协调与成效。

（d）后续评估工作将对所有人开放，做到包容、普遍参与和透明，还将协助所有相关利益攸关方提交报告。

（e）后续评估工作以人为本，顾及性别平等问题，尊重人权，尤其重点关注最贫困、最脆弱和落在最后面的人。

（f）后续工作将以现有平台和工作（如果有的话）为基础，避免重复，顺应各国的国情、能力、需求和优先事项。相关工作还将随着时间的推移不断得到改进，并考虑到新出现的问题和新制定的方法，同时尽量减少国家行政部门提交报告的负担。

（g）后续评估工作将保持严谨细致和实事求是，并参照各国主导的评价工作结果和以下各类及时、可靠和易获取的高质量数据：收入、性别、年龄、种族、族裔、迁徙情况、残疾情况、地理位置和涉及各国国情的其他特性。

（h）后续评估工作要加强对发展中国家的能力建设支持，包括加强各国、特别是非洲国家、最不发达国家、小岛屿发展中国家和内陆发展中国家以及中等收入国家的数据系统和评价方案。

（i）后续评估工作将得到联合国系统和其他多边机构的积极支持。

75. 将采用一套全球指标来落实和评估这些目标和具体目标。这套全球指标将辅以会员国拟订的区域和国家指标，并采纳旨在为尚无国家和全球基线数据的具体目标制定基线数据而开展工作的成果。可持续发展目标的指标跨机构专家组拟定的全球指标框架将根据现有的任务规定，由联合国统计委员会在 2016 年 3 月前商定，并由经社理事会及联合国大会在其后予以通过。这一框架应做到简明严格，涵盖所有可持续发展目标和具体目标，包括执行手段，保持它们的政治平衡、整合性和雄心水平。

76. 我们将支持发展中国家，特别是非洲国家、最不发达国家、小岛屿发展中国家和内陆发展中国家加强本国统计局和数据系统的能力，以便能获得及时、可靠的优质分类数据。我们将推动以透明和负责任的方式加强有关的公私合作，利用各领域数据、包括地球观测和地理空间信息，同时确保各国在支持和跟踪进展过程中享有自主权。

77. 我们承诺充分参与在国家以下、国家、区域和全球各层面定期进行的包容性进展评估。我们将尽可能多地利用现有的后续落实和评估机构和机制。可通过国家报告来评估进展，并查明区域和全球各层面的挑战。国家报告将与区域对话及全球评估一起，为各级后续工作提出建议。

**国家层面**

78. 我们鼓励所有会员国尽快在可行时制定具有雄心的国家对策来全面执行本议程。这些对策有助于向可持续发展目标过渡，并可酌情借鉴现有的规划文件，如国家发展战略和可持续发展战略。

79. 我们还鼓励会员国在国家和国家以下各级定期进行包容性进展评估，评估工作由国家来主导和推动。这种评估应借鉴参考土著居民、民间社会、私营部门和其他利益攸关方的意见，并符合各国的国情、政策和优先事项。各国议会以及其他机构也可以支持这些工作。

**区域层面**

80. 区域和次区域各级的后续落实和评估可酌情为包括自愿评估在内的互学互鉴、分享最佳做法和讨论共同目标提供机会。为此，我们欢迎区域、次区域委员会和组织开展合作。包容性区域进程将借鉴各国的评估结果，为全球层面（包括可持续发展问题高级别政治论坛）的后续落实和评估工作提出意见建议。

81. 我们认识到，必须巩固加强现有的区域后续落实和评估机制并留出足够的政策空间，鼓励所有会员国寻找交换意见的最恰当区域论坛。我们鼓励联合国各区域委员会继续在这方面支持会员国。

**全球层面**

82. 高级别政治论坛将根据现有授权，同联合国大会、经社理事会及其他相关机构和论坛携手合作，在监督全球各项后续落实和评估工作方面发挥核心作用。它将促进经验交流，包括交流成功经验、挑战和教训，并为后续工作提供政治领导、指导和建议。它将促进全系统可持续发展政策的统一和协调。它应确保本议程继续有实际意义，具有雄心水平，注重评估进展、成就及发达国家和发展中国家面临的挑战以及新问题和正在出现的问题。它将同联合国所有相关会议和进程、包括关于最不发达国家、小岛屿发展中国家和内陆发展中国家的会议和进程的后续落实和评估安排建立有效联系。

83. 高级别政治论坛的后续落实和评估工作可参考秘书长和联合国系统根据全球指标框架、各国统计机构提交的数据和各区域收集的信息合作编写的可持续发展目标年度进展情况报告。高级别政治论坛还将参考《全球可持续发展报告》，该报告将加强科学与政策的衔接，是一个帮助决策者促进消除贫困和可持续发展的强有力的、以实证为基础的工具。我们请经社理事会主席就全球报告的范围、方法和发布频率举行磋商，磋商内容还包括其与可持续发展目标进展情况报告的关系。磋商结果应反映在高级别政治论坛 2016 年年会的部长级宣言中。

84. 经社理事会主持的高级别政治论坛应根据大会 2013 年 7 月 9 日第 67/290 号决议定期开展评估。评估应是自愿的，鼓励提交报告，且评估应让发达和发展中国家、联合国相关机构和包括民间社会、私营部门在内的其他利益攸关方参加。评估应由国家主导，由部长级官员和其他相关的高级别人士参加。评估应为各方建立伙伴关系提供平台，包括请主要群体和其他相关利益攸关方参与。

85. 高级别政治论坛还将对可持续发展目标的进展，包括对贯穿不同领域的问题，进行专题评估。这些专题评估将借鉴经社理事会各职能委员会和其他政府间机构和论坛的评估结果，并应表明目标的整体性和它们之间的相互关联。评估将确保所有相关利益攸关方参与，并尽可能地融入和配合高级别政治论坛的周期。

86. 我们欢迎按《亚的斯亚贝巴行动议程》所述，专门就发展筹资领域成果以及可持续发展目标的所有执行手段开展后续评估，这些评估将结合本议程的落实和评估工作进行。经社理事会发展筹资年度论坛的政府间商定结论和建议将纳入高级别政治论坛评估本议程执行情况的总体工作。

87. 高级别政治论坛每四年在联合国大会主持下召开会议，为本议程及其执行工作提供高级别政治指导，查明进展情况和新出现的挑战，动员进一步采取行动以加快执行。高级别政治论坛下一次会议将在联合国大会主持下于 2019 年召开，会议周期自此重新设定，以便尽可能与四年度全面政策评估进程保持一致。

88. 我们还强调，必须开展全系统战略规划、执行和提交报告工作，以确保联合国发展系统为执行新议程提供协调一致的支持。相关理事机构应采取行动，评估对执行工作的支持，报告取得的进展和遇到的障碍。我们欢迎经社理事会目前就联合国发展系统的长期定位问题开展的对话，并期待酌情就这些问题采取行动。

89. 高级别政治论坛将根据第 67/290 号决议支持主要群体和其他利益攸关方参与落实和评估工作。我们呼吁上述各方报告它们对议程执行工作作出的贡献。

90. 我们请秘书长与会员国协商，为筹备高级别政治论坛 2016 年会议编写一份报告，提出在全球统一开展高效和包容的后续落实和评估工作的重要时间节点，供第七十届联合国大会审议。这份报告应有关于高级别政治论坛在经社理事会主持下开展国家主导的评估的组织安排、包括关于自愿共同提交报告准则的建议。报告应明确各机构的职责，并就年度主题、系列专题评估和定期评估方案，为高级别政治论坛提供指导意见。

91. 我们重申，我们将坚定不移地致力于实现本议程，充分利用它来改变我们的世界，让世界到 2030 年时变得更美好。

## 1.7 联合国《巴黎协定》

（2015 年 12 月 12 日《联合国气候变化框架公约》缔约国在巴黎气候变化大会上通过，2016 年 4 月 22 日在纽约联合国总部开放签署，2016 年 9 月 3 日中国全国人民代表大会常务委员会批准加入，全文如下）

本协定各缔约方，

作为《联合国气候变化框架公约》（以下简称《公约》）缔约方，

按照《公约》缔约方会议第十七届会议第 1/CP.17 号决定建立的德班加强行动平台，

为实现《公约》目标，并遵循其原则，包括公平、共同但有区别的责任和各自能力原则，考虑不同国情，

认识到必须根据现有的最佳科学知识，对气候变化的紧迫威胁作出有效和逐渐的应对，

又认识到《公约》所述的发展中国家缔约方的具体需要和特殊情况，尤其是那些特别易受气候变化不利影响的发展中国家缔约方的具体需要和特殊情况，

充分考虑到最不发达国家在筹资和技术转让行动方面的具体需要和特殊情况，

认识到缔约方不仅可能受到气候变化的影响，而且还可能受到为应对气候变化而采取的措施的影响，

强调气候变化行动、应对和影响与平等获得可持续发展和消除贫困有着内在的关系，

认识到保障粮食安全和消除饥饿的根本性优先事项，以及粮食生产系统特别易受气候变化不利影响，

考虑到务必根据国家制定的发展优先事项，实现劳动力公正转型以及创造体面工作和高质量就业岗位，

承认气候变化是人类共同关心的问题，缔约方在采取行动应对气候变化时，应当尊重、促进和考虑它们各自对人权、健康权、土著人民权利、当地社区权利、移徙者权利、儿童权利、残疾人权利、弱势人权利、发展权，以及性别平等、妇女赋权和代际公平等的义务，

认识到必须酌情维护和加强《公约》所述的温室气体的汇和库，

注意到必须确保包括海洋在内的所有生态系统的完整性并保护被有些文化认作地球母亲的生物多样性，并注意到在采取行动应对气候变化时关于“气候公正”概念对一些人的重要性，

申明就本协定处理的事项在各级开展教育、培训、公众意识，公众参与和公众获得信息和合作的重要性，

认识到按照缔约方各自的国内立法使各级政府和各行为方参与应对气候变化的重要性，

又认识到在发达国家缔约方带头下的可持续生活方式以及可持续的消费和生产模式，对应对气候变化所发挥的重要作用，

兹协议如下：

**第一条**

为本协定的目的，《公约》第一条所载的定义应予适用。此外：

（一）“公约”指1992年5月9日在纽约通过的《联合国气候变化框架公约》；

（二）“缔约方会议”指《公约》缔约方会议；

（三）“缔约方”指本协定缔约方。

**第二条**

一、本协定在加强《公约》，包括其目标的履行方面，旨在联系可持续发展和消除贫困的努力，加强对气候变化威胁的全球应对，包括：

（一）把全球平均气温升幅控制在工业化前水平以上低于2℃之内，并努力将气温升幅限制在工业化前水平以上1.5℃之内，同时认识到这将大大减少气候变化的风险和影响；

（二）提高适应气候变化不利影响的能力并以不威胁粮食生产的方式增强气候复原力和温室气体低排放发展；并

（三）使资金流动符合温室气体低排放和气候适应型发展的路径。

二、本协定的履行将体现公平以及共同但有区别的责任和各自能力的原则，考虑不同国情。

**第三条**

作为全球应对气候变化的国家自主贡献，所有缔约方将采取并通报第四条、第七条、第九条、第十条、第十一条和第十三条所界定的有力度的努力，以实现本协定第二条所述的目的。所有缔约方的努力将随着时间的推移而逐渐增加，同时认识到需要支持发展中国家缔约方，以有效履行本协定。

**第四条**

一、为了实现第二条规定的长期气温目标，缔约方旨在尽快达到温室气体排放的全球峰值，同时认识到达峰对发展中国家缔约方来说需要更长的时间；此后利用现有的最佳科学迅速减排，以联系可持续发展和消除贫困，在公平的基础上，在本世纪下半叶实现温室气体源的人为排放与汇的清除之间的平衡。

二、各缔约方应编制、通报并保持它计划实现的连续国家自主贡献。缔约方应采取国内减缓措施，以实现这种贡献的目标。

三、各缔约方的连续国家自主贡献将比当前的国家自主贡献有所进步，并反映其尽可能大的力度，同时体现其共同但有区别的责任和各自能力，考虑不同国情。

四、发达国家缔约方应当继续带头，努力实现全经济范围绝对减排目标。发展中国家缔约方应当继续加强它们的减缓努力，鼓励它们根据不同的国情，逐渐转向全经济范围减排或限排目标。

五、应向发展中国家缔约方提供支助，以根据本协定第九条、第十条和第十一条执行本条，同时认识到增强对发展中国家缔约方的支助，将能够加大它们的行动力度。

六、最不发达国家和小岛屿发展中国家可编制和通报反映它们特殊情况的关于温室气体低排放发展的战略、计划和行动。

七、从缔约方的适应行动和/或经济多样化计划中获得的减缓协同效益，能促进本条下的减缓成果。

八、在通报国家自主贡献时，所有缔约方应根据第 1/CP.21 号决定和作为本协定缔约方会议的《公约》缔约方会议的任何有关决定，为清晰、透明和了解而提供必要的信息。

九、各缔约方应根据第 1/CP.21 号决定和作为本协定缔约方会议的《公约》缔约方会议的任何有关决定，并从第十四条所述的全球盘点的结果获取信息，每五年通报一次国家自主贡献。

十、作为本协定缔约方会议的《公约》缔约方会议应在第一届会议上审议国家自主贡献的共同时间框架。

十一、缔约方可根据作为本协定缔约方会议的《公约》缔约方会议通过的指导，随时调整其现有的国家自主贡献，以加强其力度水平。

十二、缔约方通报的国家自主贡献应记录在秘书处保持的一个公共登记册上。

十三、缔约方应核算它们的国家自主贡献。在核算相当于它们国家自主贡献中的人为排放量和清除量时，缔约方应根据作为本协定缔约方会议的《公约》缔约方会议通过的指导，促进环境完整性、透明性、精确性、完备性、可比和一致性，并确保避免双重核算。

十四、在国家自主贡献方面，当缔约方在承认和执行人为排放和清除方面的减缓行动时，应当按照本条第十三款的规定，酌情考虑《公约》下的现有方法和指导。

十五、缔约方在履行本协定时，应考虑那些经济受应对措施影响最严重的缔约方，特别是发展中国家缔约方关注的问题。

十六、缔约方，包括区域经济一体化组织及其成员国，凡是达成了一项协定，根据本条第二款联合采取行动的，均应在它们通报国家自主贡献时，将该协定的条款通知秘书处，包括有关时期内分配给各缔约方的排放量。再应由秘书处向《公约》的缔约方和签署方通报该协定的条款。

十七、本条第十六款提及的这种协定的各缔约方应根据本条第十三款和第十四款以及第十三条和第十五条对该协定为它规定的排放水平承担责任。

十八、如果缔约方在一个其本身是本协定缔约方的区域经济一体化组织的框架内并与该组织一起，采取联合行动开展这项工作，那么该区域经济一体化组织的各成员国单独并与该区域经济一体化组织一起，应根据本条第十三款和第十四款以及第十三条和第十五条，对根据本条第十六款通报的协定为它规定的排放水平承担责任。

十九、所有缔约方应当努力拟定并通报长期温室气体低排放发展战略，同时注意第二条，顾及其共同但有区别的责任和各自能力，考虑不同国情。

## 第五条

一、缔约方应当采取行动酌情维护和加强《公约》第四条第 1 款 d 项所述的温室气体的汇和库，包括森林。

二、鼓励缔约方采取行动，包括通过基于成果的支付，执行和支持在《公约》下已确定的有关指导和决定中提出的有关以下方面的现有框架：为减少毁林和森林退化造成的排放所涉活动采取的政策方法和积极奖励措施，以及发展中国家养护、可持续管理森林和增强森林碳储量的作用；执行和支持替代政策方法，如关于综合和可持续森林管理的联合减缓和适应方法，同时重申酌情奖励与这些方法相关的非碳效益的重要性。

## 第六条

一、缔约方认识到，有些缔约方选择自愿合作执行它们的国家自主贡献，以能够提高它们减缓和适应行动的力度，并促进可持续发展和环境完整性。

二、缔约方如果在自愿的基础上采取合作方法，并使用国际转让的减缓成果来实现国家自主贡献，就应促进可持续发展，确保环境完整性和透明度，包括在治理方面，并应依作为本协定缔约方会议的《公约》缔约方会议通过的指导运用稳健的核算，除其他外，确保避免双重核算。

三、使用国际转让的减缓成果来实现本协定下的国家自主贡献，应是自愿的，并得到参加的缔约方的允许的。

四、兹在作为本协定缔约方会议的《公约》缔约方会议的权力和指导下，建立一个机制，供缔约方自愿使用，以促进温室气体排放的减缓，支持可持续发展。它应受作为本协定缔约方会议的《公约》缔约方会议指定的一个机构的监督，应旨在：

（一）促进减缓温室气体排放，同时促进可持续发展；

（二）奖励和便利缔约方授权下的公私实体参与减缓温室气体排放；

（三）促进东道缔约方减少排放水平，以便从减缓活动导致的减排中受益，这也可以被另一缔约方用来履行其国家自主贡献；并

（四）实现全球排放的全面减缓。

五、从本条第四款所述的机制产生的减排，如果被另一缔约方用作表示其国家自主贡献的实现情况，则不得再被用作表示东道缔约方自主贡献的实现情况。

六、作为本协定缔约方会议的《公约》缔约方会议应确保本条第四款所述机制下开展的活动所产生的一部分收益用于负担行政开支，以及援助特别易受气候变化不利影响的发展中国家缔约方支付适应费用。

七、作为本协定缔约方会议的《公约》缔约方会议应在第一届会议上通过本条第四款所述机制的规则、模式和程序。

八、缔约方认识到，在可持续发展和消除贫困方面，必须以协调和有效的方

式向缔约方提供综合、整体和平衡的非市场方法，包括酌情通过，除其他外，减缓、适应、资金、技术转让和能力建设，以协助执行它们的国家自主贡献。这些方法应旨在：

（一）提高减缓和适应力度；

（二）加强公私部门参与执行国家自主贡献；并

（三）创造各种手段和有关体制安排之间协调的机会。

九、兹确定一个本条第八款提及的可持续发展非市场方法的框架，以推广非市场方法。

**第七条**

一、缔约方兹确立关于提高适应能力、加强复原力和减少对气候变化的脆弱性的全球适应目标，以促进可持续发展，并确保在第二条所述气温目标方面采取充分的适应对策。

二、缔约方认识到，适应是所有各方面临的全球挑战，具有地方、次国家、国家、区域和国际层面，它是为保护人民、生计和生态系统而采取的气候变化长期全球应对措施的关键组成部分和促进因素，同时也要考虑到特别易受气候变化不利影响的发展中国家迫在眉睫的需要。

三、应根据作为本协定缔约方会议的《公约》缔约方会议第一届会议通过的模式承认发展中国家的适应努力。

四、缔约方认识到，当前的适应需要很大，提高减缓水平能减少对额外适应努力的需要，增大适应需要可能会增加适应成本。

五、缔约方承认，适应行动应当遵循一种国家驱动、注重性别问题、参与型和充分透明的方法，同时考虑到脆弱群体、社区和生态系统，并应当基于和遵循现有的最佳科学，以及适当的传统知识、土著人民的知识和地方知识系统，以期将适应酌情纳入相关的社会经济和环境政策以及行动中。

六、缔约方认识到支持适应努力并开展适应努力方面的国际合作的重要性，以及考虑发展中国家缔约方的需要，尤其是特别易受气候变化不利影响的发展中国家的需要的重要性。

七、缔约方应当加强它们在增强适应行动方面的合作，同时考虑到《坎昆适应框架》，包括在下列方面：

（一）交流信息、良好做法、获得的经验和教训，酌情包括与适应行动方面的科学、规划、政策和执行等相关的信息、良好做法、获得的经验和教训；

（二）加强体制安排，包括《公约》下服务于本协定的体制安排，以支持相关信息和知识的综合，并为缔约方提供技术支助和指导；

（三）加强关于气候的科学知识，包括研究、对气候系统的系统观测和早期预警系统，以便为气候服务提供参考，并支持决策；

（四）协助发展中国家缔约方确定有效的适应做法、适应需要、优先事项、为适应行动和努力提供和得到的支助、挑战和差距，其方式应符合鼓励良好做法；并

（五）提高适应行动的有效性和持久性。

八、鼓励联合国专门组织和机构支持缔约方努力执行本条第七款所述的行动，同时考虑到本条第五款的规定。

九、各缔约方应酌情开展适应规划进程并采取各种行动，包括制定或加强相关的计划、政策和/或贡献，其中可包括：

（一）落实适应行动、任务和/或努力；

（二）关于制定和执行国家适应计划的进程；

（三）评估气候变化影响和脆弱性，以拟订国家自主决定的优先行动，同时考虑到处于脆弱地位的人、地方和生态系统；

（四）监测和评价适应计划、政策、方案和行动并从中学习；并

（五）建设社会经济和生态系统的复原力，包括通过经济多样化和自然资源的可持续管理。

十、各缔约方应当酌情定期提交和更新一项适应信息通报，其中可包括其优先事项、执行和支助需要、计划和行动，同时不对发展中国家缔约方造成额外负担。

十一、本条第十款所述适应信息通报应酌情定期提交和更新，纳入或结合其他信息通报或文件提交，其中包括国家适应计划、第四条第二款所述的一项国家自主贡献和/或一项国家信息通报。

十二、本条第十款所述的适应信息通报应记录在一个由秘书处保持的公共登记册上。

十三、根据本协定第九条、第十条和第十一条的规定，发展中国家缔约方在执行本条第七款、第九款、第十款和第十一款时应得到持续和加强的国际支持。

十四、第十四条所述的全球盘点，除其他外应：

（一）承认发展中国家缔约方的适应努力；

（二）加强开展适应行动，同时考虑本条第十款所述的适应信息通报；

（三）审评适应的充足性和有效性以及对适应提供的支助情况；并

（四）审评在实现本条第一款所述的全球适应目标方面所取得的总体进展。

**第八条**

一、缔约方认识到避免、尽量减轻和处理与气候变化（包括极端气候事件和缓发事件）不利影响相关的损失和损害的重要性，以及可持续发展对于减少损失和损害风险的作用。

二、气候变化影响相关损失和损害华沙国际机制应置于作为本协定缔约方会

议的《公约》缔约方会议的权力和指导下，并可由作为本协定缔约方会议的《公约》缔约方会议决定予以强化和加强。

三、缔约方应当在合作和提供便利的基础上，包括酌情通过华沙国际机制，在气候变化不利影响所涉损失和损害方面加强理解、行动和支持。

四、据此，为加强理解、行动和支持而开展合作和提供便利的领域可包括以下方面：

（一）早期预警系统；

（二）应急准备；

（三）缓发事件；

（四）可能涉及不可逆转和永久性损失和损害的事件；

（五）综合性风险评估和管理；

（六）风险保险机制，气候风险分担安排和其他保险方案；

（七）非经济损失；

（八）社区、生计和生态系统的复原力。

五、华沙国际机制应与本协定下现有机构和专家小组以及本协定以外的有关组织和专家机构协作。

**第九条**

一、发达国家缔约方应为协助发展中国家缔约方减缓和适应两方面提供资金，以便继续履行在《公约》下的现有义务。

二、鼓励其他缔约方自愿提供或继续提供这种支助。

三、作为全球努力的一部分，发达国家缔约方应当继续带头，从各种大量来源、手段及渠道调动气候资金，同时注意到公共资金通过采取各种行动，包括支持国家驱动战略而发挥的重要作用，并考虑发展中国家缔约方的需要和优先事项。对气候资金的这一调动应当超过先前的努力。

四、提供规模更大的资金，应当旨在实现适应与减缓之间的平衡，同时考虑国家驱动战略以及发展中国家缔约方的优先事项和需要，尤其是那些特别易受气候变化不利影响的和受到严重的能力限制的发展中国家缔约方，如最不发达国家和小岛屿发展中国家的优先事项和需要，同时也考虑为适应提供公共资源和基于赠款的资源的需要。

五、发达国家缔约方应根据对其适用的本条第一款和第三款的规定，每两年通报指示性定量定质信息，包括向发展中国家缔约方提供的公共资金方面可获得的预测水平。鼓励其他提供资源的缔约方也自愿每两年通报一次这种信息。

六、第十四条所述的全球盘点应考虑发达国家缔约方和/或本协定的机构提供的关于气候资金所涉努力方面的有关信息。

七、发达国家缔约方应按照作为本协定缔约方会议的《公约》缔约方会议第一届会议根据第十三条第十三款的规定通过的模式、程序和指南，就通过公共干预措施向发展中国家提供和调动支助的情况，每两年提供透明一致的信息。鼓励其他缔约方也这样做。

八、《公约》的资金机制，包括其经营实体，应作为本协定的资金机制。

九、为本协定服务的机构，包括《公约》资金机制的经营实体，应旨在通过精简审批程序和提供强化准备活动支持，确保发展中国家缔约方，尤其是最不发达国家和小岛屿发展中国家，在国家气候战略和计划方面有效地获得资金。

## 第十条

一、缔约方共有一个长期愿景，即必须充分落实技术开发和转让，以改善对气候变化的复原力和减少温室气体排放。

二、注意到技术对于执行本协定下的减缓和适应行动的重要性，并认识到现有的技术部署和推广工作，缔约方应加强技术开发和转让方面的合作行动。

三、《公约》下设立的技术机制应为本协定服务。

四、兹建立一个技术框架，为技术机制在促进和便利技术开发和转让的强化行动方面的工作提供总体指导，以实现本条第一款所述的长期愿景，支持本协定的履行。

五、加快、鼓励和扶持创新，对有效、长期的全球应对气候变化，以及促进经济增长和可持续发展至关重要。应对这种努力酌情提供支助，包括由技术机制和由《公约》资金机制通过资金手段提供支助，以便采取协作性方法开展研究和开发，以及便利获得技术，特别是在技术周期的早期阶段便利发展中国家缔约方获得技术。

六、应向发展中国家缔约方提供支助，包括提供资金支助，以执行本条，包括在技术周期不同阶段的技术开发和转让方面加强合作行动，从而在支助减缓和适应之间实现平衡。第十四条提及的全球盘点应考虑为发展中国家缔约方的技术开发和转让提供支助方面的现有信息。

## 第十一条

一、本协定下的能力建设应当加强发展中国家缔约方，特别是能力最弱的国家，如最不发达国家，以及特别易受气候变化不利影响的国家，如小岛屿发展中国家等的能力，以便采取有效的气候变化行动，其中包括，除其他外，执行适应和减缓行动，并应当便利技术开发、推广和部署、获得气候资金、教育、培训和公共意识的有关方面，以及透明、及时和准确的信息通报。

二、能力建设，尤其是针对发展中国家缔约方的能力建设，应当由国家驱动，依据并响应国家需要，并促进缔约方的本国自主，包括在国家、次国家和地方层面。能力建设应当以获得的经验教训为指导，包括从《公约》下能力建设活动中获得的经验教训，并应当是一个参与型、贯穿各领域和注重性别问题的有效和迭加的进程。

三、所有缔约方应当合作，以加强发展中国家缔约方履行本协定的能力。发达国家缔约方应当加强对发展中国家缔约方能力建设行动的支助。

四、所有缔约方，凡在加强发展中国家缔约方执行本协定的能力，包括采取区域、双边和多边方式的，均应定期就这些能力建设行动或措施进行通报。发展中国家缔约方应当定期通报为履行本协定而落实能力建设计划、政策、行动或措施的进展情况。

五、应通过适当的体制安排，包括《公约》下为服务于本协定所建立的有关体制安排，加强能力建设活动，以支持对本协定的履行。作为本协定缔约方会议的《公约》缔约方会议应在第一届会议上审议并就能力建设的初始体制安排通过一项决定。

**第十二条**

缔约方应酌情合作采取措施，加强气候变化教育、培训、公共意识、公众参与和公众获取信息，同时认识到这些步骤对于加强本协定下的行动的重要性。

**第十三条**

一、为建立互信和信心并促进有效履行，兹设立一个关于行动和支助的强化透明度框架，并内置一个灵活机制，以考虑缔约方能力的不同，并以集体经验为基础。

二、透明度框架应为依能力需要灵活性的发展中国家缔约方提供灵活性，以利于其履行本条规定。本条第十三款所述的模式、程序和指南应反映这种灵活性。

三、透明度框架应依托和加强在《公约》下设立的透明度安排，同时认识到最不发达国家和小岛屿发展中国家的特殊情况，以促进性、非侵入性、非惩罚性和尊重国家主权的方式实施，并避免对缔约方造成不当负担。

四、《公约》下的透明度安排，包括国家信息通报、两年期报告和两年期更新报告、国际评估和审评以及国际磋商和分析，应成为制定本条第十三款下的模式、程序和指南时加以借鉴的经验的一部分。

五、行动透明度框架的目的是按照《公约》第二条所列目标，明确了解气候变化行动，包括明确和追踪缔约方在第四条下实现各自国家自主贡献方面所取得进展；以及缔约方在第七条之下的适应行动，包括良好做法、优先事项、需要和差距，以便为第十四条下的全球盘点提供信息。

六、支助透明度框架的目的是明确各相关缔约方在第四条、第七条、第九条、第十条和第十一条下的气候变化行动方面提供和收到的支助，并尽可能反映所提供的累计资金支助的全面概况，以便为第十四条下的盘点提供信息。

七、各缔约方应定期提供以下信息：

（一）利用政府间气候变化专门委员会接受并由作为本协定缔约方会议的《公约》缔约方会议商定的良好做法而编写的一份温室气体源的人为排放和汇的清除的国家清单报告；并

（二）跟踪在根据第四条执行和实现国家自主贡献方面取得的进展所必需的信息。

八、各缔约方还应当酌情提供与第七条下的气候变化影响和适应相关的信息。

九、发达国家缔约方应，提供支助的其他缔约方应当就根据第九条、第十条和第十一条向发展中国家缔约方提供资金、技术转让和能力建设支助的情况提供信息。

十、发展中国家缔约方应当就在第九条、第十条和第十一条下需要和接受的资金、技术转让和能力建设支助情况提供信息。

十一、应根据第 1/CP.21 号决定对各缔约方根据本条第七款和第九款提交的信息进行技术专家审评。对于那些由于能力问题而对此有需要的发展中国家缔约方，这一审评进程应包括查明能力建设需要方面的援助。此外，各缔约方应参与促进性的多方审议，以对第九条下的工作以及各自执行和实现国家自主贡献的进展情况进行审议。

十二、本款下的技术专家审评应包括适当审议缔约方提供的支助，以及执行和实现国家自主贡献的情况。审评也应查明缔约方需改进的领域，并包括审评这种信息是否与本条第十三款提及的模式、程序和指南相一致，同时考虑在本条第二款下给予缔约方的灵活性。审评应特别注意发展中国家缔约方各自的国家能力和国情。

十三、作为本协定缔约方会议的《公约》缔约方会议应在第一届会议上根据《公约》下透明度相关安排取得的经验，详细拟定本条的规定，酌情为行动和支助的透明度通过通用的模式、程序和指南。

十四、应为发展中国家履行本条提供支助。

十五、应为发展中国家缔约方建立透明度相关能力提供持续支助。

## 第十四条

一、作为本协定缔约方会议的《公约》缔约方会议应定期盘点本协定的履行情况，以评估实现本协定宗旨和长期目标的集体进展情况（称为“全球盘点”）。盘点应以全面和促进性的方式开展，考虑减缓、适应以及执行手段和支助问题，并顾及公平和利用现有的最佳科学。

二、作为本协定缔约方会议的《公约》缔约方会议应在 2023 年进行第一次全球盘点，此后每五年进行一次，除非作为本协定缔约方会议的《公约》缔约方会议另有决定。

三、全球盘点的结果应为缔约方以国家自主的方式根据本协定的有关规定更新和加强它们的行动和支助，以及加强气候行动的国际合作提供信息。

**第十五条**

一、兹建立一个机制，以促进履行和遵守本协定的规定。

二、本条第一款所述的机制应由一个委员会组成，应以专家为主，并且是促进性的，行使职能时采取透明、非对抗的、非惩罚性的方式。委员会应特别关心缔约方各自的国家能力和情况。

三、该委员会应在作为本协定缔约方会议的《公约》缔约方会议第一届会议通过的模式和程序下运作，每年向作为本协定缔约方会议的《公约》缔约方会议提交报告。

**第十六条**

一、《公约》缔约方会议——《公约》的最高机构，应作为本协定缔约方会议。

二、非为本协定缔约方的《公约》缔约方，可作为观察员参加作为本协定缔约方会议的《公约》缔约方会议的任何届会的议事工作。在《公约》缔约方会议作为本协定缔约方会议时，在本协定之下的决定只应由为本协定缔约方者做出。

三、在《公约》缔约方会议作为本协定缔约方会议时，《公约》缔约方会议主席团中代表《公约》缔约方但在当时非为本协定缔约方的任何成员，应由本协定缔约方从本协定缔约方中选出的另一成员替换。

四、作为本协定缔约方会议的《公约》缔约方会议应定期审评本协定的履行情况，并应在其权限内作出为促进本协定有效履行所必要的决定。作为本协定缔约方会议的《公约》缔约方会议应履行本协定赋予它的职能，并应：

（一）设立为履行本协定而被认为必要的附属机构；并

（二）行使为履行本协定所需的其他职能。

五、《公约》缔约方会议的议事规则和依《公约》规定采用的财务规则，应在本协定下比照适用，除非作为本协定缔约方会议的《公约》缔约方会议以协商一致方式可能另外作出决定。

六、作为本协定缔约方会议的《公约》缔约方会议第一届会议，应由秘书处结合本协定生效之日后预定举行的《公约》缔约方会议第一届会议召开。其后作为本协定缔约方会议的《公约》缔约方会议常会，应与《公约》缔约方会议常会结合举行，除非作为本协定缔约方会议的《公约》缔约方会议另有决定。

七、作为本协定缔约方会议的《公约》缔约方会议特别会议，应在作为本协定缔约方会议的《公约》缔约方会议认为必要的其他任何时间举行，或应任何缔约方的书面请求而举行，但须在秘书处将该要求转达给各缔约方后六个月内得到至少 1/3 缔约方的支持。

八、联合国及其专门机构和国际原子能机构，以及它们的非为《公约》缔约方的成员国或观察员，均可派代表作为观察员出席作为本协定缔约方会议的《公约》缔约方会议的各届会议。任何在本协定所涉事项上具备资格的团体或机构，无论是国家或国际的、政府的或非政府的，经通知秘书处其愿意派代表作为观察员出席作为本协定缔约方会议的《公约》缔约方会议的某届会议，均可予以接纳，除非出席的缔约方至少 1/3 反对。观察员的接纳和参加应遵循本条第五款所指的议事规则。

**第十七条**

一、依《公约》第八条设立的秘书处，应作为本协定的秘书处。

二、关于秘书处职能的《公约》第八条第 2 款和关于就秘书处行使职能作出的安排的《公约》第八条第 3 款，应比照适用于本协定。秘书处还应行使本协定和作为本协定缔约方会议的《公约》缔约方会议所赋予它的职能。

**第十八条**

一、《公约》第九条和第十条设立的附属科学技术咨询机构和附属履行机构，应分别作为本协定的附属科学技术咨询机构和附属履行机构。《公约》关于这两个机构行使职能的规定应比照适用于本协定。本协定的附属科学技术咨询机构和附属履行机构的届会，应分别与《公约》的附属科学技术咨询机构和附属履行机构的会议结合举行。

二、非为本协定缔约方的《公约》缔约方可作为观察员参加附属机构任何届会的议事工作。在附属机构作为本协定附属机构时，本协定下的决定只应由本协定缔约方作出。

三、《公约》第九条和第十条设立的附属机构行使它们的职能处理涉及本协定的事项时，附属机构主席团中代表《公约》缔约方但当时非为本协定缔约方的任何成员，应由本协定缔约方从本协定缔约方中选出的另一成员替换。

**第十九条**

一、除本协定提到的附属机构和体制安排外，根据《公约》或在《公约》下设立的附属机构或其他体制安排，应按照作为本协定缔约方会议的《公约》缔约方会议的决定，为本协定服务。作为本协定缔约方会议的《公约》缔约方会议应明确规定此种附属机构或安排所要行使的职能。

二、作为本协定缔约方会议的《公约》缔约方会议可为这些附属机构和体制安排提供进一步指导。

**第二十条**

一、本协定应开放供属于《公约》缔约方的各国和区域经济一体化组织签署并须经其批准、接受或核准。本协定应自 2016 年 4 月 22 日至 2017 年 4 月 21 日在纽约联合国总部开放供签署。此后，本协定应自签署截止日之次日起开放供加入。批准、接受、核准或加入的文书应交存保存人。

二、任何成为本协定缔约方而其成员国均非缔约方的区域经济一体化组织应受本协定各项义务的约束。如果区域经济一体化组织的一个或多个成员国为本协定的缔约方，该组织及其成员国应决定各自在履行本协定义务方面的责任。在此种情况下，该组织及其成员国无权同时行使本协定规定的权利。

三、区域经济一体化组织应在其批准、接受、核准或加入的文书中声明其在本协定所规定的事项方面的权限。这些组织还应将其权限范围的任何重大变更通知保存人，再由保存人通知各缔约方。

### 第二十一条

一、本协定应在不少于 55 个《公约》缔约方，包括其合计共占全球温室气体总排放量的至少约 55%的《公约》缔约方交存其批准、接受、核准或加入文书之日后第三十天起生效。

二、只为本条第一款的有限目的，“全球温室气体总排放量”指在《公约》缔约方通过本协定之日或之前最新通报的数量。

三、对于在本条第一款规定的生效条件达到之后批准、接受、核准或加入本协定的每一国家或区域经济一体化组织，本协定应自该国家或区域经济一体化组织批准、接受、核准或加入的文书交存之日后第三十天起生效。

四、为本条第一款的目的，区域经济一体化组织交存的任何文书，不应被视为其成员国所交存文书之外的额外文书。

### 第二十二条

《公约》第十五条关于通过对《公约》的修正的规定应比照适用于本协定。

### 第二十三条

一、《公约》第十六条关于《公约》附件的通过和修正的规定应比照适用于本协定。

二、本协定的附件应构成本协定的组成部分，除另有明文规定外，凡提及本协定，即同时提及其任何附件。这些附件应限于清单、表格和属于科学、技术、程序或行政性质的任何其他说明性材料。

### 第二十四条

《公约》关于争端的解决的第十四条的规定应比照适用于本协定。

### 第二十五条

一、除本条第二款所规定外，每个缔约方应有一票表决权。

二、区域经济一体化组织在其权限内的事项上应行使票数与其作为本协定缔约方的成员国数目相同的表决权。如果一个此类组织的任一成员国行使自己的表决权，则该组织不得行使表决权，反之亦然。

### 第二十六条

联合国秘书长应为本协定的保存人。

**第二十七条**

对本协定不得作任何保留。

**第二十八条**

一、自本协定对一缔约方生效之日起三年后，该缔约方可随时向保存人发出书面通知退出本协定。

二、任何此种退出应自保存人收到退出通知之日起一年期满时生效，或在退出通知中所述明的更后日期生效。

三、退出《公约》的任何缔约方，应被视为亦退出本协定。

**第二十九条**

本协定正本应交存于联合国秘书长，其阿拉伯文、中文、英文、法文、俄文和西班牙文文本同等作准。

2015 年 12 月 12 日订于巴黎。

下列签署人，经正式授权，在本协定上签字，以昭信守。

## 1.8 经济合作与发展组织《运用战略环境评估——合作发展的良好实践指南》

（2006 年 11 月 10 日经济合作与发展组织通过，摘录如下）

运用战略环境评估良好实践：原则和程序

1. 战略性环境评估的基本原则

要有影响力并有助于改善政策制定、规划和决策，战略性环境评估应：

- 建立明确的目标；
- 与现有政策和规划结构相结合；
- 灵活、重复并与特定背景契合；
- 根据可持续发展目标，原则和标准的框架，分析拟议 PPP[①]的潜在影响和风险及其替代方案；
- 为优先策略的选择和接受重大选择提供明确的理由；
- 识别环境及其他机会和限制；
- 处理好环境，社会和经济考虑之间的联系；
- 涉及主要利益相关者，鼓励公众参与；
- 包括有效的、最好是独立的质量保证体系；

① 本文件中的 PPP 指的是政策（polioy）、计划（plan）和项目（programme），适当情况下也包括战略和宏观项目的意思。

- 整个过程是透明，并交流结果；
- 具有成本效益；
- 在完成后，鼓励对战略性环境评估流程进行正式评审，并监测 PPP 产出；
- 塑造承接和使用战略性环境评估的能力。

在设计有效的战略性环境评估方法时，从业人员需要注意以下事项：

- 战略规划不是线性的，而是受利益冲突和议程不同的利益集团所影响的复杂过程；因此，重要的是在决策过程的周期内寻找“机会之窗”来启动战略环境评估；
- 替代方案与环境影响之间的关系往往是间接的；所以他们需要以与所有利益相关者（如政治家、政府机构和利益集团）相关的方式来制定。这样做的一个方法是将环境影响与其具体的政策优先事项联系起来；
- 一次性分析无法解决战略问题；在制定战略和决策的过程中，需要采取适应性和持续性的方式来确保实施；
- 战略性环境评估在战略规划中的价值在很大程度上取决于负责当局维持这一进程并对结果采取行动的能力。

### 2. 战略性环境评估的制度层面

有效的战略环境评估取决于一个适应性和持续性过程，重点是加强机构、治理和决策过程，而不仅仅是一个侧重于影响的简单、线性、技术方法，就像在环境影响评估中常见的那样。这在战略环境评估的政策层面尤其重要。图 4.1 显示了加强机构能力的关键步骤。这些将在后面内容进行更详细的讨论。

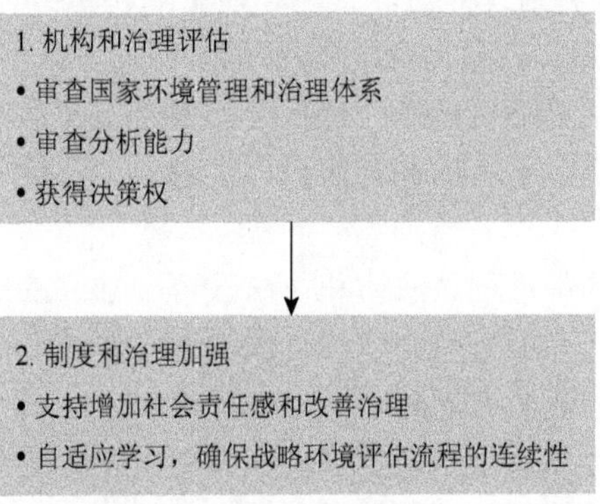


图 4.1 策略性环境评估中负责机构考虑的步骤

**步骤 1：评估机构能力以管理影响和机会**

✦ 审查国家环境管理和治理体系

鉴于将战略环境评估应用于 PPP 制定和改革的挑战，必须评估已制定的系统，以解决与主要政策目标和问题的环境联系。评估一个国家的机构能力如何配备来管理不确定或意料之外的环境影响并利用环境机会尤其应该包括在内。捐助者与政府在进行机构评估方面有丰富的经验。国家环境分析（CEA）是目前的一个例子，它可以是一个有效的切入点，它提供的重点不限于环境机构和能力，而是与经济和社会机构的联系。

对国家制度的审查不应限于政府环境机构，但也应解决支持改善治理以及公共和私营部门参与的制度、激励和进程，特别是促进负责任的环境和社会管理。它还应该审查一个国家的环境治理机制，以确保和加强社会责任，例如，人们进入司法机构以解决环境污染或自然资源分配问题，或以易于解释的方式传播信息，以便社区能够发挥非正式监管者的作用。

✦ 评估负责机构的分析能力

战略性环境评估的成功取决于以国家为基础的分析能力。政府、学术研究机构、民间社会组织（CSO）和私营部门通常都会有一系列的分析能力。大多数将侧重于影响评估方法，一些将参与和政策过程（如环境报告和部门研究的状况）相关的更广泛的分析框架。战略性环境评估还应努力将其他形式的影响分析（如PSIA）纳入体制结构。

✦ 抓住机会参与决策过程

战略性环境评估往往需要机会主义的方法。无论从捐助界还是政府来看，战略环境评估的拥护者都需要在机会出现时将环境问题纳入政策制定的主流。此外，在可能的情况下，战略性环境评估应该建立在过去的成功以及评估机构能力的基础上。随着战略环境评估在PPP制定和决策中更加有效地结合，机构能力要求当然会增加。

**步骤2：加强机构和治理能力，管理环境影响和机会**

✦ 增加社会责任感和改善治理的支持机制

捐助者支持的一个关键目标是改善社会问责制，即政府和官员需对其决定和行为对公民的影响负责。现有的社会问责程度越大，环境问题就越有可能成功地融入政策制定。

可以通过专注于选举进程、法律和司法改革、独立的审计和监督程序以及信息获取来增加社会责任。所有努力增加公民权利，并让政府和官员负起责任，都有可能导致治理改善和透明度提高。

另一个要素是支持民间组织，使它们能够更有效地进行政策对话，并提高其分析能力。有了更好的治理，环境问题与社会和经济政策目标就会更加紧密地结合在一起。公众有更大的机会向政策制定者提出挑战，以解决环境问题，并在经济和社会政策的环境影响方面更加透明。

✦ 协助各国确保战略环境评估进程的连续性

对参与战略环境评估的国家持续援助的重要性几乎不能夸大。战略环境评估不应该是导致离散产出的一次性事件，而是一个适应政策制定的动力和周期性的制度过程。因此，能力建设的需要具有重大意义。它应该侧重于分析、参与和政治要求，以及适应性学习，从有效的过程和体制安排中吸取教训。

需要维持援助才能有效。规划过程和能力建设具有中长期的时间框架。重点应该是建立选区和公共行政能力。

### 3. 机构以战略环境评估为中心

政治，社会和环境因素之间的复杂互动对政策的环境评估造成了特殊的挑战。例如，在促进公共福祉的目标的驱动下，制定宏观经济和部门政策也受到来自不同利益相关者的强烈的政治压力，有时存在利益冲突。在制度和治理框架薄弱的背景下，强大的利益相关方和精英人士往往胜过其他利益相关方，包括当地和土著社区等群体，这些群体可能特别容易受到政策选择的社会和环境影响。

与项目层面的环境影响评估相比，战略性环境评估的政策因素要求对政治经济因素和制度环境有更深入的了解。尤其需要认识到受影响的利益相关方之间的政治权力差异意味着在议价能力和影响政策的能力方面存在重大差异，最终影响到政策决策的经济、社会和环境方面。

为应对这些挑战，世界银行目前正在测试和验证“以机构为中心的战略环境评估方法”。这种做法承认，上级的战略决策受到政治因素的严重影响，因此重点在制度和治理层面。

与“以影响为中心的战略环境评估”的传统方法不同，以机构为中心的战略环境评估方法并不主要是评估潜在影响和减轻这些影响。相反，它特别强调改善治理和社会责任（即公职人员和决策者对其公民以及整个社会的义务，关于他们的行动计划、行为及其行动结果的义务）不断进行社会学习；重视环境问题，不断改进公共政策的设计至关重要。

**关键步骤：**

第一步是确定环境优先事项，并评估有关这些优先事项所拟议政策的不同行动方式的优缺点（如有形和无形的利益和成本）。这需要严格考虑国家、部门或地区的关键环境问题和风险，包括评估环境压力的根本原因。此外，对于每个可能的行动方案，对赢家和输家的分析都很重要。跨部门协调也是至关重要的，因为政策可能会产生多部门的环境影响。有效和持续的公众参与对于政策级战略环境评估至关重要。因此，利益相关者对政策的认知，尤其是可能的失败者的看法，需要通过利益相关者分析工具，用尽可能多的证据来纳入和验证，并将它们相对于环境脆弱性和影响政策过程的权力考虑在内。此外，可以使用诸如比较风险评估、环境损害研究成本、基于调查和参与性评估的一些工具或技术来优先考虑环境问题，以及如何受到拟议政策的影响。

第二步是评估国家环境管理体系，以解决政策对确定的环境优先事项的影响。如果国家环境管理能力不足，第三步就是建立制度和治理强化要求来有效地解决这些影响。

## 1.9 经济合作与发展组织《确保环境合规性——趋势与良好实践》

（2009 年 5 月 19 日经济合作与发展组织通过，摘录如下）

环境合规性保证是所有可用手段的应用，旨在影响受管制实体的行为以遵守监管要求。其主要职能是推崇自愿遵守，查明和扭转违规行为，并酌情惩罚罪犯。

本章考虑了合规性保证体系的主要内容以及影响其设计的关键因素。

1. 合规性保证体系的主要内容

合规保证是环境监管的迭代循环过程的关键要素。它将立法要求与政策执行和反馈的评估结合起来，使法律和政策手段得以调整。

成功的政策执行取决于这个监管周期中每个要素的有效性。鉴于环境合规性保障涉及广泛的政府和非政府行为者，而且是时间和资源密集型的，其主要挑战是设计一套有效和高效的手段来支持政策目标。

环境合规保证手段的三大类别包括：

- 合规促进——任何鼓励合规的活动，但不涉及对违规行为的制裁。合规促进的例子包括信息传播、技术援助、监管和财政激励。
- 合规监督——收集和分析信息合规地位。合规监督可包括政府检查、审计或调查、监督环境质量、自我监督和由管制实体进行报告以及公民监督。
- 执行——政府或第三方采取的一套行动，以回应不符合环境要求的行为，迫使违规者恢复遵守，并纠正违反行为所造成的损害，并对违法者实施制裁。

有效的合规性保证包括相互支持的促销，监控和执行工具的组合。例如，合规推广有助于针对较差的执业者进行检查（通过提高愿意自愿遵守的受监管实体的绩效），合规监督发现违规行为，传播有关执行案件的信息也是一种很好的合规推广手段。

这些工具的选择及其相互作用，即合规性保证体系的设计，受到以下方面的强烈影响：

- 一般以及影响受监管实体合规行为的当地因素；
- 规范社区界定环境要求的方式；
- 国家制度框架支持政策实施。

以下部分将考察这三个方面，借鉴研究国家所代表的各种模式。

### 2. 合规的关键要素

了解促成合规行为的因素对合规性保证手段的设计和应用至关重要。本节简要回顾了合规行为理论，并考察了其政策含义。

传统的环境经济学理论假设受监管实体在作出合规决策时是理性的：他们决定是否遵守预期合规成本（即技术和管理改进费用以满足环境要求）与不合规成本（即货币处罚价值、民事责任等）。换句话说，如果违反要求“更便宜”，行为者就会这样做。根据这一理论，主管部门必须通过增加发现犯罪的可能性（通过密集的合规监督）提高不合规的“成本”；对违规行为应对迅速、明确和公平；施加足够高的处罚以超过不合规带来的利益；提高执法行动意识。

这些文献还提供了一些建议，说明为何有时在监管机构的监督和执行情况下，依从性可能高于预期：

• 公司经常主观地高估预期的惩罚，并认为检查和制裁的水平决定了公司的合规行为，并在低制裁的情况下解释合规行为。

• 如果以前发现不合规行为，合规也可能是受到更严格的合规监督和更严格执法的预期的影响。

• 监管机构可能会提供直接或间接的财务激励措施，例如，减税或阻碍（如限制获得信贷），以促进合规性。

• 市场力量可能通过客户、投资者、保险公司或股票市场估值的潜在不利反应影响合规行为。这些信息也可能影响到有关公司的公众形象，也可能导致当地社区的压力。

• 内在（内部）动机，如诚实或社会规范，也可能导致环保行为和自愿遵守。这个因素可能在合作文化（如日本和芬兰）中被放大，具有非常广泛的共同价值观，其中更多的人以非经济原因为基础，以避免违规行为。

### 3. 合规性保证制度框架

经审查的国家代表支持环境合规保障计划的各种制度模式。每个国家的特殊性都有其历史、政治和文化的原因。关于环境执法机构作为合规保障体系的核心，本节着眼于权力分散程度、与其他利益相关者的接触、与合规相关的能力、关键职能的内部组织以及当局的主要活动的透明度等问题。

**纵向责任分工和权力制衡**

合规保证的基本制度问题是决定在国家层面上将执行的责任集中到何种程度，或将它们分散到国家和地方各级。权力下放的程度通常在很大程度上取决于现有的体制结构和传统，而这些制度则依赖于宪法的安排。

**集权和分权的优缺点**

国家存在合规性保证的目的在于确保至少满足最低环境标准和要求；这个制度在全国各地都是一致和公平的；并提供国家资源来支持合规性保证工作。地方政府的参与是非常重要的，因为它们最接近实际的环境问题，并且能有效地识别和纠正这些问题。受规管设施的地理分布很广，这为分散化提供了有力的论据。在地方政府负责环境监管和实施的同时，以环境要求和执法为代价的地方经济发展存在政治干预的风险。

以下为所研究国家垂直组织的模式，这些组织也在逐渐实行权力下放：

• 国家执法机构是环境部的组成部分，通过其区域办事处运作。区域执法人员是中央政府的雇员，地方政府没有执法责任。在法国就是这样。

• 相对自主的国家执法机构拥有区域分支机构，这些分支机构完全是其结构的一部分，但一些执行职能由地方当局执行。这种模式就是英国就其每个“行政主管部门”（英格兰和威尔士，苏格兰和北爱尔兰）而言，即使没有“国家”环境当局也是如此。

• 国家和地方政府机构根据国家和地方要求开展了合规性保证活动，但中央政府的作用很强。美国和俄罗斯这样的联邦国家以及中国就是这种情况。

• 大多数合规和执行职能都存在于国家和地方各级，而环境部负责指导、协调和监督。该模式以荷兰（该部在几个战略领域执行职能）、日本和芬兰为代表。

权力下放可能意味着执行国家立法和/或遵守和执行地方和地方法规的责任。不同行政级别主管部门之间的执法分歧并不少见。国家政府可能会看到一个州或省份因保护当地污染行业而损害国家一致性的目标。另外，一个地方政府或市政当局可能会把国家环境执法机构视为高压手段，过于压抑，而不尊重当地制定的灵活应变的目标。

**横向责任分工与利益相关方的合作**

除环境机构外，其他执行机构也可能在影响或将受环境政策执行影响的地区享有权力。这些包括：

• 负责食品安全、职业健康和安全、消费品、农药使用的卫生相关机构等；

• 水、能源、矿产、林业等自然资源管理机构；

• 土地利用规划机构，规范农业、工商业的机构；

• 刑事侦查执法机关；

• 海关。

**环境执法部门也有其他机构：**

• 法院是民事司法和执法行动的关键，有时是执行行政命令。法院也可以在评估制裁方面发挥重要作用。

• 行业或行业协会是合规促进中发挥重要作用。它们是传播有关要求、遵守方法和合规活动信息的有价值渠道。

• 公民环保组织和公益团体在塑造和实施环境执法方面发挥重要作用。这些组织可以收集和公布有关环境质量和合规水平的数据，以影响执法的优先事项；如果法律允许，公民可以起诉环境保护署不履行其职责。

**执法机关责任分工**

环境执法当局的职能分工有若干方面，包括总部和区域办事处之间的职能，以及许可和合规监督职责之间的关系。

在主要环境执法机构拥有区域办事机构的国家（法国、荷兰、美国、英国和俄罗斯），总部通常负责制定更详细的政策和指导，而区域办事处负责运营实施。这种机构设置的挑战是在总部和总部外办事处之间实现同样的合规保证愿景。这个问题反映在同一机构的不同办事处的执法行动的一致性。

关于许可和检查职能分离的问题，被研究国家的主管部门遵循两种不同的做法。主要的观点是，为了避免利益冲突，同一检查员不应该在同一设施中参与确定要求并检查其符合性。同一个人甚至可以同时进行许可和检查，但这两个功能从来没有结合在一起。

**合规性保证活动的透明度**

透明度和问责制可以成为制定合规保障战略和优先事项的重要力量，并向政治决策者提供有关政策执行的宝贵信息。在所有审查过的国家中，有一种趋势，即通过利益相关者的合作和公开披露执法机构的活动信息来提高透明度。这种日益扩大的公开性的主要方面包括许可过程的透明度、合规监督和执法信息的披露以及各机构本身的绩效责任。

## 1.10 经济合作与发展组织《绿色发展：提升环境管理能力和治理》

（2012 年 1 月 25 日经济合作与发展组织通过，摘录如下）

**绿色发展：提升能力的框架**

建立绿色发展能力有五个步骤，这个过程是迭代的——成功的能力开发是一个长期的建议，定期的审查是必要的，以监测进度和调整过程。发展中国家的情况差别很大，要求在如何应用该方法方面具有灵活性。

**步骤 1：评估政治和制度背景**

第一步是分析政治和制度背景：国家的法律框架，政府结构和制度。这些信息既可以通过阅读公开的信息，也可以通过与公共和私营部门的相关政府官员及其他知识丰富的利益相关者进行互动来获得。这一步还包括熟悉国家层面的环境分析，它概述了环境和自然资源问题和机会。这是各种发展支持机构经常实施的。有关政治、社会制度和激励机制的信息也可以通过地方或国家的政治经济研究获得，这些研究被称为体制分析、权力分析和变革驱动因素分析。

**步骤 2：确定关键参与者及其能力发展需求**

必须确定绿色发展的关键参与者，包括政府官员、私营部门代表和民间社会组织成员。这需要很好地了解潜在利益相关者的优势和劣势。但重要的是要超越制度层面，在某些情况下，还要考虑影响利益相关者在绿色发展中承诺和表现的政治和经济层面的因素。一旦确定了利益相关方，他们各自在绿化部门或国家层面的规划和预算过程中的作用将与其对应的能力需求相结合。在某些情况下，建立特别工作组来确定能力发展的需要和机会是有帮助的。

**步骤 3：确定组织激励机制**

接下来，重要的是发现建立绿色发展能力的可能切入点，确定优先事项，并概述适当的时间表、目标和资源，以解决已识别的能力需求。识别并与改革的“冠军”进行合作是至关重要的。一旦确定了相关行动者和优先事项，必须解决组织的激励问题。这些可能需要改革，以实现绿色发展的有效能力建设。这一步还包括环境机构在总体发展规划过程中的作用以及其与财务和规划部门合作的能力。

**步骤 4：确定意识/知识需求和现有的分析工具**

相关行为者有必要了解环境在经济发展中的重要作用。熟悉已有的相关知识产品也很重要。一旦他们了解现有的知识产品（专有技术、良好实践和知识产权），行为者就有能力有效地应用这些工具。然而，这些必须补充应用和使用这些工具的能力。

**步骤 5：确定策略响应的选项**

最后一步是解决环境和规划官员的能力需求，将有关环境与发展之间联系的现有信息转化为绿色发展的具体政策措施。这可能从修订的优先事项和实施战略到具体的环境管理措施和投资。在这一点上，面临的主要挑战是环境行为者学习使用决策者的语言来确保他们的倡议得到支持。

这五个步骤大致概述了进行能力开发活动时需要考虑的核心问题。然而，它们并不一定是顺序的。根据不同背景下，可能只有一个或两个步骤适用，而在其他情况下，所有五个步骤都应该考虑，但可能会有不同的顺序。在与政策制定或规划周期有关的现实时间尺度上建立这样的倡议是很重要的。监测和评估也很重要。能力发展通常是一个漫长的过程，必须进行定期审查来监测进展情况。这种需求部分是由于员工流失导致系统部分能力突然消散的事实。监测和评价还可以作为学习经验、提高能力发展成果、规划和分配资源以满足优先事项和展示成果的基础。

**能力开发的切入点**

将国家系统作为绿化发展的切入点，需要将环境考虑纳入核心决策过程。需要创新的方法来吸引制定政策和投资决策的所有利益相关者。例如，重要的是确保财政部或经济规划部的官员在确定经济优先事项时，意识到环境影响。因此，开发能力的举措需要针对有关各方的工作量身定制。它们应该超出环境机构的组织环境，包括规划部、财政部和部委。因此，绿化发展的切入点可以在国家和部门层面进行区分。

在国家层面，立法机关在确定环境机构的设计方面发挥重要作用。这些机构建立了法律要求，并采取了界定环境目标、主管部门和资金分配的补充政策文件。在行政部门内，环境部和机构通常是负责环境和自然资源管理的主要行动者。随着绿色发展得到越来越多的重视，环境部委和机构越来越需要与其他政府机构合作。这种合作的性质取决于国家背景。然而，在大多数国家，其他行为者包括规划和发展部（绿色国家发展计划）、财政部（在国家预算中拨出绿色倡议资源）、教育部（将环境纳入教育材料）和安全部门（以解决环境和自然资源安全风险）。其他重要的合作伙伴是中央政府内负责政府间协调的机构，如总统办公厅或总理。

在部门层面，许多行政部门，特别是管理自然资源的部委已经建立了环境单位。作为回应，有几个国家已经建立了部际工作组、委员会或工作组，以审查经济与环境的联系。还建立了非政府官员网络，以支持在共同关心的问题上交流信息与合作。在某些情况下，这是在发展支持提供者的协助下进行的。尽管有绿化部门战略的重要性，当环境监督和资源管理结合在同一机构内时，可能会出现利益冲突。在这种情况下，制衡程序应纳入决策过程以解决可能发生的冲突。

## 1.11 经济合作与发展组织《G20/OECD 公司治理原则》

（2015 年 11 月 30 日经济合作与发展组织通过，摘录如下）

1. 这些原则承认员工和其他利益相关者的利益以及他们在为长期的成功和业绩作出贡献的重要作用。其他与公司决策过程相关的因素包括环境、反腐败或伦理问题等。

2. 披露还有助于公众更好地理解（治理）结构和企业活动、公司政策及业绩环境和道德标准以及企业与他们所处社区之间的关系。

3. 除了商业目标，公司也被鼓励去做披露与商业道德、环境相关的政策和业绩以及公司在物质、社会问题、人权和其他公共政策承诺。这些信息对于投资者和其他用户的信息来说可能是重要的，以更好地评估公司和他们所在的社区之间的关系，公司已经在采取措施实现这些目标。

4. 金融信息用户和市场参与者需要信息来合理预见物质风险，这些风险可能包括：某些特定行业或公司所在地理区域带来的风险；对商品的依赖；金融市场风险包括利率或货币风险；衍生品和不平衡风险交易以及与环境责任有关的风险。

5. 董事会的主要内容是指导公司战略，负责管理绩效的监控和实现，为股东提供足够的回报，同时防止利益冲突，平衡公司的竞争需求。为了董事会更加有效地履行他们的职责，他们必须能够实现目标和具备独立的判断。董事会的另一个重要责任是监督系统的设计，确保公司遵守适用法律，包括税收、竞争、劳工、环境、平等机会、健康和安全的法律。

6. 董事会不仅对公司和股东负责但也有责任追求他们的利益最大化。此外，董事会也应该适当考虑并公平地对待其他利益相关者的利益，这些利益相关者包括员工、债权人、客户、供应商和当地社区。在此背景下，还要遵守环境和社会标准。

7. 合规还必须涉及其他法律法规，如涉及证券、竞争、工作和安全条件等。其他可能适用的法律包括与税收、人权有关的法律、环境、欺诈和洗钱。这样的合规方案也将支撑公司的道德准则。

## 1.12 G20《杭州峰会落实 2030 年可持续发展议程行动计划》

（2016 年 9 月 6 日 G20 杭州峰会公报发布，全文如下）

根据二十国集团（G20）安塔利亚峰会决定，G20 承诺将自身工作与 2030 年可持续发展议程进一步衔接，努力消除贫困，实现可持续发展，构建包容和可持续的未来，并确保在此进程中不让任何一个人掉队。此行动计划以及其中的高级别原则，将推进全球落实 2030 年可持续发展议程，包括落实可持续发展目标和《亚的斯亚贝巴发展筹资行动议程》。

**落实 2030 年可持续发展议程的高级别原则**

确认全球于 2015 年 9 月通过的具有普遍性、富有雄心的 2030 年可持续发展议程，再次承诺遵守可持续发展议程确定的所有原则，并为落实可持续发展议程作出贡献。G20 将继续促进强劲、可持续和平衡增长，保护地球免于毁坏，并与低收入和发展中国家加强合作。G20 成员将确保它们的集体努力产生积极的全球影响，有助于有效落实可持续发展议程，平衡和协调推进可持续发展的三大领域。

G20 将侧重于可持续发展议程所涵盖、自身作为全球经济合作论坛具有比较优势和能够带来附加价值的领域和议题。在可持续发展议程的整体框架下，G20 的比较优势在于通过其号召力和集体行动力，在全球最高层面实施和支持包括宏观经济框架在内的相关倡议，并创造有利的国际环境。

为此，G20 将遵循以下高级别原则，为落实可持续发展议程作出贡献：

发挥 G20 作为全球经济论坛的比较优势，通过我们在国内和国外层面的国别和集体努力落实 2030 年可持续发展议程，包括落实可持续发展目标和《亚的斯亚贝巴行动议程》。

重申可持续发展议程具有普遍、变革、不可分割、融合的特性，以及不让任何一个人掉队、在地球上生活的每个人享有尊严、实现以人为中心的可持续发展的重要性。

各国根据国内优先事项、需要和能力落实可持续发展议程，在国际上构建免于恐惧和暴力的和平、公正、包容的社会，支持低收入国家和发展中国家在实现可持续发展目标方面取得进展，包括消除贫困和饥饿等。

认识到全面、平衡、协调推进可持续发展三大领域（经济、环境、社会）的重要性，决心在适用的情况下，把可持续发展与我们的国内政策规划以及国际发展合作有机结合。

根据可持续发展议程的要求，促进持续、包容和可持续的增长，创造全社会各方面均受益的高生产率就业和体面工作，并建立有效的治理和问责机制，这对全面消除贫困、促进可持续发展和实现可持续发展目标至关重要。

致力于采取集体政策措施实现全球发展，这些措施应体现包容，尊重各国主导权和优先事项，注重实现务实和互利共赢的成果，保持开放、灵活和透明。

动员和负责任地使用来自国内和国际、公共和私营部门的所有资金，以促进全球可持续发展伙伴关系重振活力并得以强化。根据《亚的斯亚贝巴行动议程》和可持续发展议程，通过开展南北合作、南南合作和三方合作，以及在技术交流和能力建设方面的国际合作，加强国际社会对有效、有针对性的能力建设的支持，帮助发展中国家实现所有可持续发展目标。

根据可持续发展议程，支持构建政府、私营部门、民间社会、学术界和国际组织参与的全球发展伙伴关系。

承认各国动员和有效利用本国资源促进发展的重要性，重申我们各自的官方发展援助承诺，包括许多发达国家在可持续发展议程中所做的承诺。

实现性别平等、妇女和女童赋权。

确保和加强 G20 工作的协调性和政策一致性，从而实现 G20 所有工作都有助于取得可持续发展成果。

加强 G20 相关工作机制的工作协调，并通过现有的问责进程和后续机制推进我们的集体行动，推动可持续发展议程的落实。

支持联合国可持续发展高级别政治论坛领导下的实施和评估进程，并在此框架下报告落实进展情况。

**行动计划工作范围**

考虑到可持续发展议程的普遍性，G20 成员将通过在国家和国际层面的国别和集体行动，采取大胆的变革举措为落实可持续发展议程作出贡献。这些行动能够推进可持续发展成果，支持低收入和发展中国家根据本国优先事项落实可持续发展议程，并帮助提供全球公共产品。

通过找到共同关心的问题、鼓励政策对话、加强政策一致性和政策协调，G20 的集体行动将围绕“可持续发展领域”展开。这些领域包括基础设施，农业、粮食安全和营养、人力资源开发和就业、普惠金融和侨汇、国内资源动员、工业化、包容性商业、能源、贸易和投资、反腐败、国际金融架构、增长战略、气候资金和绿色金融、创新、全球卫生。行动计划所列举的这些“可持续发展领域”体现了 G20 当前和中长期承诺，将根据未来 G20 主席国的优先事项进行更新和调整。

行动计划只是一个起点，它没有涵盖可持续发展目标涉及的所有领域，将根据未来 G20 主席国提出的倡议，新出现的需求、经验和挑战，如移民和其他问题，作出更新和调整。行动计划是根据可持续发展议程制定的为期 15 年的“动态文件”。

**G20 可持续发展集体行动**

“可持续发展领域”展现出 G20 在发展领域的长期努力，对经济问题的重视，以及为解决全球关切的可持续发展问题所作出的集体努力。以 G20 强劲、可持续、平衡增长议程和 G20 跨年度发展议程（《首尔发展共识》、《圣彼得堡发展展望》、《G20——低收入和发展中国家框架》）为基础，这些“可持续发展领域”描述了 G20 通过采取集体行动，推动实现经济、社会、环境可持续发展和消除贫困等可持续发展目标的情况。需要强调的是，“可持续发展领域”认为 G20 所有的工作机制都具有为可持续发展议程作出贡献的潜力，并将根据未来新的情况进行调整。“可持续发展领域”涉及的跨领域要素包括：执行手段（尤其是资金、技术、能力建设等可持续发展议程及其可持续发展目标和《亚的斯亚贝巴行动议程》中达成共识的内容）、性别平等主流化问题和女性政治、经济赋权问题、保护地球及其自然资源。

以下章节概述了 G20 在“可持续发展领域”的行动，发展工作组将同其他工作机制一道，于 2017 年 G20 峰会前提交一份全面具体的行动清单，梳理 G20 有关行动对落实 2030 年可持续发展议程的贡献。

**基础设施**

落实 2030 年可持续发展议程需在各领域加强对可持续基础设施的投资（可持续发展目标 6、7、9、11）。这些投资有助于实现全球经济增长，消除贫困，应对气候变化挑战及其影响（可持续发展目标 1、3、8、13）。G20 基础设施领域工作由投资和基础设施工作组、发展工作组牵头，根据《亚的斯亚贝巴行动议程》（14、47段），致力于促进基础设施投资、解决数据鸿沟、提升投资环境、加强有关倡议间的合力。有关工作得到包括世界银行及其他多边开发银行、全球基础设施投资中心、经合组织、国际货币基金组织等各方的支持。G20已于2016年启动“全球基础设施互联互通联盟倡议”，致力于加强现有基础设施互联互通倡议，包括区域倡议间的融合与合作。G20欢迎《多边开发银行关于支持基础设施投资行动的联合愿景声明》，包括高质量基础设施项目的量化目标。G20鼓励多边开发银行继续优化资产负债表，并帮助各国动员更多公共部门和私营部门资源，以推动在基础设施等领域更好落实2030年可持续发展议程。

G20将采取措施落实有关承诺，建设可持续的、富有韧性的、安全的、高质量的基础设施，以促进经济发展，造福人类。G20将同有关国际组织和多边开发银行一道，采取政策措施，通过动员公共和私营部门资金，弥补全球基础设施鸿沟，促进全球基础设施互联互通，帮助低收入和发展中国家建设可持续的、富有韧性的基础设施。为此，G20将继续积极参与全球基础设施论坛的有关工作。

**农业、粮食安全与营养**

可持续农业同粮食安全与营养、卫生、就业、经济发展、环境等联系紧密，对实现多个可持续发展目标（2、8、9、10、12、13、15）意义重大。G20承诺推进可持续农业和农村发展，使人人特别是贫困和脆弱群体享有粮食安全与营养，承诺应对粮食价格波动，减少粮食损失和浪费，支持G20测算及减少粮食损失和浪费技术平台。《G20粮食安全与营养框架》以可持续发展目标为依据，确定了3个多年期优先事项，包括增加负责任的投资、增加收入并提供高质量就业、可持续地提高生产力。这一框架正通过执行计划和《粮食安全和可持续粮食系统行动计划》，以及2016年农业部长会议有关成果予以落实（参考《亚的斯亚贝巴行动议程》13、108、121段）。

G20将推动消除饥饿和任何形式的营养不良，落实有关计划和项目，推动实现与农业相关的可持续发展目标并关注与其他可持续发展目标的联系，为全球负责任农业投资创造更好环境，为农业创新和信息技术应用提供便利，减少粮食损失和浪费，推动可持续粮食生产系统和富有韧性的农业实践，以提升生产力并维护生态系统。G20将特别关注小农、家庭农民、小规模生产者、妇女和青年。G20将继续支持和强化有关项目，帮助农民和粮食系统应对包括气候变化负面影响在内当前和未来的各项挑战，推动农业市场信息系统（AMIS）、农业风险管理平台（PARM）、G20农业首席科学家会议（MACS）、农业效果（AgResults）、全球农业和粮食安全计划（GAFSP）等可持续农业发展倡议。

**人力资源开发和就业**

G20 强调通过统一措施和全面政策为所有人创造更多的、体面的、高质量的就业机会，以实现充分的高生产率就业，（可持续发展目标 8）。在 G20 成员和非 G20 成员中，通过教育、高质量学徒制、职业技术培训和终身制学习，开发人力资源仍是一项重要任务（可持续发展目标 4）。G20 正致力于推动以可持续方式提升国内外具有就业所需技术和职业技能的青年和成年数量。G20 通过了加强人力资源开发与 G20 就业工作组政策统一性和协调性的跨年度框架。G20 也通过了促进高质量就业框架、技能战略、培训战略、促进更好的青年就业政策原则。G20 将根据各国情况，努力实现在 2025 年前将永久性脱离劳动力市场风险最大的年轻人比例降低 15%，男女劳动力参与率之间的差距缩小 25%，为 2030 年可持续发展议程贡献力量（可持续发展目标 4、5、8）。G20 承诺分享良好实践，以应对国际劳动力流动和人口老龄化给劳动力市场带来的机遇和挑战。G20 正努力实现经济增长的可持续性、包容性以及就业充足性，为此 G20 支持以促进就业为国内经济和社会发展战略的重点，并采取全面协调措施，展开务实行动，提升经济、就业、社会政策之间的协调，鼓励创新，提升就业能力，促进高质量学徒制，鼓励创业（可持续发展目标 10；《亚的斯亚贝巴行动议程》16、37、41 段）。

G20 支持采取统筹政策，通过培训等方式，促进普惠、高效的技能职业教育培训。G20 将尊重各国情况，促进充分生产性就业，使人人享有体面工作，鼓励创业，重视社会保障。G20 将认真审视增长战略和就业计划，确保政策统一，将采取行动应对不平等问题，支持包容性增长，可持续地减少男女劳动力参与差距和青年脱离劳动力市场、教育和培训的比例。G20 将在尊重各国国情的情况下，保护劳动权利，促进所有劳动者享有安全工作环境。

**普惠金融和侨汇**

G20 在普惠金融和侨汇领域，重在为所有人提供充分且平等使用正规金融服务的机会，提高金融知识普及度和金融教育，加强消费者保护，促进数字普惠金融，减少侨汇交易成本，帮助减少贫困和不平等（可持续发展目标 1、10），促进包容性增长（可持续发展目标 8；《亚的斯亚贝巴行动议程》39、40 段）。普惠金融全球伙伴关系（GPFI）正致力于扩大金融服务的受益面，使不曾享有服务的人群特别是青年和妇女能够使用，并应对 G20 成员及非 G20 成员国内中小企业融资面临的金融体系挑战和法律不确定性。

G20 将以事实为基础，继续在个体和中小企业中挖掘可持续发展普惠金融的实践案例，包括研究如何让数字技术为被排除在外的人群提供可负担的服务。G20 承诺继续推进侨汇国别计划，使移民侨汇成本降至 3%以下，消除成本高于 5%的侨汇地带（可持续发展目标 10；《亚的斯亚贝巴行动议程》40 段），并应对金融机构去风险化行为可能带来的潜在负面影响。

**国内资源动员**

动员和有效利用国内资源对于可持续发展筹资至关重要。G20 承诺加强国内资源动员，继续开展国际税收合作，为低收入和发展中国家提供国际支持，完善国内税收政策监管体系，更好收集利润信息和数据，打击非法资金流动（可持续发展目标 17；《亚的斯亚贝巴行动议程》22、23 段）。以落实 G20/经合组织税基侵蚀和利润转移项目（BEPS）和自动情报交换（AEOI）为基础，深化国际税收合作，以确保各国国家税收部门间的包容性合作与对话，包括国际税收标准的制定、监测和落实方面的区域合作（《亚的斯亚贝巴行动议程》27、29 段）。G20 通过了加强低收入和发展中国家税收能力的行动倡议，帮助有关国家参与上述活动，动员国内资源。G20 欢迎国际货币基金组织、经合组织、联合国和世界银行税收合作平台的有关承诺，制定工具箱和报告，为实施税基侵蚀和利润转移标准有困难的国家提供指导。G20 赞赏有关国际组织关于加强发展中国家税收利润数据统计和税收能力的倡议，包括税收管理诊断评价工具和无国界税收稽查员倡议。G20 鼓励各成员支持“亚的斯税收倡议”，支持低收入和发展中国家加入税基侵蚀和利润转移包容性框架。

G20 将加强国际合作以增强国内利润监管，提升税收系统的公正性、透明度、效率和有效性，呼吁有关国际组织就此进一步提供建议和计划。G20 将在现有工作基础上，支持低收入和发展中国家参与国际税收合作，开展更多有效的税收能力建设项目，应对非法资金流动问题。

**工业化**

G20 关注工业化问题，特别是非洲和最不发达国家情况，这有助于落实可持续发展目标（9），构建一个重振活力和强化的全球伙伴关系（《亚的斯亚贝巴行动议程》15、45 段）。G20 正在探索支持非洲和最不发达国家以可持续、包容和透明的方式向工业化转型的方法，帮助其促进增长，创造就业，推进包容和可持续发展。

G20 将考虑新形式的国际发展伙伴关系和集体行动，以提升可持续的工业化生产能力，构建富有韧性的工业相关服务业、更强的中小企业和农业相关工业部门。根据各国发展优先事项和 G20 各成员能力，帮助非洲和最不发达国家加强同全球市场和数字经济的联系。

**包容性商业**

包容性商业以可持续的、具有商业价值的方式，帮助经济金字塔低端的人群成为经济生产中的消费者和生产者，有助于实现可持续发展目标（1、8、9、10、12、17）并构建重振活力和强化的全球伙伴关系（《亚的斯亚贝巴行动议程》16，35－37 段）。根据《G20 领导人包容性商业倡议》，G20 成立了全球包容性商业平台，将《G20 包容性商业框架》纳入国内发展政策。G20 核可了《2016 年 G20 包容性商业报告》。

G20 将继续创造条件，促进 G20 成员、非 G20 成员尤其是低收入和发展中国家、公共部门、私营部门、研究机构间的学习、对话、经验和良好实践分享，开发有效务实的政策工具，为包容性商业发展创造良好生态环境，鼓励推广包容性商业并用其替代旧模式，以实现可持续发展。

**能源**

在能源合作原则指导下，G20 在能源可及性、清洁能源和能效等领域开展工作，为 2030 年可持续发展议程系列目标的落实提供支持（可持续发展目标 7、9、12、13；《亚的斯亚贝巴行动议程》31、49 段）。2015 年，《G20 能源可及性行动计划：能源可及性自愿合作》根据全球能源可及性目标，首先聚焦撒哈拉以南非洲地区。2016 年，这一工作扩展至亚太地区并将在未来延伸至其他地区。G20 承诺将自愿采取切实行动，实施系列政策，采取金融和技术手段，提升这些区域的能源可及性。2015 年通过的"G20 可再生能源开发自愿选择工具包"为提升可再生能源应用提供了自愿选择的工具。2016 年《G20 可再生能源自愿行动计划》致力于通过制定能源战略，推动可再生能源运用，促进可再生能源生产和利用领域投资的便利化，可持续地提升可再生能源在全球能源结构中的比重。根据 2014 年《G20 能效行动计划》，G20 在 2016 年制定了《G20 能效引领计划》，致力于推动更多的能效合作，鼓励 G20 成员根据自身需要和本国国情，积极开展能效项目，采取有关政策和措施，大力提高 G20 成员的能效水平。G20 承诺逐步规范和取消低效的、鼓励浪费的化石燃料补贴，同时向最贫困人口提供有针对性的支持。

G20 支持人人享有可持续能源的愿景，将继续努力确保人人享有负担得起、可靠、可持续的现代能源。G20 将继续落实《G20 能源合作原则》，推动现代能源体系和抗风险的、透明的能源市场，加强在能源可及性、清洁能源和能效领域的合作，推动清洁能源等创新能源技术的投资。

**贸易和投资**

贸易和投资是推动包容增长的关键引擎（可持续发展目标 8）。它们对于过去数十年的发展作出了关键贡献，对消除国家间不平等（可持续发展目标 10）和重振可持续发展全球伙伴关系具有关键作用。自金融危机以来，G20 多次承诺抵制贸易保护主义，通过以世界贸易组织为核心、强大和运转良好的多边贸易体系完善全球贸易治理，致力于构建开放型世界经济，努力实现贸易自由化和便利化。在世界贸易组织巴厘岛和内罗毕部长级会议的基础上，G20 致力于迅速落实巴厘岛会议和内罗毕会议成果。为指导内罗毕会议后世界贸易组织以发展为核心的工作，并考虑到有关特殊和有区别的待遇规定不可或缺，G20 重申其承诺，将优先推动多哈发展议程剩余议题谈判。G20 愿与所有世贸组织成员一道，增强紧迫感，团结一致为世贸组织第十一次部长级会议及未来取得平衡、包容和透明的积极成果努力。G20 注意到很多区域贸易协定中涉及的问题和 G20 工商界提到的议题，在当今世界经济的背景下符合各方利益，因此可成为世界贸易组织讨论的合理议题，同时应确保其不损害与未来谈判有关的各自立场，并且任何就此类议题发起多边谈判的决定必须由全部世界贸易组织成员所同意。G20 承诺并号召其他世贸组织成员在 2016 年底前批准《贸易便利化协定》。为加强 G20 贸易和投资合作机制，G20 将利用新设立的贸易和投资工作组，寻求促进全球贸易增长路径并采取行动，加强投资政策协调合作，并支持帮助低收入和发展中国家和中小企业更好融入全球价值链的行动。为通过贸易和投资促发展，G20 成员间应视需要开展更具针对性、更有协调的具体政策，如加强贸易融资的可用性，强化贸易相关技能开发和推动促贸援助倡议。

G20 继续致力于一个以规则为基础、透明、非歧视、开放和包容的多边贸易体制。G20 成员决心共同强化世贸组织。通过落实《G20 全球贸易增长战略》，G20 成员将率先垂范，降低贸易成本，促进贸易和投资政策协调、推动服务贸易、提高贸易融资、促进电子商务发展，并推动贸易和发展。G20 将继续支持面向发展中国家的促贸援助等机制，包括能力建设援助。为营造开放、透明和有益的全球投资政策环境，G20 成员批准非约束性的 G20 全球投资指导原则，期望这些原则能促进在国家和国际政策制定的协同，为企业提供更高的预见性和确定性以支持其投资决策。

**反腐败**

腐败历来被视为发展的障碍，它分散资源、阻碍增长、损害法治并危及国际金融稳定。《G20 反腐败行动计划（2017－2018 年）》专注于通过 G20 附加价值为减少腐败、腐败资产返还、加强透明度以及减少非法资金流动（可持续发展目标 16）作出贡献。这包括加强反腐败法律执行与合作，增加公共和私营部门廉洁和透明度，落实 G20 反腐败原则，包括追逃追赃相关原则、拒绝避风港、强化国际合作打击高风险领域腐败等（《亚的斯亚贝巴行动议程》20、25、30 段）。

G20 将加快落实反腐败优先政策领域，继续致力于大幅减少任何形式的腐败和贿赂，提高法人、法律安排（包括信托）等在内的受益人所有权透明度。G20 将致力于构建廉洁的商业环境，拒绝腐败分子避风港。

**国际金融架构**

支持全球经济增长和金融稳定、强化国际金融架构是实现可持续发展的基础。自成立以来，G20 就致力于推动国际金融架构改革，例如国际货币基金组织和世界银行的改革。加强发展中国家在全球国际经济和金融机构的发言权和参与度，与支持 2030 年可持续发展议程紧密相连（可持续发展目标 10）。G20 也已采取措施加强全球金融体系韧性，同时保持其开放和整体架构以及有效的全球金融安全网。G20 已决心提升主权债务重组进程的有序性和可预见性，加强债务可持续机制并持续关注低收入和发展中国家的金融稳定。（可持续发展目标 17；《亚的斯亚贝巴行动议程》103、105－107、109 段）

G20 支持创立更稳定的国际货币金融体系的努力，将与有关国际金融机构在其相应授权内，共同有效回应宏观经济和金融风险，响应低收入发展中国家的需要。G20 致力于一个强劲的、以份额为基础的、资源充足的国际货币基金组织，并期待在 2017 年年会前完成第 15 次份额总检查。G20 同样期待世界银行集团根据商定的路线图和时间表落实股权审议。

**增长战略**

G20 增长战略在诸多可持续发展目标上（可持续发展目标 1、8、10；《亚的斯亚贝巴行动议程》4、105 段）可为实现 2030 年可持续发展议程作出重要贡献。这将产生正面外溢效应，在开放和融合的全球经济中增加总需求，推动非 G20 经济体增长。现有的增长议程推动全面落实 G20 增长战略并进行监测，加大结构性改革力度，确保实施相互支持的需求和供给政策以实现强劲、可持续和平衡增长并减少下行风险，强化公共和私营部门高质量投资，采取集体和国别的财政、货币和结构性政策。这些都是推动落实 2030 年可持续发展议程的关键。

G20 决心为实现强劲、可持续和平衡增长及共享繁荣创造条件。G20 将确保包容增长和可持续发展议程相互支持，将继续加强宏观经济政策合作，帮助减轻潜在风险、增强合力、提升生产率。

**气候资金和绿色金融**

气候变化是当代面临的最大挑战之一，其负面影响削弱了所有国家实现可持续发展的能力。正如 G20 成员在《巴黎协定》框架下所作出的贡献，采取紧急行动应对气候变化（可持续发展目标 13）及其影响是 G20 优先工作。G20 财长和央行行长再次号召及早落实《巴黎协定》，重申发达国家和国际组织就气候资金作出的承诺和其他国家的声明。G20 协调人在广州会议上一致通过了关于气候变化问题的主席声明，承诺将尽早签署并实现《巴黎协定》早日生效。在维护《联合国气候变化框架公约》主渠道作用的同时，自 2012 年开始 G20 气候资金研究小组根据其职责使命，就如何有效提供和动员公共和私人资金以推动气候适应和减缓行动展开讨论。绿色金融有潜力发挥关键作用，动员私人投资以应对我们面临的气候和发展挑战，促进可持续发展。G20 气候资金研究小组明确了 G20 在绿色金融中面临的挑战与机遇，并制定了供各国自愿考虑的政策选项。

G20 将继续紧密合作应对气候变化及其影响，推动《巴黎协定》及早生效和落实，鼓励提供和动员更多资源应对气候变化，鼓励资金流向低温室气体排放和具有气候韧性的发展。G20 号召多边开发银行和发展融资机构将应对气候变化的行动纳入发展战略，并鼓励多边开发银行提交应对气候变化的行动计划。G20 将继续研究并深化有关政策选项，增强金融体系筹集私人资本开展绿色投资的能力。

**创新**

由新理念、新工序、新技术、新生产方式和新业态等构成的创新是实现强劲、可持续和平衡增长的重要驱动力。创新也可确保增长的包容性。除经济和商业影响外，创新有助于应对本地和全球社会与环境挑战。刺激创新可成为推动长期可持续发展的关键引擎（可持续发展目标 8、9）。2016 年，G20 制定了创新增长蓝图，旨在加强创新、新工业革命和数字经济领域的国际合作，将推动经济增长和创新，弥合有关领域鸿沟，强化实现 2030 年可持续发展议程的落实措施（可持续发展目标 17；《亚的斯亚贝巴行动议程》114-124）。

G20 成员鼓励在广大行为体和利益攸关方参与下增强各自国家创新体系的合力与合作，打造有活力的创新生态系统。G20 将加强合作，营造促进合法取得科学技术的全球环境，推动在相互同意和自愿的条件下促进知识分享，加强可持续发展领域创新良好实践的交流。G20 支持通过联合国技术促进机制加强技术合作以实现可持续发展。G20 同时强调开放贸易和投资机制对促进创新的重要性，包括知识产权保护和执行。G20 将致力于促进创新、新工业革命和数字经济并特别关注低收入发展中国家的需要，以实现更高水平的经济生产力和可持续发展。

**全球卫生**

G20 认识到卫生是维持社会经济稳定的要素之一，也是可持续发展的一个重要方面（可持续发展目标 1、3、5；《亚的斯亚贝巴行动议程》第 77 段）。强大和有韧性的卫生体系对应对当前和突发全球卫生挑战至关重要，有助于建立高生产率的劳动力、稳定的社会保障网并最终建成一个繁荣的社会。传染病爆发等卫生威胁可使卫生体系过载并外溢到其他领域，中断经济运行并阻碍可持续发展。2014 年，G20 领导人发表了针对埃博拉疫情的声明，号召所有国家同 G20 一道动员资源，为应对传染病威胁做好国家、区域和全球准备。2016 年，G20 成员围绕应对抗生素耐药性问题的行动进行了讨论。

G20 承诺支持国际社会采取的全面管控健康风险和危机的行动，包括从健康风险预防和早期识别到有效应对和康复行动，支持世界卫生组织的有关行动以及《国际卫生条例》。G20 将继续支持就加强全球和国家卫生体系的可持续和创新融资采取国际行动。G20 认为需要以完善、统一、协调的方式强化卫生体系，促进卫生服务的普遍覆盖，为提高公共卫生水平、应对全球健康威胁奠定基础。

**加强 G20 可持续发展政策的一致性和协调性**

G20 作为领导人级别论坛，可以制定落实行动计划所必需的、覆盖所有政府部门的举措。G20 框架下所有相关工作机制和工作组通过将 2030 年可持续发展议程纳入各自工作，能够为落实行动计划作出贡献。G20 将制定综合举措，使其工作同 2030 年可持续发展议程紧密融合，加强政策的一致性，为在三大领域落实 2030 年可持续发展议程尽可能地作出最大贡献。

每个 G20 主席国将设定推进落实行动计划的优先领域。G20 协调人将同财政副手一道，发挥领导作用，为各工作机制落实 2030 可持续发展议程提供战略指导，并保证各工作机制间的协调和对话。

发展工作组将继续在自身优先领域发挥领导作用，支持协调人推动 G20 可持续发展工作的开展，同其他工作机制加强配合，帮助其深化对自身重点工作的认识，以共同实现 2030 年可持续发展议程的有关成果。

**问责和参与**

G20 将根据每届主席国“可持续发展领域”的优先事项推动相关成果，同时对未来主席国设定或增加优先和重点议题保持灵活。

发展工作组将通过其现有的问责框架，每年发布年度工作报告，每 3 年发布全面责任报告。报告将重点关注 G20 可持续发展集体行动落实情况。每个相关的工作组或工作机制对自身工作推进情况负责，并通过 G20 问责机制和程序跟进落实情况。每个相关工作组或工作机制可与发展工作组分享行动进展信息，为发展工作组编制问责报告提供支持。G20 确保建立一个连贯、合理、可信赖的问责机制，以支持发展工作组编制报告。

G20 认为 2030 年可持续发展议程全球后续落实和评估工作应由联合国主导，且 2016 年各国可能只处于制定落实计划的初步规划阶段。G20 支持联合国有关进程，承认联合国可持续发展高级别政治论坛在全球后续落实和评估过程中发挥的中心作用。G20 成员的集体和国别行动将避免同联合国框架下的报告形成重复。

G20 将同低收入和发展中国家、国际组织、民间社会、私营部门及其他相关组织深化合作伙伴关系，以促进全球可持续发展伙伴关系，确保高效落实行动计划。

**国别行动和互学互鉴**

在制定务实且富有雄心的集体行动以落实 2030 年可持续发展议程的同时，G20 成员还将率先垂范，自愿分享各自正在落实、初步设想或已规划完成的行动或进程。为促进 G20 成员之间及与其他国家之间相互学习、交流经验和良好实践，G20 成员在包括但不限于以下领域分享各自国别行动和经验：

增强公众对 2030 年可持续发展议程和议程与新出现问题相关性的认识；

结合当地实际情况，将 2030 年可持续发展议程纳入国家决策；

让多利益攸关方参与到落实可持续发展议程的规划制定过程中；

建立横向政策（打破部门藩篱）和纵向政策（将 2030 年可持续发展议程“本土化”）的一致性；

资金支持和能力建设；

2030 年可持续发展议程后续落实与评估；

提高在落实 2030 年可持续发展议程过程中的风险适应能力；

支持低收入和其他发展中国家落实 2030 年可持续发展议程。

## 1.13 世界银行《2016—2020 年森林行动计划》

（世界银行 2016 年 4 月 6 日发布，摘录如下）

（1）完善政策与监管框架。森林治理要求政策与监管及时追踪环境变化。完善森林治理需避免政策与监管缺位，确保与其他部门间的协作与协调。

（2）制度现代化（modernize institutions）。及时跟踪当前非法破坏资源新手段，促进对森林资源的可持续利用。

（3）强化可持续的森林管理，通过增加透明度、建立问责制以及引入环境标准，完善法律制定建设。

## 1.14 欧盟委员会《欧洲碳排放交易体系》

（2003 年 10 月 13 日欧洲议会和理事会 2003/87/EC 指令通过，摘录如下）

欧盟碳排放交易体系（EU ETS）是欧盟应对气候变化的政策基石，也是欧盟以具有成本效益的方法降低工业温室气体排放的重要工具。欧盟碳排放交易体系自 2005 年 1 月 1 日起正式启动，包括 2005～2007 年的“热身”阶段（第一阶段），为与《京都议定书》的履约期限保持一致而设定的第二阶段（即 2008～2012 年），以及 2013～2020 年的第三阶段。欧盟碳排放交易体系为其参与者设定了温室气体直接排放总量的限额，其中，参与者大多为参与国的能源生产企业和重工业企业。

**第一和第二阶段（2005～2012 年）**

第一和第二阶段的各个参与者都可以免费获得大量排放配额，如果其他参与者有排放配额供出售，还可以在有需要时购买其他配额。排放配额的价格旨在影响参与者的减排措施投资决策或者当其配额比其实际排放量少时的配额购买决策。在第一和第二阶段，各国确定本国参与者可用的总配额数量，不过，配额可以在国际上流通（即各成员国没有设定排放上限）。

欧盟碳排放交易体系的第一和第二阶段覆盖了约 11000 项设施的二氧化碳排放量。某些工艺过程中排放的氧化亚氮也被纳入其中。目前参与该体系的全部设施的二氧化碳排放量约占欧盟的二分之一，温室气体排放量约占 40%。

**第三阶段（2013～2020 年）**

自 2013 年起（欧盟碳排放交易体系第三阶段），与前两个交易阶段（2005～2012 年）相比，排放配额分配制度将发生显著改变。首先，排放配额将根据完全统一的规则在整个欧盟范围内进行分配，这意味着所有欧盟成员国适用的是相同的规则。欧盟将实行集中管理的全欧盟排放限额，确保欧盟范围内的方法更加一致。此限额将每年减少 1.74%，到 2020 年，经验证的排放量将在 2005 年的基础上总体减少 21%。

其次，拍卖将成为电力行业的分配规则，这意味着欧盟碳排放交易体系下的绝大多数配额将不再免费分配。不过，对企业而言，部分配额仍将免费分配，具体取决于他们对防止碳泄漏的难易程度以及与欧洲同类公司相比的相对绩效，但此部分配额将随时间逐渐减少。在英国，环境局及其他监管机构在 2011 年夏起草了排放交易体系第三阶段的初步分配草案。

自 2012 年起，航空领域也被纳入欧盟碳排放交易体系。在第三阶段，该体系的覆盖范围将扩大到石油化工、制氨和炼铝工艺以及其他气体行业。同时，为了加强该系统，欧盟碳排放交易体系的工作方式也会发生一系列重要改变。欧盟排放交易体系下的参与方，如气候变化协议，若能证明其可以遵守欧盟排放交易体系，会默认为遵守《污染预防与控制法》。

## 1.15 欧盟委员会《能源效率指令》

（欧盟委员会 2011 年制定并推出，摘录如下）

能源效率指令（EED）旨在填补现有政策与实现欧盟一次能源消耗量在 2020 年降低 20%这一目标所需的政策之间的空白。该指令促进成员国实施具有法律约束力的措施，旨在确保成员国以更高效的方式使用能源并设定各国 2020 年的节能目标。该指令衍生出来的措施有望到 2020 年将总能耗降低 15%，剩余 5%的节能目标将通过生态设计指令和更严格的轿车和面包车排放标准实现。

这一新的能源效率指令采取的措施涉及整个能源系统（包括能源供应、变送和使用），并对政府、能源公司、能源零售商和经销商、工业企业和其他终端用户等利益相关方产生影响。

EED 的关键措施包括：

（1）能源供应商有义务在工业和私人消费者等终端用户中实现每年节能 1.5%；

（2）中央政府办公场所实现 3%的节能改造目标，从“可用的总建筑面积”为 500m$^2$ 以上的办公场所着手，但继而从 2015 年 7 月起在“总建筑面积”为 250m$^2$ 以上的办公场所展开；

（3）欧盟成员国必须制定在 2050 年前提高建筑行业能源效率的路线图；

（4）大型公司要求进行能源审计并编制管理计划，对安装热电联产（CHP）设备以及公共采购进行成本效益分析。

在 2013 年 4 月前，所有欧盟成员国都必须提交其实施该能源效率指令的国家计划，包括指示性国家节能目标。在 2014 年 6 月前，欧盟必须报告各国的节能目标和实施计划是否足以实现欧盟 20%的节能目标。在 2014 年 4 月 30 日前以及此后每三年，成员国都必须提交一次国家节能行动方案。

### 1.16 亚太经合组织《部长联合声明》

（2016 年 11 月 18 日亚太经合组织部长会议在秘鲁首都利马发布，摘录如下）

建设绿色城市。推动城市发展向绿色生态、活力韧性、可持续社区方向转型。鼓励城市在发展中降低资源和能源消耗。大力发展以新能源、新智慧节能技术、新产业为核心的低碳经济，倡导低能耗、低温室气体排放、重节约的绿色生活方式，建设节能低碳城镇。促进绿色产业发展，帮助中小企业抓住绿色增长机遇。促进亚太经合组织经济体城市在环境保护、应对自然灾害和气候变化、提高城市韧性方面的政策交流、联合研究和项目合作。

## 2 相关国家发布的绿色治理规则

### 2.1 美国《清洁空气法》

（1963 年 12 月 17 日美国总统林登·约翰逊签署生效，1970 年修订，1977 年和 1990 年以《清洁空气法修正案》形式修正，摘录如下）

要求美国环保署为特定固定排放源设定标准，即新排放源能效标准，此标志适用于所有新排放源和现有排放源。环保署为新排放源确立标准，联邦级和州级环保部门分担对现有排放源的所有责任。

目标：旨在降低炼油厂以及以化石燃料为燃料的发电厂的温室气体排放量。通过为新炼油厂和现有炼油厂设定性能标准，鼓励生产者投资节能措施和降低温室气体排放的最佳实践。

## 2.2 美国《倡导社区的绿色行为：州和地方节能行动网络（SEE 行动）》

（2011 年美国能源部和环保署推出，摘录如下）

指出政府要设定量化指标，并进行进度检测。

政府职责是支持并协助援助性政策、项目和实践的制定和执行。具体来说，政府通过以下手段提供援助：

• 识别并满足可用关键信息和信息资源的需要；

• 采集并编辑有关示范项目和政策的信息；

• 促进并试点实施已识别的项目政策；

• 促进州政府、公用事业单位和产业实体共同完善工业节能和热电联产的融资和激励机制；

• 完成作为技术方案的新工具的开发；

• 案例研究/白皮书；

• 培训/研讨会；

• 信息交换所。

此外：

• 工业/制造部门可提供反馈、参加研讨会、利用并促进许可和审批程序，并举办工艺示范活动；

• 州政府和地方政府可推动并采用州/地区内工作组建议，向州/地区内工作组告知已取得成功的项目/政策/奖励措施，加强数据采集；

• 公用事业单位可以与监管机构协调克服问题的策略，向工作组告知既定激励措施，加强数据采集，针对工业节能和热电联产展开培训；

• 国家/非营利性组织可促进制定旨在鼓励工业节能和热电联产的国家能源政策/计划，为监管机构和立法机构举办示范政策教育研讨会，针对工业节能和热电联产展开培训，促进经认可的规程提高对认证/许可的标准采用。

## 2.3 美国《卓越能效计划（SEP）》

（2013 年美国能源部、能效及可再生能源办公室和环保署推出，摘录如下）

（1）推动工业企业实现持续性能源改进，为审核能源绩效改善情况和能源管理提供一个颇具透明且得到全球广泛认可的体系。

（2）对各企业关于政策执行进度进行检测，对违反规定的进行处罚。

## 2.4 俄罗斯《俄罗斯联邦关于节约能源和提高能源利用效率法》

（2009年俄罗斯国家杜马通过，摘录如下）

**第四条** 节约能源和提高能源利用效率领域的法律调节原则对节约能源和提高能源利用效率领域的法律调节应做到：

（1）保证高效合理利用能源；

（2）支持并鼓励能源节约和提高能源利用效率；

（3）增强节约能源和提高能源利用效率措施实施的系统性和整体性；

（4）制定能源节约和提高能源利用效率规划；

（5）保证能源利用符合资源、生产技术、生态及社会条件。

**第六条** 制定并执行节约能源和提高能源利用效率的国家政策：

（1）研究制定并完成节约能源和提高能源利用效率联邦规划；

（2）协调节约能源和提高能源利用效率各项措施，并检查联邦预算机构、联邦国家单一制企业、国有企业、国营集团公司对节约能源和提高能源利用效率措施的实施情况；

（3）确定应具备能效标识的商品及能效标识制定原则；

（4）制定商品及多户式住宅能效等级的评定原则；

（5）规定建筑物能效要求；

（6）规定多户式住宅住房所有权人共有财产的节约能源和提高能源利用效率强制性措施的制定原则；

（7）制定国家、自治市政府购买商品、工程、服务的能效要求；

（8）建立国家监督制度，确保节约能源和提高能源利用效率法实施；

（9）规定节约能源和提高能源利用效率国家信息体系构建原则，并保证其行使职能；

（10）制定地区、自治市节约能源和提高能源利用效率规划要求；

（11）为商品价格（运价）及服务价格由联邦权力执行机关负责规定的调节机关制定节约能源和提高能源利用效率规划要求；

（12）规定国家对节约能源和提高能源利用效率扶持形式及办法，并确保其实施。

**第七条** 制定多户式住宅房屋所有权人公共财产节约能源和提高能源利用效率的强制性措施：

（1）在本俄罗斯联邦主体境内为俄罗斯联邦法律、其他规范法律条文及区域性政策中规定的节约能源和提高能源利用效率措施实施提供信息保障；

（2）协调节约能源和提高能源利用效率各项措施，并检查相应俄罗斯联邦主体预算机构、联邦国家单一制企业节约能源和提高能源利用效率措施的实施情况；

（3）完成本俄罗斯联邦主体对节约能源和提高能源利用效率法律的区域性国家监管。

**第九条** 国家将通过制定以下规定对节约能源和提高能源利用效率进行调节：

（1）规定专业耗能设备使用要求；

（2）规定俄罗斯境内若具有数量可满足消费需求的高能效产品，则禁止或限制生产、使用相同用途的低能效商品；

（3）规定能源计量的义务；

（4）规定建筑物的能源利用效率要求；

（5）规定采取强制性能源检查的责任；

（6）规定能效合格证要求；

（7）规定对多户式住宅房屋业主共有财产采取节约能源和提高能源利用效率措施的责任；

（8）规定国家及自治市政府采购商品，工程及设施的能效要求；

（9）规定医域性、自治市政府节约能源和提高能源利用效率规划要求；

（10）制定国家机构或自治机构、调节机构的节约能源和提高能源利用效率规划要求；

（11）规定节约能源和提高能源利用效率中国家信息系统职能；

（12）规定进行节约能源和提高能源利用效率信息普及的责任；

（13）规定进行节约能源和提高能源利用效率宣传与教育工作的责任；

（14）规定本联邦法中职责履行的程序；

（15）规定在节约能源和提高能源利用效率领域依据本联邦法国家可实施的其他调节措施。

**第十条** 保证商品使用时的能源利用效率。

**第十一条** 保证建筑物的能源利用效率。

**第十二条** 确保整套住宅、非商业民众园艺联合组织、公民非商业性蔬菜栽培联合体、非商业性公民别墅建筑团体能源节约和能源利用效率提高。

**第十三条** 做好能源统计工作，使用能源计量器具，准确计算能源消耗量。

**第十四条** 提升俄罗斯联邦主体及市政机构能源利用效率。

## 2.5 俄罗斯《俄罗斯联邦关于2020年前的气候变化构想》

（2009年12月17日俄罗斯国家杜马第#730-p号令通过，摘录如下）

• 协调国内与气候相关的法律与国际标准（UNFCCC和俄罗斯联邦签署的其他国际协定）；

- 改进气候监测；
- 促进采用更严格的环境标准以及能效和节能措施；
- 鼓励使用替代能源（包括可再生能源）。

联邦机构将负责制定财务奖励措施，激励不同工业部门和其他部门开发和使用相关技术，包括能效技术和节能技术，以及可再生能源技术。

政府为技术开发和使用提供财务奖励，为可再生能源项目实施提供工具和指南。

企业将负责实施提高热电联产、运输、建筑和工业设施节能的措施。制定能效和单位能耗的关键绩效指标和标杆：

- 降低所有工业用户的耗能量；
- 制定和实施跨部门的温室气体减排战略；
- 限制能源和工业部门的温室气体排放量；
- 提高热电联产技术的利用率；
- 开发和实施基础化学品（氨和石油产品）生产技术和设备现代化的措施；
- 开发和实施高炉现代化的措施。

该构想提供一系列措施。其中与工业节能尤为相关的措施包括：

- 加强耗能量测量；
- 制定能效和单位能耗的关键绩效指标和标杆；
- 温室气体排放限制；
- 提高热电联产技术的利用率；
- 开发和实施基础化学品（氨和石油产品）生产技术和设备现代化的措施；开发和实施高炉现代化的措施；开发和实施提高现有水泥生产技术节能的措施。

## 2.6 俄罗斯《俄罗斯联邦税收法规——提高能效税收改革》

（2011 年 6 月 7 日俄罗斯联邦政府签署第 132-FZ 号联邦法对税收规则进行重大变更，摘录如下）

为加强环境保护和提高生产能效而进行的研发或者实现生产现代化的组织可以享受投资税抵免。

条文：

1. 政府应为符合资格且已经实施的研发和节能项目提供编制必要项目报告的指南。

2. 提供核算研发和节能费用、编制符合新要求的税务登记表的指南。

## 2.7 南非《关于南非治理的金报告 2009》

（2009 年公司治理金委员会发布，南非约翰内斯堡证券交易所 2010 年起要求上市公司符合该报告内容，摘录如下）

**透明度和问责制**

**原则 9.1：董事会应确保公司整合报告的完整性**

1. 整合报告意味着公司在财务状况和可持续发展方面的绩效都能整合统一。整合报告可以采取单一报告或双重报告的形式。重点在于实质意义大于形式意义，整合不应仅仅是减少一个或多个文件的物质表现。整合报告虽然应该在一份文件中呈现，但也可以在多个文件中呈现。整合报告如果包含多个文件，应同时提供并披露。

2. 公司应有能够验证和保障其整合报告完整性的控制权。在这方面，董事会应确保公司设立这样一种审查和授权的结构，旨在确保公司真实的财务状况和事实的呈现。结构应包括：审计委员会对财务报表进行审查和审议；以及确保公司外部审计师的独立性和能力。

3. 审计委员会在可持续发展报告中的作用应是协助董事会批准在整合报告中披露可持续发展问题，确保信息可靠，与财务业绩相比不会出现冲突或差异。关于其可靠性，审计委员会应向董事会建议对可持续发展报告的独立保证。

4. 上述结构并没有减少董事会确保公司整合报告的完整性的最终责任。

5. 整合报告应每年编制一次，并应传达有关公司运作情况、与业务有关的可持续发展问题、财务业绩、经营业绩及现金流量方面的充分信息。

6. 有效地报告公司的目标和战略及其在经济、社会和环境问题上的表现，也有助于公司与利益相关者的合法利益和期望相一致，同时，获得利益相关者的买入并支持公司追求的目标。这种支持在困难时期是非常宝贵的，例如，当公司需要某些批准或授权时，或当公司需要和依赖于客户的信心和忠诚度时。

7. 整合报告应重点放在实质而非形式上，应披露完整、及时、相关、准确、诚实、易于获取并与公司过去业绩相匹配的信息。它还应包含前瞻性信息。

**原则 9.2：可持续发展报告和披露应与公司财务报告相结合**

**财 务 披 露**

8. 年度财务报表应列入整合报告。

9. 董事会应对公司财务业绩进行评论。该评论应包括使利益相关者能够对公司的经济价值进行知情评估的信息，通过允许利益相关者了解未来价值创造的前景以及董事会对可能限制这些前景的主要风险的评估。

10. 董事会必须披露该公司是否持续经营，以及在未来财年是否会持续经营。如果担心公司的持续经营状况，董事会应该提出解决问题的理由和步骤。

## 可持续发展披露

11. 整合报告应描述公司如何赚钱；因此需要通过报告公司的业务对其利益相关者的积极和消极影响来对财务结果进行研究。对于可持续发展报告和披露，重要的是突出公司计划在未来的财年改善积极因素，消除或减轻负面影响。这将使利益相关者能够对公司的经济价值和可持续性作出明智的评估。

12. 报告应整合所有业绩领域，反映董事会通过的战略决策所作出的选择，并应包括经济、社会和环境问题三方面的报告。

13. 公司应该认识到，报告可持续性信息的透明度原则是有效报告的关键要素。关键考虑的是所提供的信息是否允许利益相关者了解影响公司的关键问题，以及公司经营对社会经济、社会和环境福利的积极和消极影响。

14. 可持续发展报告正在日益正式化和复杂化，这在全球报告倡议组织第三代（G3）指导方针中是显而易见的。自2002年第二份金规则（King Ⅱ）以来这些指引提供了一些重要的创新。包括更加强调重要性原则，将可持续发展问题更紧密地与战略联系起来，以及考虑公司更广泛的可持续发展背景的原则。可持续发展报告的正式化在目前制定的关于社会责任的ISO标准（26000）方面也是显而易见的。

15. 与财务报告一样，需要为内部和外部利益相关者提供可信的可持续发展报告。可持续发展报告参数不符合财务报告的情况，报告的绩效指标应根据其影响并考虑现有基准进行说明。在2007年第三代全球报告倡议指导方针（GRI G3指南）中有很好的指导意见，许多上市公司也将约翰内斯堡证券交易所社会责任投资（JSE SRI）指数标准作为指导框架。

16. GRI指南已成为可持续发展报告的公认国际标准。尽管有一个全球性的标准有助于提供共同的参数，促进公司的基准和可比性，但这些标准应该根据具体的实际和战略需求、相关的运营领域和利益相关者的关注点，纳入公司的系统。因此，可持续发展报告不能仅仅是年底时整理信息和报告，而应全年周期内与业务流程的其他方面进行整合和管理。

**原则9.3：可持续发展报告和披露应保证独立**

17. 整合报告中财务披露的确认。应建立关于可持续发展报告的正式保证程序。

18. 提供保证不同于验证。验证过程证实存在陈述的事实——它确认数据。保证是一个更广泛的术语，指的是某些过程和系统的完整性。因此，某些信息的验证可能需要提供保证。关于可持续发展绩效和报告的保证更为复杂，因为信息并不总是符合财务报告的明确标准。在全球范围内，可持续发展保证中出现了两个互补标准：问责的 AA1000 保证标准（AA1000AS）和国际会计与审计标准委员会的国际保证工作标准（ISAE3000）。所有在南非的审计专业人员都必须符合 ISAE3000。而 AA1000AS 通常将保证流程与利益相关者在整个报告方面的重大问题保持一致，ISAE3000 则通过验证过程集中精确和完整的信息数据、系统绩效评估和评估公司规定范围内的合规性。因此建议：可持续性的保证是整合报告周期的持续不可分割的一部分；以及结合使用 ISAE3000 和 AA1000AS 方法，以确保利益相关者的需求和公司的需求在单一过程中得到满足。

19. 保证参与的主题可以采取各种形式。例如，绩效信息，内部控制，关于具体管理做法的声明，报告符合某些国际标准（如 GRI）的程度以及合规性方面的行为。指导保证参与的范围和严格性，是与公司预先达成的保证级别。这导致了一个合理高或有限的中度保证结论。

20. 在获得保证的情况下，公司应明确提供保证的范围并披露。

21. 在报告受到保证的情况下，担保人的名称，连同审查期间、保证工作的范围和所采用的方法应清楚披露。

22. 董事会应将一般监督和报告披露委托给审计委员会。

23. 审计委员会应协助董事会审查整合报告，以确保信息可靠，并且不会与报告的财务方面相抵触。审计委员会也应该以与财务事项相同的方式监督对可持续发展问题的保证。例如，会考虑是否适当的政策和流程，是否遵守，以及关于绩效的信息是否可靠。即使有一个单独的可持续发展委员会，或者如果可持续发展问题由另一个董事会委员会处理，审计委员会的这个角色在可持续发展绩效和报告方面仍然是必要的。

24. 董事会应对可持续发展报告和披露的准确性和完整性负责，但可能依赖于可靠的独立担保提供者的意见。

# 3 中国发布的绿色治理规则

## 3.1 《中华人民共和国环境保护法》

### 中华人民共和国环境保护法

（1989 年 12 月 26 日第七届全国人民代表大会常务委员会第十一次会议通过，2014 年 4 月 24 日第十二届全国人民代表大会常务委员会第八次会议修订，全文如下）

#### 第一章 总 则

第一条 为保护和改善环境，防治污染和其他公害，保障公众健康，推进生态文明建设，促进经济社会可持续发展，制定本法。

第二条　本法所称环境，是指影响人类生存和发展的各种天然的和经过人工改造的自然因素的总体，包括大气、水、海洋、土地、矿藏、森林、草原、湿地、野生生物、自然遗迹、人文遗迹、自然保护区、风景名胜区、城市和乡村等。

第三条　本法适用于中华人民共和国领域和中华人民共和国管辖的其他海域。

第四条　保护环境是国家的基本国策。

国家采取有利于节约和循环利用资源、保护和改善环境、促进人与自然和谐的经济、技术政策和措施，使经济社会发展与环境保护相协调。

第五条　环境保护坚持保护优先、预防为主、综合治理、公众参与、损害担责的原则。

第六条　一切单位和个人都有保护环境的义务。

地方各级人民政府应当对本行政区域的环境质量负责。

企业事业单位和其他生产经营者应当防止、减少环境污染和生态破坏，对所造成的损害依法承担责任。

公民应当增强环境保护意识，采取低碳、节俭的生活方式，自觉履行环境保护义务。

第七条　国家支持环境保护科学技术研究、开发和应用，鼓励环境保护产业发展，促进环境保护信息化建设，提高环境保护科学技术水平。

第八条　各级人民政府应当加大保护和改善环境、防治污染和其他公害的财政投入，提高财政资金的使用效益。

第九条　各级人民政府应当加强环境保护宣传和普及工作，鼓励基层群众性自治组织、社会组织、环境保护志愿者开展环境保护法律法规和环境保护知识的宣传，营造保护环境的良好风气。

教育行政部门、学校应当将环境保护知识纳入学校教育内容，培养学生的环境保护意识。

新闻媒体应当开展环境保护法律法规和环境保护知识的宣传，对环境违法行为进行舆论监督。

第十条　国务院环境保护主管部门，对全国环境保护工作实施统一监督管理；县级以上地方人民政府环境保护主管部门，对本行政区域环境保护工作实施统一监督管理。

县级以上人民政府有关部门和军队环境保护部门，依照有关法律的规定对资源保护和污染防治等环境保护工作实施监督管理。

第十一条　对保护和改善环境有显著成绩的单位和个人，由人民政府给予奖励。

第十二条　每年6月5日为环境日。

## 第二章　监督管理

第十三条　县级以上人民政府应当将环境保护工作纳入国民经济和社会发展规划。

国务院环境保护主管部门会同有关部门，根据国民经济和社会发展规划编制国家环境保护规划，报国务院批准并公布实施。

县级以上地方人民政府环境保护主管部门会同有关部门，根据国家环境保护规划的要求，编制本行政区域的环境保护规划，报同级人民政府批准并公布实施。

环境保护规划的内容应当包括生态保护和污染防治的目标、任务、保障措施等，并与主体功能区规划、土地利用总体规划和城乡规划等相衔接。

第十四条　国务院有关部门和省、自治区、直辖市人民政府组织制定经济、技术政策，应当充分考虑对环境的影响，听取有关方面和专家的意见。

第十五条　国务院环境保护主管部门制定国家环境质量标准。

省、自治区、直辖市人民政府对国家环境质量标准中未作规定的项目，可以制定地方环境质量标准；对国家环境质量标准中已作规定的项目，可以制定严于国家环境质量标准的地方环境质量标准。地方环境质量标准应当报国务院环境保护主管部门备案。

国家鼓励开展环境基准研究。

第十六条　国务院环境保护主管部门根据国家环境质量标准和国家经济、技术条件，制定国家污染物排放标准。

省、自治区、直辖市人民政府对国家污染物排放标准中未作规定的项目，可以制定地方污染物排放标准；对国家污染物排放标准中已作规定的项目，可以制定严于国家污染物排放标准的地方污染物排放标准。地方污染物排放标准应当报国务院环境保护主管部门备案。

第十七条　国家建立、健全环境监测制度。国务院环境保护主管部门制定监测规范，会同有关部门组织监测网络，统一规划国家环境质量监测站（点）的设置，建立监测数据共享机制，加强对环境监测的管理。

有关行业、专业等各类环境质量监测站（点）的设置应当符合法律法规规定和监测规范的要求。

监测机构应当使用符合国家标准的监测设备，遵守监测规范。监测机构及其负责人对监测数据的真实性和准确性负责。

第十八条　省级以上人民政府应当组织有关部门或者委托专业机构，对环境状况进行调查、评价，建立环境资源承载能力监测预警机制。

第十九条　编制有关开发利用规划，建设对环境有影响的项目，应当依法进行环境影响评价。

未依法进行环境影响评价的开发利用规划，不得组织实施；未依法进行环境影响评价的建设项目，不得开工建设。

第二十条　国家建立跨行政区域的重点区域、流域环境污染和生态破坏联合防治协调机制，实行统一规划、统一标准、统一监测、统一的防治措施。

前款规定以外的跨行政区域的环境污染和生态破坏的防治，由上级人民政府协调解决，或者由有关地方人民政府协商解决。

第二十一条　国家采取财政、税收、价格、政府采购等方面的政策和措施，鼓励和支持环境保护技术装备、资源综合利用和环境服务等环境保护产业的发展。

第二十二条　企业事业单位和其他生产经营者，在污染物排放符合法定要求的基础上，进一步减少污染物排放的，人民政府应当依法采取财政、税收、价格、政府采购等方面的政策和措施予以鼓励和支持。

第二十三条　企业事业单位和其他生产经营者，为改善环境，依照有关规定转产、搬迁、关闭的，人民政府应当予以支持。

第二十四条　县级以上人民政府环境保护主管部门及其委托的环境监察机构和其他负有环境保护监督管理职责的部门，有权对排放污染物的企业事业单位和其他生产经营者进行现场检查。被检查者应当如实反映情况，提供必要的资料。实施现场检查的部门、机构及其工作人员应当为被检查者保守商业秘密。

第二十五条　企业事业单位和其他生产经营者违反法律法规规定排放污染物，造成或者可能造成严重污染的，县级以上人民政府环境保护主管部门和其他负有环境保护监督管理职责的部门，可以查封、扣押造成污染物排放的设施、设备。

第二十六条　国家实行环境保护目标责任制和考核评价制度。县级以上人民政府应当将环境保护目标完成情况纳入对本级人民政府负有环境保护监督管理职责的部门及其负责人和下级人民政府及其负责人的考核内容，作为对其考核评价的重要依据。考核结果应当向社会公开。

第二十七条　县级以上人民政府应当每年向本级人民代表大会或者人民代表大会常务委员会报告环境状况和环境保护目标完成情况，对发生的重大环境事件应当及时向本级人民代表大会常务委员会报告，依法接受监督。

## 第三章　保护和改善环境

第二十八条　地方各级人民政府应当根据环境保护目标和治理任务，采取有效措施，改善环境质量。

未达到国家环境质量标准的重点区域、流域的有关地方人民政府，应当制定限期达标规划，并采取措施按期达标。

第二十九条　国家在重点生态功能区、生态环境敏感区和脆弱区等区域划定生态保护红线，实行严格保护。

各级人民政府对具有代表性的各种类型的自然生态系统区域，珍稀、濒危的野生动植物自然分布区域，重要的水源涵养区域，具有重大科学文化价值的地质构造、著名溶洞和化石分布区、冰川、火山、温泉等自然遗迹，以及人文遗迹、古树名木，应当采取措施予以保护，严禁破坏。

第三十条　开发利用自然资源，应当合理开发，保护生物多样性，保障生态安全，依法制定有关生态保护和恢复治理方案并予以实施。

引进外来物种以及研究、开发和利用生物技术，应当采取措施，防止对生物多样性的破坏。

第三十一条　国家建立、健全生态保护补偿制度。

国家加大对生态保护地区的财政转移支付力度。有关地方人民政府应当落实生态保护补偿资金，确保其用于生态保护补偿。

国家指导受益地区和生态保护地区人民政府通过协商或者按照市场规则进行生态保护补偿。

第三十二条　国家加强对大气、水、土壤等的保护，建立和完善相应的调查、监测、评估和修复制度。

第三十三条　各级人民政府应当加强对农业环境的保护，促进农业环境保护新技术的使用，加强对农业污染源的监测预警，统筹有关部门采取措施，防治土壤污染和土地沙化、盐渍化、贫瘠化、石漠化、地面沉降以及防治植被破坏、水土流失、水体富营养化、水源枯竭、种源灭绝等生态失调现象，推广植物病虫害的综合防治。

县级、乡级人民政府应当提高农村环境保护公共服务水平，推动农村环境综合整治。

第三十四条　国务院和沿海地方各级人民政府应当加强对海洋环境的保护。向海洋排放污染物、倾倒废弃物，进行海岸工程和海洋工程建设，应当符合法律法规规定和有关标准，防止和减少对海洋环境的污染损害。

第三十五条　城乡建设应当结合当地自然环境的特点，保护植被、水域和自然景观，加强城市园林、绿地和风景名胜区的建设与管理。

第三十六条　国家鼓励和引导公民、法人和其他组织使用有利于保护环境的产品和再生产品，减少废弃物的产生。

国家机关和使用财政资金的其他组织应当优先采购和使用节能、节水、节材等有利于保护环境的产品、设备和设施。

第三十七条　地方各级人民政府应当采取措施，组织对生活废弃物的分类处置、回收利用。

第三十八条　公民应当遵守环境保护法律法规，配合实施环境保护措施，按照规定对生活废弃物进行分类放置，减少日常生活对环境造成的损害。

第三十九条　国家建立、健全环境与健康监测、调查和风险评估制度；鼓励和组织开展环境质量对公众健康影响的研究，采取措施预防和控制与环境污染有关的疾病。

## 第四章　防治污染和其他公害

第四十条　国家促进清洁生产和资源循环利用。

国务院有关部门和地方各级人民政府应当采取措施，推广清洁能源的生产和使用。

企业应当优先使用清洁能源，采用资源利用率高、污染物排放量少的工艺、设备以及废弃物综合利用技术和污染物无害化处理技术，减少污染物的产生。

第四十一条　建设项目中防治污染的设施，应当与主体工程同时设计、同时施工、同时投产使用。防治污染的设施应当符合经批准的环境影响评价文件的要求，不得擅自拆除或者闲置。

第四十二条　排放污染物的企业事业单位和其他生产经营者，应当采取措施，防治在生产建设或者其他活动中产生的废气、废水、废渣、医疗废物、粉尘、恶臭气体、放射性物质以及噪声、振动、光辐射、电磁辐射等对环境的污染和危害。

排放污染物的企业事业单位，应当建立环境保护责任制度，明确单位负责人和相关人员的责任。

重点排污单位应当按照国家有关规定和监测规范安装使用监测设备，保证监测设备正常运行，保存原始监测记录。

严禁通过暗管、渗井、渗坑、灌注或者篡改、伪造监测数据，或者不正常运行防治污染设施等逃避监管的方式违法排放污染物。

第四十三条　排放污染物的企业事业单位和其他生产经营者，应当按照国家有关规定缴纳排污费。排污费应当全部专项用于环境污染防治，任何单位和个人不得截留、挤占或者挪作他用。

依照法律规定征收环境保护税的，不再征收排污费。

第四十四条　国家实行重点污染物排放总量控制制度。重点污染物排放总量控制指标由国务院下达，省、自治区、直辖市人民政府分解落实。企业事业单位在执行国家和地方污染物排放标准的同时，应当遵守分解落实到本单位的重点污染物排放总量控制指标。

对超过国家重点污染物排放总量控制指标或者未完成国家确定的环境质量目标的地区，省级以上人民政府环境保护主管部门应当暂停审批其新增重点污染物排放总量的建设项目环境影响评价文件。

第四十五条　国家依照法律规定实行排污许可管理制度。

实行排污许可管理的企业事业单位和其他生产经营者应当按照排污许可证的要求排放污染物；未取得排污许可证的，不得排放污染物。

第四十六条　国家对严重污染环境的工艺、设备和产品实行淘汰制度。任何单位和个人不得生产、销售或者转移、使用严重污染环境的工艺、设备和产品。

禁止引进不符合我国环境保护规定的技术、设备、材料和产品。

第四十七条　各级人民政府及其有关部门和企业事业单位，应当依照《中华人民共和国突发事件应对法》的规定，做好突发环境事件的风险控制、应急准备、应急处置和事后恢复等工作。

县级以上人民政府应当建立环境污染公共监测预警机制，组织制定预警方案；环境受到污染，可能影响公众健康和环境安全时，依法及时公布预警信息，启动应急措施。

企业事业单位应当按照国家有关规定制定突发环境事件应急预案，报环境保护主管部门和有关部门备案。在发生或者可能发生突发环境事件时，企业事业单位应当立即采取措施处理，及时通报可能受到危害的单位和居民，并向环境保护主管部门和有关部门报告。

突发环境事件应急处置工作结束后，有关人民政府应当立即组织评估事件造成的环境影响和损失，并及时将评估结果向社会公布。

第四十八条　生产、储存、运输、销售、使用、处置化学物品和含有放射性物质的物品，应当遵守国家有关规定，防止污染环境。

第四十九条　各级人民政府及其农业等有关部门和机构应当指导农业生产经营者科学种植和养殖，科学合理施用农药、化肥等农业投入品，科学处置农用薄膜、农作物秸秆等农业废弃物，防止农业面源污染。

禁止将不符合农用标准和环境保护标准的固体废物、废水施入农田。施用农药、化肥等农业投入品及进行灌溉，应当采取措施，防止重金属和其他有毒有害物质污染环境。

畜禽养殖场、养殖小区、定点屠宰企业等的选址、建设和管理应当符合有关法律法规规定。从事畜禽养殖和屠宰的单位和个人应当采取措施，对畜禽粪便、尸体和污水等废弃物进行科学处置，防止污染环境。

县级人民政府负责组织农村生活废弃物的处置工作。

第五十条　各级人民政府应当在财政预算中安排资金，支持农村饮用水水源地保护、生活污水和其他废弃物处理、畜禽养殖和屠宰污染防治、土壤污染防治和农村工矿污染治理等环境保护工作。

第五十一条　各级人民政府应当统筹城乡建设污水处理设施及配套管网，固体废物的收集、运输和处置等环境卫生设施，危险废物集中处置设施、场所以及其他环境保护公共设施，并保障其正常运行。

第五十二条　国家鼓励投保环境污染责任保险。

## 第五章　信息公开和公众参与

第五十三条　公民、法人和其他组织依法享有获取环境信息、参与和监督环境保护的权利。

各级人民政府环境保护主管部门和其他负有环境保护监督管理职责的部门，应当依法公开环境信息、完善公众参与程序，为公民、法人和其他组织参与和监督环境保护提供便利。

第五十四条　国务院环境保护主管部门统一发布国家环境质量、重点污染源监测信息及其他重大环境信息。省级以上人民政府环境保护主管部门定期发布环境状况公报。

县级以上人民政府环境保护主管部门和其他负有环境保护监督管理职责的部门，应当依法公开环境质量、环境监测、突发环境事件以及环境行政许可、行政处罚、排污费的征收和使用情况等信息。

县级以上地方人民政府环境保护主管部门和其他负有环境保护监督管理职责的部门，应当将企业事业单位和其他生产经营者的环境违法信息记入社会诚信档案，及时向社会公布违法者名单。

第五十五条　重点排污单位应当如实向社会公开其主要污染物的名称、排放方式、排放浓度和总量、超标排放情况，以及防治污染设施的建设和运行情况，接受社会监督。

第五十六条　对依法应当编制环境影响报告书的建设项目，建设单位应当在编制时向可能受影响的公众说明情况，充分征求意见。

负责审批建设项目环境影响评价文件的部门在收到建设项目环境影响报告书后，除涉及国家秘密和商业秘密的事项外，应当全文公开；发现建设项目未充分征求公众意见的，应当责成建设单位征求公众意见。

第五十七条　公民、法人和其他组织发现任何单位和个人有污染环境和破坏生态行为的，有权向环境保护主管部门或者其他负有环境保护监督管理职责的部门举报。

公民、法人和其他组织发现地方各级人民政府、县级以上人民政府环境保护主管部门和其他负有环境保护监督管理职责的部门不依法履行职责的，有权向其上级机关或者监察机关举报。

接受举报的机关应当对举报人的相关信息予以保密，保护举报人的合法权益。

第五十八条　对污染环境、破坏生态，损害社会公共利益的行为，符合下列条件的社会组织可以向人民法院提起诉讼：

（一）依法在设区的市级以上人民政府民政部门登记；

（二）专门从事环境保护公益活动连续五年以上且无违法记录。

符合前款规定的社会组织向人民法院提起诉讼，人民法院应当依法受理。

提起诉讼的社会组织不得通过诉讼牟取经济利益。

## 第六章　法律责任

第五十九条　企业事业单位和其他生产经营者违法排放污染物，受到罚款处罚，被责令改正，拒不改正的，依法作出处罚决定的行政机关可以自责令改正之日的次日起，按照原处罚数额按日连续处罚。

前款规定的罚款处罚，依照有关法律法规按照防治污染设施的运行成本、违法行为造成的直接损失或者违法所得等因素确定的规定执行。

地方性法规可以根据环境保护的实际需要，增加第一款规定的按日连续处罚的违法行为的种类。

第六十条　企业事业单位和其他生产经营者超过污染物排放标准或者超过重点污染物排放总量控制指标排放污染物的，县级以上人民政府环境保护主管部门可以责令其采取限制生产、停产整治等措施；情节严重的，报经有批准权的人民政府批准，责令停业、关闭。

第六十一条　建设单位未依法提交建设项目环境影响评价文件或者环境影响评价文件未经批准，擅自开工建设的，由负有环境保护监督管理职责的部门责令停止建设，处以罚款，并可以责令恢复原状。

第六十二条　违反本法规定，重点排污单位不公开或者不如实公开环境信息的，由县级以上地方人民政府环境保护主管部门责令公开，处以罚款，并予以公告。

第六十三条　企业事业单位和其他生产经营者有下列行为之一，尚不构成犯罪的，除依照有关法律法规规定予以处罚外，由县级以上人民政府环境保护主管部门或者其他有关部门将案件移送公安机关，对其直接负责的主管人员和其他直接责任人员，处十日以上十五日以下拘留；情节较轻的，处五日以上十日以下拘留：

（一）建设项目未依法进行环境影响评价，被责令停止建设，拒不执行的；

（二）违反法律规定，未取得排污许可证排放污染物，被责令停止排污，拒不执行的；

（三）通过暗管、渗井、渗坑、灌注或者篡改、伪造监测数据，或者不正常运行防治污染设施等逃避监管的方式违法排放污染物的；

（四）生产、使用国家明令禁止生产、使用的农药，被责令改正，拒不改正的。

第六十四条　因污染环境和破坏生态造成损害的，应当依照《中华人民共和国侵权责任法》的有关规定承担侵权责任。

第六十五条　环境影响评价机构、环境监测机构以及从事环境监测设备和防治污染设施维护、运营的机构，在有关环境服务活动中弄虚作假，对造成的环境污染和生态破坏负有责任的，除依照有关法律法规规定予以处罚外，还应当与造成环境污染和生态破坏的其他责任者承担连带责任。

第六十六条　提起环境损害赔偿诉讼的时效期间为三年，从当事人知道或者应当知道其受到损害时起计算。

第六十七条　上级人民政府及其环境保护主管部门应当加强对下级人民政府及其有关部门环境保护工作的监督。发现有关工作人员有违法行为，依法应当给予处分的，应当向其任免机关或者监察机关提出处分建议。

依法应当给予行政处罚，而有关环境保护主管部门不给予行政处罚的，上级人民政府环境保护主管部门可以直接作出行政处罚的决定。

第六十八条　地方各级人民政府、县级以上人民政府环境保护主管部门和其他负有环境保护监督管理职责的部门有下列行为之一的，对直接负责的主管人员和其他直接责任人员给予记过、记大过或者降级处分；造成严重后果的，给予撤职或者开除处分，其主要负责人应当引咎辞职：

（一）不符合行政许可条件准予行政许可的；

（二）对环境违法行为进行包庇的；

（三）依法应当作出责令停业、关闭的决定而未作出的；

（四）对超标排放污染物、采用逃避监管的方式排放污染物、造成环境事故以及不落实生态保护措施造成生态破坏等行为，发现或者接到举报未及时查处的；

（五）违反本法规定，查封、扣押企业事业单位和其他生产经营者的设施、设备的；

（六）篡改、伪造或者指使篡改、伪造监测数据的；

（七）应当依法公开环境信息而未公开的；

（八）将征收的排污费截留、挤占或者挪作他用的；

（九）法律法规规定的其他违法行为。

第六十九条　违反本法规定，构成犯罪的，依法追究刑事责任。

**第七章　附　　则**

第七十条　本法自 2015 年 1 月 1 日起施行。

## 3.2 《中国 21 世纪议程——人口、环境与发展白皮书》

（1994 年 3 月 25 日国务院第 16 次常务会议讨论通过，摘录如下）

**第三章　与可持续发展有关的立法与实施**

3.2　联合国《21 世纪议程》要求各国“必须发展和执行综合的、有制裁力的和有效的法律和条例，而这些法律和条例必须根据周密的社会、生态、经济和科学原则”；中国宪法规定“国家维护社会主义法制的统一和尊严”。考虑到随着中国改革和开放政策的不断推进，以及社会主义市场经济体制的建立，社会、政治、经济生活日益走向法制轨道，而且中国已经加入多项有关环境与发展的国际公约，并将继续积极参与有关可持续发展的国际立法，因此，需要加速与可持续发展有关的立法与实施。

3.8 在2000年前后初步建立起与可持续发展有关的立法体系：

（a）加快经济领域的与可持续发展有关的立法，完善环境和资源保护立法，并通过对社会、生态、经济和科学原则的综合分析，把可持续发展的原则纳入经济发展、人口、产业、社会保障等立法中；

（b）完善地方的与可持续发展有关的立法；

（c）基本实现与国际立法的接轨，积极吸收国外行之有效的与可持续发展有关的立法的做法和内容；

（d）通过传播有关可持续发展的思想和资料以及培训等措施，增强与可持续发展有关的立法能力。

3.12 进一步扩大公众和社会团体在与可持续发展有关的立法中的作用：

（a）发展和完善立法征求意见制度，广泛听取公众和社会团体的意见，并将意见的采纳情况及时与其通报；

（b）建立和完善立法反馈系统，及时对实践中反映出来的、公众和社会团体提出的立法问题进行分析研究，区别情况，作出立法对策。

## 3.3 《中国可持续发展报告》(2012)

（2012年6月1日中国国家发展和改革委员会牵头40各部门指定的报告对外发布，摘录如下）

**加快发展循环经济**

2005年，中国发布了《国务院关于加快发展循环经济的若干意见》，出台了相关财政、税收、投融资等政策，有效引导和支持循环经济发展。

**发挥政府节能示范带动作用，**2004年，中国政府开始实施节能产品优先采购政策；2007年，建立了政府强制采购节能产品制度。到2010年，共发布8期节能产品政府采购清单，605家企业的26671个型号、28种产品纳入了节能产品政府采购清单。

**实施标准、认证和能效标识制度，**中国不断完善能源效率强制性国家标准体系，已颁布实施了46项能效国家标准，覆盖了家用耗能设备、商用设备等领域。以此为基础，实施节能和环保产品认证以及能效标识制度，增强了消费者选购、使用节能产品的意愿。

**实施节能产品惠民工程，**2009年6月，中国开始组织实施“节能产品惠民工程”，以财政补贴方式推广高效节能产品。截至2010年年底，中央财政共安排160多亿元，推广高效节能空调3400多万台、节能汽车100多万辆、节能灯3.6亿多只。

**大力发展公共交通**，到2010年，中国地级以上城市公共汽（电）车运营车辆数共计45.8万标台，运营线路总长度63.4万公里，当年完成客运总量达670.12亿人次。城市轨道交通和快速公交迅速发展，共有12个城市开通了城市轨道交通，13个城市开通了快速公共汽车线，运营线路里程分别达1400公里和514公里。同时，以步行、自行车为主的慢行交通系统建设进展加快，“健康步行”、“绿色骑行”逐渐成为出行的新时尚。

**城镇环境质量大幅改善**

中国实施大气主要污染物排放总量控制制度，加强工业污染源治理，提高城市清洁能源消费比重和能源利用效率，强化机动车污染防治。2010年，达到空气质量二级以上标准的城市比2000年明显提高。通过加强对交通、建筑施工、工业生产和社会生活噪声的监督管理，全国城市区域声环境质量逐步改善。进一步加强城镇污水、生活垃圾的处理能力。2010年，城市污水处理率为82.31%，比2000年提高了48个百分点；城市生活垃圾无害化处理率为77.94%，是2000年的1.3倍。

**农村环境综合整治初见成效**

2006年以来，中国不断加强村庄综合整治工作，加强和完善村庄规划，颁布了《村庄整治技术规范》。至2010年，支持了6600个村镇开展环境综合整治和生态示范建设，2400多万农村人口直接受益。建设完成827万户农村无害化卫生厕所；沼气用户达到4000万户，占全国适宜农户的33%，受益人口达1.51亿人；建成1200多个农村清洁工程示范村，有效改善了农村人居环境。此外，实施水电农村电气化县建设和小水电代燃料工程，10年间，400多个山区县1.8亿农民的人均年生活用电量由96千瓦时提高到241千瓦时，小水电代燃料涉及用户51万户，解决了195万农村居民的生活燃料问题，对保护生态发挥了积极作用。

**积极开展环保、园林、生态城建设和低碳试点**

近年来，中国通过开展试点示范，在促进城市可持续发展方面进行了积极探索。截至2010年，共有71个城市和5个直辖市城区被授予国家环境保护模范城市（城区）的称号，已命名183个国家园林城市和7个国家园林城区、63个国家园林县城和15个国家园林城镇；设立41个国家城市湿地公园，面积超过6万公顷。2010年开始在部分省和城市开展低碳试点工作。

**推动重点领域节能**

中国在工业锅炉、热电联产等领域实施十大重点节能工程，开展千家企业节能行动，加强重点能耗企业节能管理，推动能源审计和能效对标活动。在制造技术领域，推广绿色设计技术、节能环保的新型加工工艺、工业产品的绿色拆解与回收再制造技术，促进工业生产过程和产品使用过程中的节能降耗。在建筑节能领域，提高新建建筑强制性节能标准执行率，加快既有建筑节能改造，推动可再生能源在建筑中的规模化应用，对公共机构办公区进行节能改造。实施营运车辆燃料消耗量限值标准和准入制度，开展“车、船、路、港”千家企业低碳交通运输专项行动，大力发展城市公共交通。

**建筑节能水平不断提高**

截至2010年年底，全国城镇新建建筑设计阶段执行节能强制性标准的比例为99.5%，施工阶段执行节能强制性标准的比例为95.4%。2006～2010年，全国累计建成节能建筑面积48.57亿平方米，完成北方采暖地区既有建筑供热计量和节能改造1.8亿平方米。

**推进传统能源的清洁化利用**

中国努力加大煤炭洗选加工比例，减少煤炭运输和直接燃烧利用。鼓励利用中煤、泥煤和煤矸石发电。积极推进整体煤气化联合循环、超临界大型循环流化床、超超临界发电机组等发电示范工程建设，提高煤炭清洁发电比例。鼓励开发可工程化应用的催化剂系列产品，在世界上率先实现了煤炭直接液化项目的商业化运行。

**积极开发利用水电**

中国坚持把水电开发与生态环境保护有机结合，切实做好在建、已建项目环保工作，加强水电环保技术研发应用，制定绿色水电评价标准和评价体系。

**大力发展风电产业**

中国采取了加强风电开发管理、改善风电与电网的协调性、支持优势风电设备企业发展等措施，为大规模开发利用风电创造了条件。

**广泛应用太阳能**

中国稳步推进太阳能应用产业发展，在内蒙古、甘肃、青海、新疆、西藏等适宜地区，建设太阳能热发电示范工程试点。

**安全高效发展核电**

中国本着“安全第一”的原则发展核电，切实抓好在建核电工程安全管理，确保在役核电机组安全稳定运行。

**合理开发利用矿产资源，推进矿产资源节约与综合利用**

中国政府强化矿产资源集中统一规划与管理，鼓励和支持大中型矿山开展综合勘查、综合评价和综合开发，提高矿产资源的综合利用水平。

**矿山环境整治工作深入推进**，中国将矿山地质环境保护与恢复治理作为重要内容纳入《全国矿产资源规划（2008—2015年）》，按照“采前预防，采中治理，采后恢复”的原则，明确减缓矿产资源开发利用负面影响的各种控制措施。建立了矿山环境恢复治理保障金制度，促进矿山地质环境恢复治理，改善矿区生产生活条件。开展绿色矿山试点单位建设，推进开采方式科学化、资源利用高效化、企业管理规范化、生产工艺环保化和矿山环境生态化的进程。

## 合理开发与积极保护海洋资源

### 海域使用管理成效显著

中国于2002年实施了《海域使用管理法》，建立了海洋功能区划、海域权属管理、海域有偿使用三项基本制度。同年，国务院批准实施《全国海洋功能区划》，逐步形成了国家、省、市、县海洋功能区划体系。加强规范海域使用申请审批制度，开展涉海项目用海海域使用论证。建立了围填海计划管理制度，将围填海纳入了国民经济和社会发展规划。建立国家海域动态监视监测管理系统，开展海域使用遥感监测、地面监测、海域权属数据整理以及重点项目用海跟踪监测等基础性工作。

### 合理利用海洋生物资源

中国建立了世界上最大的海水养殖产业，年产量达1500多万吨，占全球60%以上。同时，海洋生物医药产业生产总值以每年30%左右的速度增长，2010年实现增加值69亿元。已建立海洋微生物资源保藏中心、海洋药源生物基因库等资源保藏设施，发掘和保藏近海、大洋、深海和极地海洋生物种质资源上万份。

### 海洋资源环境和生态保护建设取得积极进展

中国加强对海洋工程、海洋倾废、海洋石油勘探开发等海上开发活动的环境保护全过程监督管理，管辖海域海水环境质量状况总体较好，符合第一类海水水质标准的海域面积约占管辖海域总面积的94%。开展各种类型海洋自然保护区、海洋特别保护区、海洋水产种质资源保护区和海洋公园的建设，初步形成了布局基本合理、类型相对齐全、功能渐趋完善的海洋保护区体系。

### 加强环境污染治理，健全污染防治制度和标准体系

2008年，中国将原国家环保总局升格为环境保护部，进一步强化了政府环境保护职能。颁布实施《环境影响评价法》，预防因规划和建设项目实施后对环境造成的不良影响。修订了《水污染防治法》，强化了重点水污染物排放总量控制、排污许可和饮用水水源保护区管理制度，增加了农村面源和内河船舶污染防治、水污染应急处理等重要内容。颁布和修订了室内空气质量、火电厂、水泥工业、机动车等污染物排放国家标准。

### 污染物总量控制收效显著

2000～2010年，中国主要污染指标年均浓度总体呈下降趋势。尤其是2006年以来，中国将二氧化硫和化学需氧量两项主要污染物排放量削减10%列为国民经济和社会发展的约束性指标，采取工程减排、结构减排和管理减排等综合措施，大力推进主要污染物总量控制。

### 科学管理固体废物

中国修订实施了《固体废物污染环境防治法》，发布了《医疗废物管理条例》、

《废弃电器电子产品回收处理管理条例》、《危险废物经营许可证管理办法》等法规，修订了《国家危险废物名录》、《电子信息产品污染管理办法》、《危险废物出口核准管理办法》等规章，逐步健全法规，规范危险废物、医疗废物、电子废物等管理。制定并实施了《全国危险废物和医疗废物处理设施建设规划》。2010 年，工业固体废物排放量由 2000 年的 3186 万吨减少至 498.2 万吨，工业固废综合利用率达到 69%。

**加强化学品无害环境管理**

中国政府积极推进化学品环境管理立法，严格实施新化学物质和有毒化学品进出口环境管理登记。先后修订了《新化学物质环境管理办法》、《中国严格限制进出口有毒化学品目录》等行政规章，强化化学品无害化管理。重点针对持久性有机污染物和汞，开展污染源调查。

**开展生态保护和修复，提出构建“两屏三带”生态安全战略格局**

为了有效保护生态环境，《全国主体功能区规划》明确提出了构建“两屏三带”生态安全战略格局的目标和任务。即以青藏高原生态屏障、黄土高原—川滇生态屏障、东北森林带、北方防沙带、南方丘陵山地带和大江大河重要水系为骨架，以其他国家重点生态功能区为重要支撑，以点状分布的国家禁止开发区域为重要组成的生态安全战略格局。其中的国家重点生态功能区包括水源涵养、水土保持、防风固沙、生物多样性维护四种类型共 25 个区域，总面积约 386 万平方公里，占中国陆地国土面积的 40.2%。

**森林生态保护和建设成效显著**

2003 年，中国出台了《关于加快林业发展的决定》，确立了以生态建设为主的林业发展战略。十年来，重点林业生态工程稳步推进，共完成造林面积 4357 万公顷，工程区生态状况明显改善。全国森林资源持续快速增长，森林面积达到 19545 万公顷，较 10 年前增长了 23.0%；森林覆盖率为 20.36%，上升了 3.81 个百分点。

**恢复草原生态环境，**近年来，中国政府先后启动实施了草原退牧还草、西南岩溶地区草地治理和游牧民定居等草原保护建设工程项目。

**初步建立湿地保护体系**

2000 年，制定了《中国湿地保护行动计划》，为实施湿地保护、管理和可持续利用提供了行动指南。2003 年，制定了《全国湿地保护工程规划（2002—2030 年）》。从 2006 年开始，国家投入专项资金，实施湿地保护、恢复、可持续利用示范，能力建设等重点工程。

**保护生物多样性**

中国政府先后发布实施了《中国生物多样性保护行动计划》、《中国自然保护区发展规划纲要（1996—2010 年）》、《全国生态环境保护纲要》、《全国生物物种资源保护与利用规划纲要（2006—2020 年）》、《中国生物多样性保护战略与行动计划（2011—2030年）》、《中国水生生物资源养护行动纲要》，以及农业、林业等一批行业规划，采取了一系列生物多样性保护行动。

**努力减缓温室气体排放**

近年来，中国政府在优化能源结构、提高能源利用效率、节约能源、发展可再生能源和核电、加强低碳技术研发与应用、植树造林等方面积极开展行动，在经济平稳较快发展的同时，努力减缓温室气体排放增速，取得了积极成效。

**增强科技创新能力**，科技创新对促进经济发展方式转变、改善人类生存环境、推进可持续发展进程具有重要意义。2006年，中国将科技创新作为国家发展战略的重要组成部分，提出了“自主创新、重点跨越、支撑发展、引领未来”的指导方针，大力提高自主创新能力。

**建立健全法律法规体系**，完善资源环境法律法规体系，是实现人与自然和谐、经济社会与人口资源环境协调发展的坚实保障。经过持续不断的努力，法律法规体系日趋健全。

**鼓励公众参与**，随着宣传力度的不断加强，可持续发展理念在中国不断深入，并得到社会广泛认同，公众参与程度显著提高。开展可持续发展宣传活动，开展可持续发展宣传活动，全社会积极参与可持续发展进程。

**开展国际合作**，加强与发展中国家的合作，开展能源、环境领域合作。加强与发达国家的合作，加强可再生能源和节能领域交流与合作，加强环境保护领域合作。

**倡导绿色消费方式**

**倡导绿色消费理念**，组织开展节能减排全民行动、全国节能宣传周、全国城市节水宣传周及世界环境日、世界地球日、世界气象日等宣传活动，加大资源环境国情宣传教育，提高全体公民节能环保意识，为树立“绿色消费”理念创造了良好氛围。

## 3.4 《中国–新加坡天津生态城建设国家绿色发展示范区实施方案》

（2014年10月22日国家发展和改革委员会发布，发改环资〔2014〕2364号，摘录如下）

积极探索城市建设管理新模式。建立了中新联合协调理事会、联合工作委员会等协调机制以及多层面的工作机制。建立了政企分开、市场运作的开发建设机制，组建股份制、市场化、专业化的投资公司和合资公司，负责土地整理、基础设施建设、环境治理等，实现了基础设施投资、建设、运营、管理一体化。按照人口规模适度、服务管理方便、资源配置有效、功能相对齐全、社区居民自愿的要求，建立了以社区服务中心为载体的社区管理服务网络。

政府引导，市场驱动。充分发挥市场机制的决定性作用，政府通过创新管理、制定标准、政策引导等手段，广泛调动企业参与的积极性，形成公开公平、充满活力、高效有序的开发建设格局。

大力发展绿色建筑。把发展绿色建筑作为天津生态城的亮点，强化绿色建筑设计，培育绿色建筑文化，推进建筑与文化的融合，绿色建筑的规划、设计、建设、运营达到国际领先水平。

构建绿色交通体系。构筑以轨道交通、公用交通和慢行交通为主体的绿色交通体系，建设快中慢相结合的智能交通系统。

大力发展可再生能源。编制实施天津生态城新能源发展规划，大力开发使用太阳能、地热能、风能和生物质能。

推动能源高效利用。积极建设分布式能源，加快智能电网建设。建立天津生态城能耗监控系统，推行楼宇能耗智能化监控，强化企业用能管理，大力促进节约用能。

推进水资源节约循环利用。遵循分质供水、分级利用、循环利用、系统平衡的原则，以节水为核心，优化水资源配置，建设优质水和再生水两套供水管网。

推动土地资源节约集约利用。遵循严控增量、盘活存量、优化结构、提高效率的总要求，强化天津生态城建设用地开发强度、土地投资强度、人均用地指标整体控制，优化用地结构和布局，提高区域土地综合承载能力。

建立再生资源回收利用体系。完善生活垃圾分类回收、密闭运输、集中处理体系，在社区及家庭推行垃圾分类投放。

建设节约型政府。行政事业单位在节能、节水、节纸等方面要率先垂范。加强办公建筑和公建设施节能管理，建立能耗、水耗监测统计体系，实施定期公示、定额考核管理，建立相应的奖惩机制。全面推行电子政务，推广无纸化办公，再生纸使用比例达到90%以上。严格执行强制或优先采购节能环保产品制度，提高政府采购中再生产品和再制造产品的比重。

**建立绿色发展的考核评价机制**

建立包括经济发展、资源节约、环境保护、社会和谐等方面的绿色发展指标体系，定期对天津生态城总体规划、指标体系落实情况进行评价，发布评价报告，作为衡量天津生态城发展的标准，逐步形成绿色发展评价机制。将资源消耗、环境损害、生态效益、食品安全等重要指标纳入天津生态城领导干部政绩考核体系，提高相关指标的比重和权重。

**完善城市管理模式**

进一步转变政府职能。建设服务型、效能型、责任型、法治型政府，强化公共服务、市场监管、社会管理、环境保护等职责，加强发展战略、规划、政策、标准等制定和实施，减少对微观经济活动的干预。创新行政审批服务体制，缩减行政审批事项，优化审批流程，实行一站式审批，落实工商登记制度改革，提高行政效能和公共服务水平。完善政府购买服务机制，推进市政基础设施和公共服务的市场化运行。

**完善产业发展的促进机制**

鼓励引导民间资本和境外资本进入天津生态城投资。建立公平开放透明的市场规则，为民间投资和境外资本创造良好的发展环境。大力发展混合所有制经济，推动社会资本参与国有企业改革。

加快发展中小微型企业，重点扶持中小科技型企业发展。严格产业准入条件，禁止发展高耗能、高耗水、高污染产业。充分发挥天津生态城建设跨境人民币业务创新试验区的政策优势，把握京津冀协同发展新机遇，吸引相关企业落户发展。

支持天津生态城探索建立适应绿色发展的金融服务体系。拓宽企业融资渠道，鼓励符合条件的企业上市融资和发行债券。扶持发展创业投资企业，规范发展股权投资企业。在风险可控的前提下，研究探索金融机构拓宽对企业贷款抵押、质押及担保的种类和范围，引导投融资机构扩大对中小微企业业务规模。创新金融产品和服务方式，鼓励中小微企业发行集合债券和中小企业私募债券，拓展融资渠道。

建立健全资源节约、环境友好的体制机制，编制实施城市环境总体规划，推动资源节约集约高效循环利用，持续改善生态环境，打造全国建设资源节约型、环境友好型社会的示范区。

利用市场机制促进绿色发展。实施水、电、气、热等资源能源差别价格和阶梯价格制度。完善污水处理收费制度，全面开征垃圾处理费、餐厨废弃物处理费、建筑废弃物处理费。探索建立可再生能源发电价格机制，完善绿色建筑增量成本政府、企业、居民多方共担机制。积极参与节能量、碳排放权和排污权交易，形成天津生态城节能减排指标的市场化调节机制。积极推广合同能源管理模式，推行环境污染第三方治理，探索废弃物利用的第三方专业化服务模式。

实施严格的资源环境管理制度。建立能源消费强度和消费总量双控制度。实行最严格水资源管理制度，确立水资源开发利用控制红线、用水效率控制红线和水功能区限制纳污红线。完善绿色建筑全生命周期管理制度，探索建立建筑能耗可监测、可报告、可核查体系，促进建筑节能。全面推行指标体系引导下的生态环境评价制度，实施排污申报和环境统计报告“两表合一”制度。加强环境监管，健全生态环境保护责任追究制度和环境损害赔偿制度。加强环境应急管理，开展区域环境风险评估，编制区域环境应急预案，严控区域环境风险水平，积极防范并妥善应对突发环境事件，健全环境举报制度，加强群众投诉环境信息公开。

树立生态文明理念。牢固树立尊重自然、顺应自然、保护自然的基本理念。

倡导绿色生活方式。积极宣传绿色消费理念，推动形成文明、节约、绿色、低碳、循环的消费理念，引导节约消费、适度消费。鼓励消费者购买和使用节能环保产品，减少使用一次性用品，抵制过度包装产品。

## 3.5 《中共中央国务院关于加快推进生态文明建设的意见》

（2015年4月25日中共中央、国务院发布，全文如下）

生态文明建设是中国特色社会主义事业的重要内容，关系人民福祉，关乎民族未来，事关“两个一百年”奋斗目标和中华民族伟大复兴中国梦的实现。党中央、国务院高度重视生态文明建设，先后出台了一系列重大决策部署，推动生态文明建设取得了重大进展和积极成效。但总体上看我国生态文明建设水平仍滞后于经济社会发展，资源约束趋紧，环境污染严重，生态系统退化，发展与人口资源环境之间的矛盾日益突出，已成为经济社会可持续发展的重大瓶颈制约。

加快推进生态文明建设是加快转变经济发展方式、提高发展质量和效益的内在要求，是坚持以人为本、促进社会和谐的必然选择，是全面建成小康社会、实现中华民族伟大复兴中国梦的时代抉择，是积极应对气候变化、维护全球生态安全的重大举措。要充分认识加快推进生态文明建设的极端重要性和紧迫性，切实增强责任感和使命感，牢固树立尊重自然、顺应自然、保护自然的理念，坚持绿水青山就是金山银山，动员全党、全社会积极行动、深入持久地推进生态文明建设，加快形成人与自然和谐发展的现代化建设新格局，开创社会主义生态文明新时代。

### 一、总体要求

（一）指导思想。以邓小平理论、“三个代表”重要思想、科学发展观为指导，全面贯彻党的十八大和十八届二中、三中、四中全会精神，深入贯彻习近平总书记系列重要讲话精神，认真落实党中央、国务院的决策部署，坚持以人为本、依法推进，坚持节约资源和保护环境的基本国策，把生态文明建设放在突出的战略位置，融入经济建设、政治建设、文化建设、社会建设各方面和全过程，协同推进新型工业化、信息化、城镇化、农业现代化和绿色化，以健全生态文明制度体系为重点，优化国土空间开发格局，全面促进资源节约利用，加大自然生态系统和环境保护力度，大力推进绿色发展、循环发展、低碳发展，弘扬生态文化，倡导绿色生活，加快建设美丽中国，使蓝天常在、青山常在、绿水常在，实现中华民族永续发展。

（二）基本原则

坚持把节约优先、保护优先、自然恢复为主作为基本方针。在资源开发与节约中，把节约放在优先位置，以最少的资源消耗支撑经济社会持续发展；在环境保护与发展中，把保护放在优先位置，在发展中保护、在保护中发展；在生态建设与修复中，以自然恢复为主，与人工修复相结合。

坚持把绿色发展、循环发展、低碳发展作为基本途径。经济社会发展必须建立在资源得到高效循环利用、生态环境受到严格保护的基础上，与生态文明建设相协调，形成节约资源和保护环境的空间格局、产业结构、生产方式。

坚持把深化改革和创新驱动作为基本动力。充分发挥市场配置资源的决定性作用和更好发挥政府作用，不断深化制度改革和科技创新，建立系统完整的生态文明制度体系，强化科技创新引领作用，为生态文明建设注入强大动力。

坚持把培育生态文化作为重要支撑。将生态文明纳入社会主义核心价值体系，加强生态文化的宣传教育，倡导勤俭节约、绿色低碳、文明健康的生活方式和消费模式，提高全社会生态文明意识。

坚持把重点突破和整体推进作为工作方式。既立足当前，着力解决对经济社会可持续发展制约性强、群众反映强烈的突出问题，打好生态文明建设攻坚战；又着眼长远，加强顶层设计与鼓励基层探索相结合，持之以恒全面推进生态文明建设。

（三）主要目标

到 2020 年，资源节约型和环境友好型社会建设取得重大进展，主体功能区布局基本形成，经济发展质量和效益显著提高，生态文明主流价值观在全社会得到推行，生态文明建设水平与全面建成小康社会目标相适应。

——国土空间开发格局进一步优化。经济、人口布局向均衡方向发展，陆海空间开发强度、城市空间规模得到有效控制，城乡结构和空间布局明显优化。

——资源利用更加高效。单位国内生产总值二氧化碳排放强度比 2005 年下降 40%～45%，能源消耗强度持续下降，资源产出率大幅提高，用水总量力争控制在 6700 亿立方米以内，万元工业增加值用水量降低到 65 立方米以下，农田灌溉水有效利用系数提高到 0.55 以上，非化石能源占一次能源消费比重达到 15%左右。

——生态环境质量总体改善。主要污染物排放总量继续减少，大气环境质量、重点流域和近岸海域水环境质量得到改善，重要江河湖泊水功能区水质达标率提高到 80%以上，饮用水安全保障水平持续提升，土壤环境质量总体保持稳定，环境风险得到有效控制。森林覆盖率达到 23%以上，草原综合植被覆盖度达到 56%，湿地面积不低于 8 亿亩，50%以上可治理沙化土地得到治理，自然岸线保有率不低于 35%，生物多样性丧失速度得到基本控制，全国生态系统稳定性明显增强。

——生态文明重大制度基本确立。基本形成源头预防、过程控制、损害赔偿、责任追究的生态文明制度体系，自然资源资产产权和用途管制、生态保护红线、生态保护补偿、生态环境保护管理体制等关键制度建设取得决定性成果。

## 二、强化主体功能定位，优化国土空间开发格局

国土是生态文明建设的空间载体。要坚定不移地实施主体功能区战略，健全空间规划体系，科学合理布局和整治生产空间、生活空间、生态空间。

（四）积极实施主体功能区战略。全面落实主体功能区规划，健全财政、投资、产业、土地、人口、环境等配套政策和各有侧重的绩效考核评价体系。推进市县落实主体功能定位，推动经济社会发展、城乡、土地利用、生态环境保护等规划“多规合一”，形成一个市县一本规划、一张蓝图。区域规划编制、重大项目布局必须符合主体功能定位。对不同主体功能区的产业项目实行差别化市场准入政策，明确禁止开发区域、限制开发区域准入事项，明确优化开发区域、重点开发区域禁止和限制发展的产业。编制实施全国国土规划纲要，加快推进国土综合整治。构建平衡适宜的城乡建设空间体系，适当增加生活空间、生态用地，保护和扩大绿地、水域、湿地等生态空间。

（五）大力推进绿色城镇化。认真落实《国家新型城镇化规划（2014—2020 年）》，根据资源环境承载能力，构建科学合理的城镇化宏观布局，严格控制特大城市规模，增强中小城市承载能力，促进大中小城市和小城镇协调发展。尊重自然格局，依托现有山水脉络、气象条件等，合理布局城镇各类空间，尽量减少对自然的干扰和损害。保护自然景观，传承历史文化，提倡城镇形态多样性，保持特色风貌，防止“千城一面”。科学确定城镇开发强度，提高城镇土地利用效率、建成区人口密度，划定城镇开发边界，从严供给城市建设用地，推动城镇化发展由外延扩张式向内涵提升式转变。严格新城、新区设立条件和程序。强化城镇化过程中的节能理念，大力发展绿色建筑和低碳、便捷的交通体系，推进绿色生态城区建设，提高城镇供排水、防涝、雨水收集利用、供热、供气、环境等基础设施建设水平。所有县城和重点镇都要具备污水、垃圾处理能力，提高建设、运行、管理水平。加强城乡规划“三区四线”（禁建区、限建区和适建区，绿线、蓝线、紫线和黄线）管理，维护城乡规划的权威性、严肃性，杜绝大拆大建。

（六）加快美丽乡村建设。完善县域村庄规划，强化规划的科学性和约束力。加强农村基础设施建设，强化山水林田路综合治理，加快农村危旧房改造，支持农村环境集中连片整治，开展农村垃圾专项治理，加大农村污水处理和改厕力度。加快转变农业发展方式，推进农业结构调整，大力发展农业循环经济，治理农业污染，提升农产品质量安全水平。依托乡村生态资源，在保护生态环境的前提下，加快发展乡村旅游休闲业。引导农民在房前屋后、道路两旁植树护绿。加强农村精神文明建设，以环境整治和民风建设为重点，扎实推进文明村镇创建。

（七）加强海洋资源科学开发和生态环境保护。根据海洋资源环境承载力，科学编制海洋功能区划，确定不同海域主体功能。坚持“点上开发、面上保护”，

控制海洋开发强度，在适宜开发的海洋区域，加快调整经济结构和产业布局，积极发展海洋战略性新兴产业，严格生态环境评价，提高资源集约节约利用和综合开发水平，最大程度减少对海域生态环境的影响。严格控制陆源污染物排海总量，建立并实施重点海域排污总量控制制度，加强海洋环境治理、海域海岛综合整治、生态保护修复，有效保护重要、敏感和脆弱海洋生态系统。加强船舶港口污染控制，积极治理船舶污染，增强港口码头污染防治能力。控制发展海水养殖，科学养护海洋渔业资源。开展海洋资源和生态环境综合评估。实施严格的围填海总量控制制度、自然岸线控制制度，建立陆海统筹、区域联动的海洋生态环境保护修复机制。

### 三、推动技术创新和结构调整，提高发展质量和效益

从根本上缓解经济发展与资源环境之间的矛盾，必须构建科技含量高、资源消耗低、环境污染少的产业结构，加快推动生产方式绿色化，大幅提高经济绿色化程度，有效降低发展的资源环境代价。

（八）推动科技创新。结合深化科技体制改革，建立符合生态文明建设领域科研活动特点的管理制度和运行机制。加强重大科学技术问题研究，开展能源节约、资源循环利用、新能源开发、污染治理、生态修复等领域关键技术攻关，在基础研究和前沿技术研发方面取得突破。强化企业技术创新主体地位，充分发挥市场对绿色产业发展方向和技术路线选择的决定性作用。完善技术创新体系，提高综合集成创新能力，加强工艺创新与试验。支持生态文明领域工程技术类研究中心、实验室和实验基地建设，完善科技创新成果转化机制，形成一批成果转化平台、中介服务机构，加快成熟适用技术的示范和推广。加强生态文明基础研究、试验研发、工程应用和市场服务等科技人才队伍建设。

（九）调整优化产业结构。推动战略性新兴产业和先进制造业健康发展，采用先进适用节能低碳环保技术改造提升传统产业，发展壮大服务业，合理布局建设基础设施和基础产业。积极化解产能严重过剩矛盾，加强预警调控，适时调整产能严重过剩行业名单，严禁核准产能严重过剩行业新增产能项目。加快淘汰落后产能，逐步提高淘汰标准，禁止落后产能向中西部地区转移。做好化解产能过剩和淘汰落后产能企业职工安置工作。推动要素资源全球配置，鼓励优势产业走出去，提高参与国际分工的水平。调整能源结构，推动传统能源安全绿色开发和清洁低碳利用，发展清洁能源、可再生能源，不断提高非化石能源在能源消费结构中的比重。

（十）发展绿色产业。大力发展节能环保产业，以推广节能环保产品拉动消费需求，以增强节能环保工程技术能力拉动投资增长，以完善政策机制释放市场潜在需求，推动节能环保技术、装备和服务水平显著提升，加快培育新的经济增长

点。实施节能环保产业重大技术装备产业化工程，规划建设产业化示范基地，规范节能环保市场发展，多渠道引导社会资金投入，形成新的支柱产业。加快核电、风电、太阳能光伏发电等新材料、新装备的研发和推广，推进生物质发电、生物质能源、沼气、地热、浅层地温能、海洋能等应用，发展分布式能源，建设智能电网，完善运行管理体系。大力发展节能与新能源汽车，提高创新能力和产业化水平，加强配套基础设施建设，加大推广普及力度。发展有机农业、生态农业，以及特色经济林、林下经济、森林旅游等林产业。

## 四、全面促进资源节约循环高效使用，推动利用方式根本转变

节约资源是破解资源瓶颈约束、保护生态环境的首要之策。要深入推进全社会节能减排，在生产、流通、消费各环节大力发展循环经济，实现各类资源节约高效利用。

（十一）推进节能减排。发挥节能与减排的协同促进作用，全面推动重点领域节能减排。开展重点用能单位节能低碳行动，实施重点产业能效提升计划。严格执行建筑节能标准，加快推进既有建筑节能和供热计量改造，从标准、设计、建设等方面大力推广可再生能源在建筑上的应用，鼓励建筑工业化等建设模式。优先发展公共交通，优化运输方式，推广节能与新能源交通运输装备，发展甩挂运输。鼓励使用高效节能农业生产设备。开展节约型公共机构示范创建活动。强化结构、工程、管理减排，继续削减主要污染物排放总量。

（十二）发展循环经济。按照减量化、再利用、资源化的原则，加快建立循环型工业、农业、服务业体系，提高全社会资源产出率。完善再生资源回收体系，实行垃圾分类回收，开发利用“城市矿产”，推进秸秆等农林废弃物以及建筑垃圾、餐厨废弃物资源化利用，发展再制造和再生利用产品，鼓励纺织品、汽车轮胎等废旧物品回收利用。推进煤矸石、矿渣等大宗固体废弃物综合利用。组织开展循环经济示范行动，大力推广循环经济典型模式。推进产业循环式组合，促进生产和生活系统的循环链接，构建覆盖全社会的资源循环利用体系。

（十三）加强资源节约。节约集约利用水、土地、矿产等资源，加强全过程管理，大幅降低资源消耗强度。加强用水需求管理，以水定需、量水而行，抑制不合理用水需求，促进人口、经济等与水资源相均衡，建设节水型社会。推广高效节水技术和产品，发展节水农业，加强城市节水，推进企业节水改造。积极开发利用再生水、矿井水、空中云水、海水等非常规水源，严控无序调水和人造水景工程，提高水资源安全保障水平。按照严控增量、盘活存量、优化结构、提高效率的原则，加强土地利用的规划管控、市场调节、标准控制和考核监管，严格土地用途管制，推广应用节地技术和模式。发展绿色矿业，加快推进绿色矿山建设，促进矿产资源高效利用，提高矿产资源开采回采率、选矿回收率和综合利用率。

## 五、加大自然生态系统和环境保护力度，切实改善生态环境质量

良好生态环境是最公平的公共产品，是最普惠的民生福祉。要严格源头预防、不欠新账，加快治理突出生态环境问题、多还旧账，让人民群众呼吸新鲜的空气，喝上干净的水，在良好的环境中生产生活。

（十四）保护和修复自然生态系统。加快生态安全屏障建设，形成以青藏高原、黄土高原—川滇、东北森林带、北方防沙带、南方丘陵山地带、近岸近海生态区以及大江大河重要水系为骨架，以其他重点生态功能区为重要支撑，以禁止开发区域为重要组成的生态安全战略格局。实施重大生态修复工程，扩大森林、湖泊、湿地面积，提高沙区、草原植被覆盖率，有序实现休养生息。加强森林保护，将天然林资源保护范围扩大到全国；大力开展植树造林和森林经营，稳定和扩大退耕还林范围，加快重点防护林体系建设；完善国有林场和国有林区经营管理体制，深化集体林权制度改革。严格落实禁牧休牧和草畜平衡制度，加快推进基本草原划定和保护工作；加大退牧还草力度，继续实行草原生态保护补助奖励政策；稳定和完善草原承包经营制度。启动湿地生态效益补偿和退耕还湿。加强水生生物保护，开展重要水域增殖放流活动。继续推进京津风沙源治理、黄土高原地区综合治理、石漠化综合治理，开展沙化土地封禁保护试点。加强水土保持，因地制宜推进小流域综合治理。实施地下水保护和超采漏斗区综合治理，逐步实现地下水采补平衡。强化农田生态保护，实施耕地质量保护与提升行动，加大退化、污染、损毁农田改良和修复力度，加强耕地质量调查监测与评价。实施生物多样性保护重大工程，建立监测评估与预警体系，健全国门生物安全查验机制，有效防范物种资源丧失和外来物种入侵，积极参加生物多样性国际公约谈判和履约工作。加强自然保护区建设与管理，对重要生态系统和物种资源实施强制性保护，切实保护珍稀濒危野生动植物、古树名木及自然生境。建立国家公园体制，实行分级、统一管理，保护自然生态和自然文化遗产原真性、完整性。研究建立江河湖泊生态水量保障机制。加快灾害调查评价、监测预警、防治和应急等防灾减灾体系建设。

（十五）全面推进污染防治。按照以人为本、防治结合、标本兼治、综合施策的原则，建立以保障人体健康为核心、以改善环境质量为目标、以防控环境风险为基线的环境管理体系，健全跨区域污染防治协调机制，加快解决人民群众反映强烈的大气、水、土壤污染等突出环境问题。继续落实大气污染防治行动计划，逐渐消除重污染天气，切实改善大气环境质量。实施水污染防治行动计划，严格饮用水源保护，全面推进涵养区、源头区等水源地环境整治，加强供水全过程管理，确保饮用水安全；加强重点流域、区域、近岸海域水污染防治和良好湖泊生态环境保护，控制和规范淡水养殖，严格入河（湖、海）排污管理；推进地下水

污染防治。制定实施土壤污染防治行动计划，优先保护耕地土壤环境，强化工业污染场地治理，开展土壤污染治理与修复试点。加强农业面源污染防治，加大种养业特别是规模化畜禽养殖污染防治力度，科学施用化肥、农药，推广节能环保型炉灶，净化农产品产地和农村居民生活环境。加大城乡环境综合整治力度。推进重金属污染治理。开展矿山地质环境恢复和综合治理，推进尾矿安全、环保存放，妥善处理处置矿渣等大宗固体废物。建立健全化学品、持久性有机污染物、危险废物等环境风险防范与应急管理工作机制。切实加强核设施运行监管，确保核安全万无一失。

（十六）积极应对气候变化。坚持当前长远相互兼顾、减缓适应全面推进，通过节约能源和提高能效，优化能源结构，增加森林、草原、湿地、海洋碳汇等手段，有效控制二氧化碳、甲烷、氢氟碳化物、全氟化碳、六氟化硫等温室气体排放。提高适应气候变化特别是应对极端天气和气候事件能力，加强监测、预警和预防，提高农业、林业、水资源等重点领域和生态脆弱地区适应气候变化的水平。扎实推进低碳省区、城市、城镇、产业园区、社区试点。坚持共同但有区别的责任原则、公平原则、各自能力原则，积极建设性地参与应对气候变化国际谈判，推动建立公平合理的全球应对气候变化格局。

## 六、健全生态文明制度体系

加快建立系统完整的生态文明制度体系，引导、规范和约束各类开发、利用、保护自然资源的行为，用制度保护生态环境。

（十七）健全法律法规。全面清理现行法律法规中与加快推进生态文明建设不相适应的内容，加强法律法规间的衔接。研究制定节能评估审查、节水、应对气候变化、生态补偿、湿地保护、生物多样性保护、土壤环境保护等方面的法律法规，修订土地管理法、大气污染防治法、水污染防治法、节约能源法、循环经济促进法、矿产资源法、森林法、草原法、野生动物保护法等。

（十八）完善标准体系。加快制定修订一批能耗、水耗、地耗、污染物排放、环境质量等方面的标准，实施能效和排污强度"领跑者"制度，加快标准升级步伐。提高建筑物、道路、桥梁等建设标准。环境容量较小、生态环境脆弱、环境风险高的地区要执行污染物特别排放限值。鼓励各地区依法制定更加严格的地方标准。建立与国际接轨、适应我国国情的能效和环保标识认证制度。

（十九）健全自然资源资产产权制度和用途管制制度。对水流、森林、山岭、草原、荒地、滩涂等自然生态空间进行统一确权登记，明确国土空间的自然资源资产所有者、监管者及其责任。完善自然资源资产用途管制制度，明确各类国土空间开发、利用、保护边界，实现能源、水资源、矿产资源按质量分级、梯级利用。严格节能评估审查、水资源论证和取水许可制度。坚持并完善最严格的耕地保护和节约用地制度，强化土地利用总体规划和年度计划管控，加强土地用途转用许可管理。完善矿产资源规划制度，强化矿产开发准入管理。有序推进国家自然资源资产管理体制改革。

（二十）完善生态环境监管制度。建立严格监管所有污染物排放的环境保护管理制度。完善污染物排放许可证制度，禁止无证排污和超标准、超总量排污。违法排放污染物、造成或可能造成严重污染的，要依法查封扣押排放污染物的设施设备。对严重污染环境的工艺、设备和产品实行淘汰制度。实行企事业单位污染物排放总量控制制度，适时调整主要污染物指标种类，纳入约束性指标。健全环境影响评价、清洁生产审核、环境信息公开等制度。建立生态保护修复和污染防治区域联动机制。

（二十一）严守资源环境生态红线。树立底线思维，设定并严守资源消耗上限、环境质量底线、生态保护红线，将各类开发活动限制在资源环境承载能力之内。合理设定资源消耗“天花板”，加强能源、水、土地等战略性资源管控，强化能源消耗强度控制，做好能源消费总量管理。继续实施水资源开发利用控制、用水效率控制、水功能区限制纳污三条红线管理。划定永久基本农田，严格实施永久保护，对新增建设用地占用耕地规模实行总量控制，落实耕地占补平衡，确保耕地数量不下降、质量不降低。严守环境质量底线，将大气、水、土壤等环境质量“只能更好、不能变坏”作为地方各级政府环保责任红线，相应确定污染物排放总量限值和环境风险防控措施。在重点生态功能区、生态环境敏感区和脆弱区等区域划定生态红线，确保生态功能不降低、面积不减少、性质不改变；科学划定森林、草原、湿地、海洋等领域生态红线，严格自然生态空间征（占）用管理，有效遏制生态系统退化的趋势。探索建立资源环境承载能力监测预警机制，对资源消耗和环境容量接近或超过承载能力的地区，及时采取区域限批等限制性措施。

（二十二）完善经济政策。健全价格、财税、金融等政策，激励、引导各类主体积极投身生态文明建设。深化自然资源及其产品价格改革，凡是能由市场形成价格的都交给市场，政府定价要体现基本需求与非基本需求以及资源利用效率高低的差异，体现生态环境损害成本和修复效益。进一步深化矿产资源有偿使用制度改革，调整矿业权使用费征收标准。加大财政资金投入，统筹有关资金，对资源节约和循环利用、新能源和可再生能源开发利用、环境基础设施建设、生态修复与建设、先进适用技术研发示范等给予支持。将高耗能、高污染产品纳入消费税征收范围。推动环境保护费改税。加快资源税从价计征改革，清理取消相关收费基金，逐步将资源税征收范围扩展到占用各种自然生态空间。完善节能环保、新能源、生态建设的税收优惠政策。推广绿色信贷，支持符合条件的项目通过资本市场融资。探索排污权抵押等融资模式。深化环境污染责任保险试点，研究建立巨灾保险制度。

（二十三）推行市场化机制。加快推行合同能源管理、节能低碳产品和有机产品认证、能效标识管理等机制。推进节能发电调度，优先调度可再生能源发电资源，按机组能耗和污染物排放水平依次调用化石类能源发电资源。建立节能量、碳排放权交易制度，深化交易试点，推动建立全国碳排放权交易市场。加快水权交易试点，培育和规范水权市场。全面推进矿业权市场建设。扩大排污权有偿使用和交易试点范围，发展排污权交易市场。积极推进环境污染第三方治理，引入社会力量投入环境污染治理。

（二十四）健全生态保护补偿机制。科学界定生态保护者与受益者权利义务，加快形成生态损害者赔偿、受益者付费、保护者得到合理补偿的运行机制。结合深化财税体制改革，完善转移支付制度，归并和规范现有生态保护补偿渠道，加大对重点生态功能区的转移支付力度，逐步提高其基本公共服务水平。建立地区间横向生态保护补偿机制，引导生态受益地区与保护地区之间、流域上游与下游之间，通过资金补助、产业转移、人才培训、共建园区等方式实施补偿。建立独立公正的生态环境损害评估制度。

（二十五）健全政绩考核制度。建立体现生态文明要求的目标体系、考核办法、奖惩机制。把资源消耗、环境损害、生态效益等指标纳入经济社会发展综合评价体系，大幅增加考核权重，强化指标约束，不唯经济增长论英雄。完善政绩考核办法，根据区域主体功能定位，实行差别化的考核制度。对限制开发区域、禁止开发区域和生态脆弱的国家扶贫开发工作重点县，取消地区生产总值考核；对农产品主产区和重点生态功能区，分别实行农业优先和生态保护优先的绩效评价；对禁止开发的重点生态功能区，重点评价其自然文化资源的原真性、完整性。根据考核评价结果，对生态文明建设成绩突出的地区、单位和个人给予表彰奖励。探索编制自然资源资产负债表，对领导干部实行自然资源资产和环境责任离任审计。

（二十六）完善责任追究制度。建立领导干部任期生态文明建设责任制，完善节能减排目标责任考核及问责制度。严格责任追究，对违背科学发展要求、造成资源环境生态严重破坏的要记录在案，实行终身追责，不得转任重要职务或提拔使用，已经调离的也要问责。对推动生态文明建设工作不力的，要及时诫勉谈话；对不顾资源和生态环境盲目决策、造成严重后果的，要严肃追究有关人员的领导责任；对履职不力、监管不严、失职渎职的，要依纪依法追究有关人员的监管责任。

## 七、加强生态文明建设统计监测和执法监督

坚持问题导向，针对薄弱环节，加强统计监测、执法监督，为推进生态文明建设提供有力保障。

（二十七）加强统计监测。建立生态文明综合评价指标体系。加快推进对能源、矿产资源、水、大气、森林、草原、湿地、海洋和水土流失、沙化土地、土壤环境、地质环境、温室气体等的统计监测核算能力建设，提升信息化水平，提高准确性、及时性，实现信息共享。加快重点用能单位能源消耗在线监测体系建设。建立循环经济统计指标体系、矿产资源合理开发利用评价指标体系。利用卫星遥感等技术手段，对自然资源和生态环境保护状况开展全天候监测，健全覆盖所有资源环境要素的监测网络体系。提高环境风险防控和突发环境事件应急能力，健全环境与健康调查、监测和风险评估制度。定期开展全国生态状况调查和评估。加大各级政府预算内投资等财政性资金对统计监测等基础能力建设的支持力度。

（二十八）强化执法监督。加强法律监督、行政监察，对各类环境违法违规行为实行"零容忍"，加大查处力度，严厉惩处违法违规行为。强化对浪费能源资源、违法排污、破坏生态环境等行为的执法监察和专项督察。资源环境监管机构独立开展行政执法，禁止领导干部违法违规干预执法活动。健全行政执法与刑事司法的衔接机制，加强基层执法队伍、环境应急处置救援队伍建设。强化对资源开发和交通建设、旅游开发等活动的生态环境监管。

## 八、加快形成推进生态文明建设的良好社会风尚

生态文明建设关系各行各业、千家万户。要充分发挥人民群众的积极性、主动性、创造性，凝聚民心、集中民智、汇集民力，实现生活方式绿色化。

（二十九）提高全民生态文明意识。积极培育生态文化、生态道德，使生态文明成为社会主流价值观，成为社会主义核心价值观的重要内容。从娃娃和青少年抓起，从家庭、学校教育抓起，引导全社会树立生态文明意识。把生态文明教育作为素质教育的重要内容，纳入国民教育体系和干部教育培训体系。将生态文化作为现代公共文化服务体系建设的重要内容，挖掘优秀传统生态文化思想和资源，创作一批文化作品，创建一批教育基地，满足广大人民群众对生态文化的需求。通过典型示范、展览展示、岗位创建等形式，广泛动员全民参与生态文明建设。组织好世界地球日、世界环境日、世界森林日、世界水日、世界海洋日和全国节能宣传周等主题宣传活动。充分发挥新闻媒体作用，树立理性、积极的舆论导向，加强资源环境国情宣传，普及生态文明法律法规、科学知识等，报道先进典型，曝光反面事例，提高公众节约意识、环保意识、生态意识，形成人人、事事、时时崇尚生态文明的社会氛围。

（三十）培育绿色生活方式。倡导勤俭节约的消费观。广泛开展绿色生活行动，推动全民在衣、食、住、行、游等方面加快向勤俭节约、绿色低碳、文明健康的方式转变，坚决抵制和反对各种形式的奢侈浪费、不合理消费。积极引

导消费者购买节能与新能源汽车、高能效家电、节水型器具等节能环保低碳产品，减少一次性用品的使用，限制过度包装。大力推广绿色低碳出行，倡导绿色生活和休闲模式，严格限制发展高耗能、高耗水服务业。在餐饮企业、单位食堂、家庭全方位开展反食品浪费行动。党政机关、国有企业要带头厉行勤俭节约。

（三十一）鼓励公众积极参与。完善公众参与制度，及时准确披露各类环境信息，扩大公开范围，保障公众知情权，维护公众环境权益。健全举报、听证、舆论和公众监督等制度，构建全民参与的社会行动体系。建立环境公益诉讼制度，对污染环境、破坏生态的行为，有关组织可提起公益诉讼。在建设项目立项、实施、后评价等环节，有序增强公众参与程度。引导生态文明建设领域各类社会组织健康有序发展，发挥民间组织和志愿者的积极作用。

## 九、切实加强组织领导

健全生态文明建设领导体制和工作机制，勇于探索和创新，推动生态文明建设蓝图逐步成为现实。

（三十二）强化统筹协调。各级党委和政府对本地区生态文明建设负总责，要建立协调机制，形成有利于推进生态文明建设的工作格局。各有关部门要按照职责分工，密切协调配合，形成生态文明建设的强大合力。

（三十三）探索有效模式。抓紧制定生态文明体制改革总体方案，深入开展生态文明先行示范区建设，研究不同发展阶段、资源环境禀赋、主体功能定位地区生态文明建设的有效模式。各地区要抓住制约本地区生态文明建设的瓶颈，在生态文明制度创新方面积极实践，力争取得重大突破。及时总结有效做法和成功经验，完善政策措施，形成有效模式，加大推广力度。

（三十四）广泛开展国际合作。统筹国内国际两个大局，以全球视野加快推进生态文明建设，树立负责任大国形象，把绿色发展转化为新的综合国力、综合影响力和国际竞争新优势。发扬包容互鉴、合作共赢的精神，加强与世界各国在生态文明领域的对话交流和务实合作，引进先进技术装备和管理经验，促进全球生态安全。加强南南合作，开展绿色援助，对其他发展中国家提供支持和帮助。

（三十五）抓好贯彻落实。各级党委和政府及中央有关部门要按照本意见要求，抓紧提出实施方案，研究制定与本意见相衔接的区域性、行业性和专题性规划，明确目标任务、责任分工和时间要求，确保各项政策措施落到实处。各地区各部门贯彻落实情况要及时向党中央、国务院报告，同时抄送国家发展改革委。中央就贯彻落实情况适时组织开展专项监督检查。

## 3.6 《节能低碳产品认证管理办法》

（2015年9月17日国家质量监督检验检疫总局和国家发展和改革委员会发布，总局令第168号，全文如下）

### 第一章 总 则

第一条 为了提高用能产品以及其他产品的能源利用效率，改进材料利用，控制温室气体排放，应对气候变化，规范和管理节能低碳产品认证活动，根据《中华人民共和国节约能源法》《中华人民共和国认证认可条例》等法律、行政法规的规定，制定本办法。

第二条 本办法所称节能低碳产品认证，包括节能产品认证和低碳产品认证。节能产品认证是指由认证机构证明用能产品在能源利用效率方面符合相应国家标准、行业标准或者认证技术规范要求的合格评定活动；低碳产品认证是指由认证机构证明产品温室气体排放量符合相应低碳产品评价标准或者技术规范要求的合格评定活动。

第三条 在中华人民共和国境内从事节能低碳产品认证活动，应当遵守本办法。

第四条 国家质量监督检验检疫总局（以下简称国家质检总局）主管全国节能低碳产品认证工作；国家发展和改革委员会（以下简称国家发展改革委）负责指导开展节能低碳产品认证工作。

国家认证认可监督管理委员会（以下简称国家认监委）负责节能低碳产品认证的组织实施、监督管理和综合协调工作。

地方各级质量技术监督部门和各地出入境检验检疫机构（以下统称地方质检两局）按照各自职责，负责所辖区域内节能低碳产品认证活动的监督管理工作。

第五条 国家发展改革委、国家质检总局和国家认监委会同国务院有关部门建立节能低碳产品认证部际协调工作机制，共同确定产品认证目录、认证依据、认证结果采信等有关事项。

节能、低碳产品认证目录由国家发展改革委、国家质检总局和国家认监委联合发布。

第六条 国家发展改革委、国家质检总局、国家认监委以及国务院有关部门，依据《中华人民共和国节约能源法》以及国家相关产业政策规定，在工业、建筑、交通运输、公共机构等领域，推动相关机构开展节能低碳产品认证等服务活动，并采信认证结果。

国家发展改革委、国务院其他有关部门以及地方政府主管部门依据相关产业政策，推动节能低碳产品认证活动，鼓励使用获得节能低碳认证的产品。

第七条　从事节能低碳产品认证活动的机构及其人员，对其从业活动中所知悉的商业秘密和技术秘密负有保密义务。

## 第二章　认 证 实 施

第八条　节能、低碳产品认证规则由国家认监委会同国家发展改革委制定。涉及国务院有关部门职责的，应当征求国务院有关部门意见。

节能、低碳产品认证规则由国家认监委发布。

第九条　从事节能低碳产品认证的认证机构应当依法设立，符合《中华人民共和国认证认可条例》《认证机构管理办法》规定的基本条件和产品认证机构通用要求，并具备从事节能低碳产品认证活动相关技术能力。

第十条　从事节能低碳产品认证相关检验检测活动的机构应当依法经过资质认定，符合检验检测机构能力的通用要求，并具备从事节能低碳产品认证检验检测工作相关技术能力。

第十一条　国家认监委对从事节能低碳产品认证活动的认证机构，依法予以批准。

节能低碳产品认证机构名录及相关信息经节能低碳产品认证部际协调工作机制研究后，由国家认监委公布。

第十二条　从事节能低碳产品认证检查或者核查的人员，应当具备检查或者核查的技术能力，并经国家认证人员注册机构注册。

第十三条　产品的生产者或者销售者（以下简称认证委托人）可以委托认证机构进行节能、低碳产品认证，并按照认证规则的规定提交相关资料。

认证机构经审查符合认证条件的，应当予以受理。

第十四条　认证机构受理认证委托后，应当按照节能、低碳产品认证规则的规定，安排产品检验检测、工厂检查或者现场核查。

第十五条　认证机构应当对认证委托人提供样品的真实性进行审查，并根据产品特点和实际情况，采取认证委托人送样、现场抽样或者现场封样后由委托人送样等方式，委托符合本办法规定的检验检测机构对样品进行产品型式试验。

第十六条　检验检测机构对样品进行检验检测，应当确保检验检测结果的真实、准确，并对检验检测全过程做出完整记录，归档留存，保证检验检测过程和结果具有可追溯性，配合认证机构对获证产品进行有效的跟踪检查。

检验检测机构及其有关人员应当对其作出的检验检测报告内容以及检验检测结论负责，对样品真实性有疑义的，应当向认证机构说明情况，并作出相应处理。

第十七条　根据认证规则需要进行工厂检查或者核查的，认证机构应当委派经国家认证人员注册机构注册的认证检查员或者认证核查员，进行检查或者核查。

节能产品认证的检查，需要对产品生产企业的质量保证能力、生产产品与型式试验样品的一致性等情况进行检查。

低碳产品认证的核查，需要对产品生产工艺流程与相关提交文件的一致性、生产相关过程的能量和物料平衡、证据的可靠性、生产产品与检测样品的一致性、生产相关能耗监测设备的状态、碳排放计算的完整性以及产品生产企业的质量保证水平和能力等情况进行核查。

第十八条 认证机构完成产品检验检测和工厂检查或者核查后，对符合认证要求的，向认证委托人出具认证证书；对不符合认证要求的，应当书面通知认证委托人，并说明理由。

认证机构及其有关人员应当对其作出的认证结论负责。

第十九条 认证机构应当按照认证规则的规定，采取适当合理的方式和频次，对取得认证的产品及其生产企业实施有效的跟踪检查，控制并验证取得认证的产品持续符合认证要求。

对于不能持续符合认证要求的，认证机构应当根据相应情形作出暂停或者撤销认证证书的处理，并予公布。

第二十条 认证机构应当依法公开节能低碳产品认证收费标准、产品获证情况等相关信息，并定期将节能低碳产品认证结果采信等有关数据和工作情况，报告国家认监委。

第二十一条 国家认监委和国家发展改革委组建节能低碳认证技术委员会，对涉及认证技术的重大问题进行研究和审议。

认证技术委员会为非常设机构，由国务院相关部门、行业协会、认证机构、企业代表以及相关专家担任委员。

第二十二条 认证机构应当建立风险防范机制，采取设立风险基金或者投保等合理、有效的防范措施，防范节能低碳产品认证活动可能引发的风险和责任。

## 第三章 认证证书和认证标志

第二十三条 节能、低碳产品认证证书的格式、内容由国家认监委统一制定发布。

第二十四条 认证证书应当包括以下基本内容：

（一）认证委托人名称、地址；

（二）产品生产者（制造商）名称、地址；

（三）被委托生产企业名称、地址（需要时）；

（四）产品名称和产品系列、规格/型号；

（五）认证依据；

（六）认证模式；

（七）发证日期和有效期限；

（八）发证机构；

（九）证书编号；

（十）产品碳排放清单及其附件；

（十一）其他需要标注的内容。

第二十五条　认证证书有效期为 3 年。

认证机构应当根据其对取得认证的产品及其生产企业的跟踪检查情况，在认证证书上注明年度检查有效状态的查询网址和电话。

第二十六条　认证机构应当按照认证规则的规定，针对不同情形，及时作出认证证书的变更、扩展、注销、暂停或者撤销的处理决定。

第二十七条　节能产品认证标志的式样由基本图案、认证机构识别信息组成，基本图案如下图所示，其中 ABCDE 代表认证机构简称：

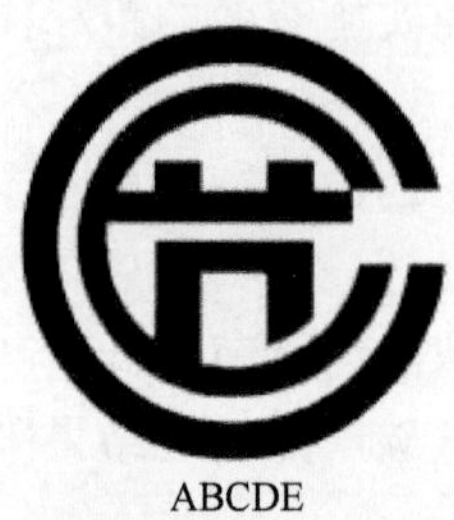


低碳产品认证标志的式样由基本图案、认证机构识别信息组成，基本图案如下图所示，其中 ABCDE 代表认证机构简称：

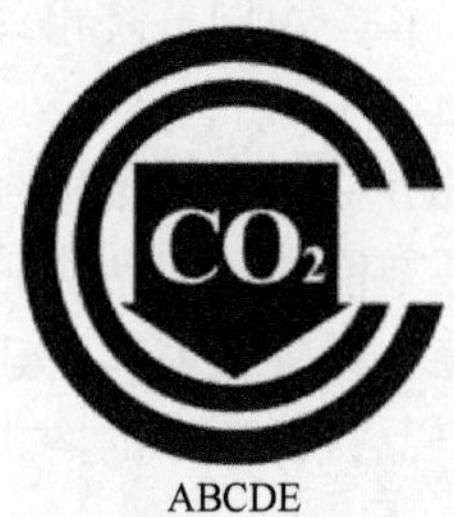


第二十八条　取得节能低碳产品认证的认证委托人，应当建立认证证书和认证标志使用管理制度，对认证标志的使用情况如实记录和存档，并在产品或者其包装物、广告、产品介绍等宣传材料中正确标注和使用认证标志。

认证机构应当采取有效措施，监督获证产品的认证委托人正确使用认证证书和认证标志。

第二十九条　任何组织和个人不得伪造、变造、冒用、非法买卖和转让节能、低碳产品认证证书和认证标志。

## 第四章　监 督 管 理

第三十条　国家质检总局、国家认监委对节能低碳产品认证机构和检验检测机构开展定期或者不定期的专项监督检查，发现违法违规行为的，依法进行查处。

第三十一条　地方质检两局按照各自职责，依法对所辖区域内的节能低碳产品认证活动实施监督检查，对违法行为进行查处。

第三十二条　认证委托人对认证机构的认证活动以及认证结论有异议的，可以向认证机构提出申诉，对认证机构处理结果仍有异议的，可以向国家认监委申诉。

第三十三条　任何组织和个人对节能低碳产品认证活动中的违法违规行为，有权向国家认监委或者地方质检两局举报，国家认监委或者地方质检两局应当及时调查处理，并为举报人保密。

第三十四条　伪造、变造、冒用、非法买卖或者转让节能、低碳产品认证证书的，由地方质检两局责令改正，并处 3 万元罚款。

第三十五条　伪造、变造、冒用、非法买卖节能、低碳产品认证标志的，依照《中华人民共和国进出口商品检验法》、《中华人民共和国产品质量法》的规定处罚。

转让节能、低碳产品认证标志的，由地方质检两局责令改正，并处 3 万元以下的罚款。

第三十六条　对于节能低碳产品认证活动中的其他违法行为，依照相关法律、行政法规和部门规章的规定予以处罚。

第三十七条　国家发展改革委、国家质检总局、国家认监委对节能低碳产品认证相关主体的违法违规行为建立信用记录，并纳入全国统一的信用信息共享交换平台。

**第五章　附　　则**

第三十八条　认证机构可以根据市场需求，在国家尚未制定认证规则的节能低碳产品认证新领域，自行开展相关产品认证业务，自行制定的认证规则应当向国家认监委备案。

第三十九条　节能低碳产品认证应当依照国家有关规定收取费用。

第四十条　本办法由国家质检总局、国家发展改革委在各自职权范围内负责解释。

第四十一条　本办法自 2015 年 11 月 1 日起施行。国家发展改革委、国家认监委于 2013 年 2 月 18 日制定发布的《低碳产品认证管理暂行办法》同时废止。

## 3.7 《生态文明体制改革总体方案》

（2015 年 9 月 21 日中共中央、国务院发布，全文如下）

为加快建立系统完整的生态文明制度体系，加快推进生态文明建设，增强生态文明体制改革的系统性、整体性、协同性，制定本方案。

## 一、生态文明体制改革的总体要求

（一）生态文明体制改革的指导思想。全面贯彻党的十八大和十八届二中、三中、四中全会精神，以邓小平理论、“三个代表”重要思想、科学发展观为指导，深入贯彻落实习近平总书记系列重要讲话精神，按照党中央、国务院决策部署，坚持节约资源和保护环境基本国策，坚持节约优先、保护优先、自然恢复为主方针，立足我国社会主义初级阶段的基本国情和新的阶段性特征，以建设美丽中国为目标，以正确处理人与自然关系为核心，以解决生态环境领域突出问题为导向，保障国家生态安全，改善环境质量，提高资源利用效率，推动形成人与自然和谐发展的现代化建设新格局。

（二）生态文明体制改革的理念

树立尊重自然、顺应自然、保护自然的理念，生态文明建设不仅影响经济持续健康发展，也关系政治和社会建设，必须放在突出地位，融入经济建设、政治建设、文化建设、社会建设各方面和全过程。

树立发展和保护相统一的理念，坚持发展是硬道理的战略思想，发展必须是绿色发展、循环发展、低碳发展，平衡好发展和保护的关系，按照主体功能定位控制开发强度，调整空间结构，给子孙后代留下天蓝、地绿、水净的美好家园，实现发展与保护的内在统一、相互促进。

树立绿水青山就是金山银山的理念，清新空气、清洁水源、美丽山川、肥沃土地、生物多样性是人类生存必需的生态环境，坚持发展是第一要务，必须保护森林、草原、河流、湖泊、湿地、海洋等自然生态。

树立自然价值和自然资本的理念，自然生态是有价值的，保护自然就是增值自然价值和自然资本的过程，就是保护和发展生产力，就应得到合理回报和经济补偿。

树立空间均衡的理念，把握人口、经济、资源环境的平衡点推动发展，人口规模、产业结构、增长速度不能超出当地水土资源承载能力和环境容量。

树立山水林田湖是一个生命共同体的理念，按照生态系统的整体性、系统性及其内在规律，统筹考虑自然生态各要素、山上山下、地上地下、陆地海洋以及流域上下游，进行整体保护、系统修复、综合治理，增强生态系统循环能力，维护生态平衡。

（三）生态文明体制改革的原则

坚持正确改革方向，健全市场机制，更好发挥政府的主导和监管作用，发挥企业的积极性和自我约束作用，发挥社会组织和公众的参与和监督作用。

坚持自然资源资产的公有性质，创新产权制度，落实所有权，区分自然资源资产所有者权利和管理者权力，合理划分中央地方事权和监管职责，保障全体人民分享全民所有自然资源资产收益。

坚持城乡环境治理体系统一，继续加强城市环境保护和工业污染防治，加大生态环境保护工作对农村地区的覆盖，建立健全农村环境治理体制机制，加大对农村污染防治设施建设和资金投入力度。

坚持激励和约束并举，既要形成支持绿色发展、循环发展、低碳发展的利益导向机制，又要坚持源头严防、过程严管、损害严惩、责任追究，形成对各类市场主体的有效约束，逐步实现市场化、法治化、制度化。

坚持主动作为和国际合作相结合，加强生态环境保护是我们的自觉行为，同时要深化国际交流和务实合作，充分借鉴国际上的先进技术和体制机制建设有益经验，积极参与全球环境治理，承担并履行好同发展中大国相适应的国际责任。

坚持鼓励试点先行和整体协调推进相结合，在党中央、国务院统一部署下，先易后难、分步推进，成熟一项推出一项。支持各地区根据本方案确定的基本方向，因地制宜，大胆探索、大胆试验。

（四）生态文明体制改革的目标。到 2020 年，构建起由自然资源资产产权制度、国土空间开发保护制度、空间规划体系、资源总量管理和全面节约制度、资源有偿使用和生态补偿制度、环境治理体系、环境治理和生态保护市场体系、生态文明绩效评价考核和责任追究制度等八项制度构成的产权清晰、多元参与、激励约束并重、系统完整的生态文明制度体系，推进生态文明领域国家治理体系和治理能力现代化，努力走向社会主义生态文明新时代。

构建归属清晰、权责明确、监管有效的自然资源资产产权制度，着力解决自然资源所有者不到位、所有权边界模糊等问题。

构建以空间规划为基础、以用途管制为主要手段的国土空间开发保护制度，着力解决因无序开发、过度开发、分散开发导致的优质耕地和生态空间占用过多、生态破坏、环境污染等问题。

构建以空间治理和空间结构优化为主要内容，全国统一、相互衔接、分级管理的空间规划体系，着力解决空间性规划重叠冲突、部门职责交叉重复、地方规划朝令夕改等问题。

构建覆盖全面、科学规范、管理严格的资源总量管理和全面节约制度，着力解决资源使用浪费严重、利用效率不高等问题。

构建反映市场供求和资源稀缺程度、体现自然价值和代际补偿的资源有偿使用和生态补偿制度，着力解决自然资源及其产品价格偏低、生产开发成本低于社会成本、保护生态得不到合理回报等问题。

构建以改善环境质量为导向，监管统一、执法严明、多方参与的环境治理体系，着力解决污染防治能力弱、监管职能交叉、权责不一致、违法成本过低等问题。

构建更多运用经济杠杆进行环境治理和生态保护的市场体系，着力解决市场主体和市场体系发育滞后、社会参与度不高等问题。

构建充分反映资源消耗、环境损害和生态效益的生态文明绩效评价考核和责任追究制度，着力解决发展绩效评价不全面、责任落实不到位、损害责任追究缺失等问题。

## 二、健全自然资源资产产权制度

（五）建立统一的确权登记系统。坚持资源公有、物权法定，清晰界定全部国土空间各类自然资源资产的产权主体。对水流、森林、山岭、草原、荒地、滩涂等所有自然生态空间统一进行确权登记，逐步划清全民所有和集体所有之间的边界，划清全民所有、不同层级政府行使所有权的边界，划清不同集体所有者的边界。推进确权登记法治化。

（六）建立权责明确的自然资源产权体系。制定权利清单，明确各类自然资源产权主体权利。处理好所有权与使用权的关系，创新自然资源全民所有权和集体所有权的实现形式，除生态功能重要的外，可推动所有权和使用权相分离，明确占有、使用、收益、处分等权利归属关系和权责，适度扩大使用权的出让、转让、出租、抵押、担保、入股等权能。明确国有农场、林场和牧场土地所有者与使用者权能。全面建立覆盖各类全民所有自然资源资产的有偿出让制度，严禁无偿或低价出让。统筹规划，加强自然资源资产交易平台建设。

（七）健全国家自然资源资产管理体制。按照所有者和监管者分开和一件事情由一个部门负责的原则，整合分散的全民所有自然资源资产所有者职责，组建对全民所有的矿藏、水流、森林、山岭、草原、荒地、海域、滩涂等各类自然资源统一行使所有权的机构，负责全民所有自然资源的出让等。

（八）探索建立分级行使所有权的体制。对全民所有的自然资源资产，按照不同资源种类和在生态、经济、国防等方面的重要程度，研究实行中央和地方政府分级代理行使所有权职责的体制，实现效率和公平相统一。分清全民所有中央政府直接行使所有权、全民所有地方政府行使所有权的资源清单和空间范围。中央政府主要对石油天然气、贵重稀有矿产资源、重点国有林区、大江大河大湖和跨境河流、生态功能重要的湿地草原、海域滩涂、珍稀野生动植物种和部分国家公园等直接行使所有权。

（九）开展水流和湿地产权确权试点。探索建立水权制度，开展水域、岸线等水生态空间确权试点，遵循水生态系统性、整体性原则，分清水资源所有权、使用权及使用量。在甘肃、宁夏等地开展湿地产权确权试点。

## 三、建立国土空间开发保护制度

（十）完善主体功能区制度。统筹国家和省级主体功能区规划，健全基于主体功能区的区域政策，根据城市化地区、农产品主产区、重点生态功能区的不同定位，加快调整完善财政、产业、投资、人口流动、建设用地、资源开发、环境保护等政策。

（十一）健全国土空间用途管制制度。简化自上而下的用地指标控制体系，调整按行政区和用地基数分配指标的做法。将开发强度指标分解到各县级行政区，作为约束性指标，控制建设用地总量。将用途管制扩大到所有自然生态空间，划定并严守生态红线，严禁任意改变用途，防止不合理开发建设活动对生态红线的破坏。完善覆盖全部国土空间的监测系统，动态监测国土空间变化。

（十二）建立国家公园体制。加强对重要生态系统的保护和永续利用，改革各部门分头设置自然保护区、风景名胜区、文化自然遗产、地质公园、森林公园等的体制，对上述保护地进行功能重组，合理界定国家公园范围。国家公园实行更严格保护，除不损害生态系统的原住民生活生产设施改造和自然观光科研教育旅游外，禁止其他开发建设，保护自然生态和自然文化遗产原真性、完整性。加强对国家公园试点的指导，在试点基础上研究制定建立国家公园体制总体方案。构建保护珍稀野生动植物的长效机制。

（十三）完善自然资源监管体制。将分散在各部门的有关用途管制职责，逐步统一到一个部门，统一行使所有国土空间的用途管制职责。

## 四、建立空间规划体系

（十四）编制空间规划。整合目前各部门分头编制的各类空间性规划，编制统一的空间规划，实现规划全覆盖。空间规划是国家空间发展的指南、可持续发展的空间蓝图，是各类开发建设活动的基本依据。空间规划分为国家、省、市县（设区的市空间规划范围为市辖区）三级。研究建立统一规范的空间规划编制机制。鼓励开展省级空间规划试点。编制京津冀空间规划。

（十五）推进市县“多规合一”。支持市县推进“多规合一”，统一编制市县空间规划，逐步形成一个市县一个规划、一张蓝图。市县空间规划要统一土地分类标准，根据主体功能定位和省级空间规划要求，划定生产空间、生活空间、生态空间，明确城镇建设区、工业区、农村居民点等的开发边界，以及耕地、林地、草原、河流、湖泊、湿地等的保护边界，加强对城市地下空间的统筹规划。加强对市县“多规合一”试点的指导，研究制定市县空间规划编制指引和技术规范，形成可复制、能推广的经验。

（十六）创新市县空间规划编制方法。探索规范化的市县空间规划编制程序，扩大社会参与，增强规划的科学性和透明度。鼓励试点地区进行规划编制部门整合，由一个部门负责市县空间规划的编制，可成立由专业人员和有关方面代表组成的规划评议委员会。规划编制前应当进行资源环境承载能力评价，以评价结果作为规划的基本依据。规划编制过程中应当广泛征求各方面意见，全文公布规划草案，充分听取当地居民意见。规划经评议委员会论证通过后，由当地人民代表大会审议通过，并报上级政府部门备案。规划成果应当包括规划文本和较高精度的规划图，并在网络和其他本地媒体公布。鼓励当地居民对规划执行进行监督，对违反规划的开发建设行为进行举报。当地人民代表大会及其常务委员会定期听取空间规划执行情况报告，对当地政府违反规划行为进行问责。

## 五、完善资源总量管理和全面节约制度

（十七）完善最严格的耕地保护制度和土地节约集约利用制度。完善基本农田保护制度，划定永久基本农田红线，按照面积不减少、质量不下降、用途不改变的要求，将基本农田落地到户、上图入库，实行严格保护，除法律规定的国家重点建设项目选址确实无法避让外，其他任何建设不得占用。加强耕地质量等级评定与监测，强化耕地质量保护与提升建设。完善耕地占补平衡制度，对新增建设用地占用耕地规模实行总量控制，严格实行耕地占一补一、先补后占、占优补优。实施建设用地总量控制和减量化管理，建立节约集约用地激励和约束机制，调整结构，盘活存量，合理安排土地利用年度计划。

（十八）完善最严格的水资源管理制度。按照节水优先、空间均衡、系统治理、两手发力的方针，健全用水总量控制制度，保障水安全。加快制定主要江河流域水量分配方案，加强省级统筹，完善省市县三级取用水总量控制指标体系。建立健全节约集约用水机制，促进水资源使用结构调整和优化配置。完善规划和建设项目水资源论证制度。主要运用价格和税收手段，逐步建立农业灌溉用水量控制和定额管理、高耗水工业企业计划用水和定额管理制度。在严重缺水地区建立用水定额准入门槛，严格控制高耗水项目建设。加强水产品产地保护和环境修复，控制水产养殖，构建水生动植物保护机制。完善水功能区监督管理，建立促进非常规水源利用制度。

（十九）建立能源消费总量管理和节约制度。坚持节约优先，强化能耗强度控制，健全节能目标责任制和奖励制。进一步完善能源统计制度。健全重点用能单位节能管理制度，探索实行节能自愿承诺机制。完善节能标准体系，及时更新用能产品能效、高耗能行业能耗限额、建筑物能效等标准。合理确定全国能源消费总量目标，并分解落实到省级行政区和重点用能单位。健全节能低碳产品和技术装备推广机制，定期发布技术目录。强化节能评估审查和节能监察。加强对可再生能源发展的扶持，逐步取消对化石能源的普遍性补贴。逐步建立全国碳排放总量控制制度和分解落实机制，建立增加森林、草原、湿地、海洋碳汇的有效机制，加强应对气候变化国际合作。

（二十）建立天然林保护制度。将所有天然林纳入保护范围。建立国家用材林

储备制度。逐步推进国有林区政企分开，完善以购买服务为主的国有林场公益林管护机制。完善集体林权制度，稳定承包权，拓展经营权能，健全林权抵押贷款和流转制度。

（二十一）建立草原保护制度。稳定和完善草原承包经营制度，实现草原承包地块、面积、合同、证书“四到户”，规范草原经营权流转。实行基本草原保护制度，确保基本草原面积不减少、质量不下降、用途不改变。健全草原生态保护补奖机制，实施禁牧休牧、划区轮牧和草畜平衡等制度。加强对草原征用使用审核审批的监管，严格控制草原非牧使用。

（二十二）建立湿地保护制度。将所有湿地纳入保护范围，禁止擅自征用占用国际重要湿地、国家重要湿地和湿地自然保护区。确定各类湿地功能，规范保护利用行为，建立湿地生态修复机制。

（二十三）建立沙化土地封禁保护制度。将暂不具备治理条件的连片沙化土地划为沙化土地封禁保护区。建立严格保护制度，加强封禁和管护基础设施建设，加强沙化土地治理，增加植被，合理发展沙产业，完善以购买服务为主的管护机制，探索开发与治理结合新机制。

（二十四）健全海洋资源开发保护制度。实施海洋主体功能区制度，确定近海海域海岛主体功能，引导、控制和规范各类用海用岛行为。实行围填海总量控制制度，对围填海面积实行约束性指标管理。建立自然岸线保有率控制制度。完善海洋渔业资源总量管理制度，严格执行休渔禁渔制度，推行近海捕捞限额管理，控制近海和滩涂养殖规模。健全海洋督察制度。

（二十五）健全矿产资源开发利用管理制度。建立矿产资源开发利用水平调查评估制度，加强矿产资源查明登记和有偿计时占用登记管理。建立矿产资源集约开发机制，提高矿区企业集中度，鼓励规模化开发。完善重要矿产资源开采回采率、选矿回收率、综合利用率等国家标准。健全鼓励提高矿产资源利用水平的经济政策。建立矿山企业高效和综合利用信息公示制度，建立矿业权人“黑名单”制度。完善重要矿产资源回收利用的产业化扶持机制。完善矿山地质环境保护和土地复垦制度。

（二十六）完善资源循环利用制度。建立健全资源产出率统计体系。实行生产者责任延伸制度，推动生产者落实废弃产品回收处理等责任。建立种养业废弃物资源化利用制度，实现种养业有机结合、循环发展。加快建立垃圾强制分类制度。制定再生资源回收目录，对复合包装物、电池、农膜等低值废弃物实行强制回收。加快制定资源分类回收利用标准。建立资源再生产品和原料推广使用制度，相关原材料消耗企业要使用一定比例的资源再生产品。完善限制一次性用品使用制度。落实并完善资源综合利用和促进循环经济发展的税收政策。制定循环经济技术目录，实行政府优先采购、贷款贴息等政策。

## 六、健全资源有偿使用和生态补偿制度

（二十七）加快自然资源及其产品价格改革。按照成本、收益相统一的原则，充分考虑社会可承受能力，建立自然资源开发使用成本评估机制，将资源所有者权益和生态环境损害等纳入自然资源及其产品价格形成机制。加强对自然垄断环节的价格监管，建立定价成本监审制度和价格调整机制，完善价格决策程序和信息公开制度。推进农业水价综合改革，全面实行非居民用水超计划、超定额累进加价制度，全面推行城镇居民用水阶梯价格制度。

（二十八）完善土地有偿使用制度。扩大国有土地有偿使用范围，扩大招拍挂出让比例，减少非公益性用地划拨，国有土地出让收支纳入预算管理。改革完善工业用地供应方式，探索实行弹性出让年限以及长期租赁、先租后让、租让结合供应。完善地价形成机制和评估制度，健全土地等级价体系，理顺与土地相关的出让金、租金和税费关系。建立有效调节工业用地和居住用地合理比价机制，提高工业用地出让地价水平，降低工业用地比例。探索通过土地承包经营、出租等方式，健全国有农用地有偿使用制度。

（二十九）完善矿产资源有偿使用制度。完善矿业权出让制度，建立符合市场经济要求和矿业规律的探矿权采矿权出让方式，原则上实行市场化出让，国有矿产资源出让收支纳入预算管理。理清有偿取得、占用和开采中所有者、投资者、使用者的产权关系，研究建立矿产资源国家权益金制度。调整探矿权采矿权使用费标准、矿产资源最低勘查投入标准。推进实现全国统一的矿业权交易平台建设，加大矿业权出让转让信息公开力度。

（三十）完善海域海岛有偿使用制度。建立海域、无居民海岛使用金征收标准调整机制。建立健全海域、无居民海岛使用权招拍挂出让制度。

（三十一）加快资源环境税费改革。理顺自然资源及其产品税费关系，明确各自功能，合理确定税收调控范围。加快推进资源税从价计征改革，逐步将资源税扩展到占用各种自然生态空间，在华北部分地区开展地下水征收资源税改革试点。加快推进环境保护税立法。

（三十二）完善生态补偿机制。探索建立多元化补偿机制，逐步增加对重点生态功能区转移支付，完善生态保护成效与资金分配挂钩的激励约束机制。制定横向生态补偿机制办法，以地方补偿为主，中央财政给予支持。鼓励各地区开展生态补偿试点，继续推进新安江水环境补偿试点，推动在京津冀水源涵养区、广西广东九洲江、福建广东汀江－韩江等开展跨地区生态补偿试点，在长江流域水环境敏感地区探索开展流域生态补偿试点。

（三十三）完善生态保护修复资金使用机制。按照山水林田湖系统治理的要求，完善相关资金使用管理办法，整合现有政策和渠道，在深入推进国土江河综

合整治的同时，更多用于青藏高原生态屏障、黄土高原－川滇生态屏障、东北森林带、北方防沙带、南方丘陵山地带等国家生态安全屏障的保护修复。

（三十四）建立耕地草原河湖休养生息制度。编制耕地、草原、河湖休养生息规划，调整严重污染和地下水严重超采地区的耕地用途，逐步将25度以上不适宜耕种且有损生态的陡坡地退出基本农田。建立巩固退耕还林还草、退牧还草成果长效机制。开展退田还湖还湿试点，推进长株潭地区土壤重金属污染修复试点、华北地区地下水超采综合治理试点。

## 七、建立健全环境治理体系

（三十五）完善污染物排放许可制。尽快在全国范围建立统一公平、覆盖所有固定污染源的企业排放许可制，依法核发排污许可证，排污者必须持证排污，禁止无证排污或不按许可证规定排污。

（三十六）建立污染防治区域联动机制。完善京津冀、长三角、珠三角等重点区域大气污染防治联防联控协作机制，其他地方要结合地理特征、污染程度、城市空间分布以及污染物输送规律，建立区域协作机制。在部分地区开展环境保护管理体制创新试点，统一规划、统一标准、统一环评、统一监测、统一执法。开展按流域设置环境监管和行政执法机构试点，构建各流域内相关省级涉水部门参加、多形式的流域水环境保护协作机制和风险预警防控体系。建立陆海统筹的污染防治机制和重点海域污染物排海总量控制制度。完善突发环境事件应急机制，提高与环境风险程度、污染物种类等相匹配的突发环境事件应急处置能力。

（三十七）建立农村环境治理体制机制。建立以绿色生态为导向的农业补贴制度，加快制定和完善相关技术标准和规范，加快推进化肥、农药、农膜减量化以及畜禽养殖废弃物资源化和无害化，鼓励生产使用可降解农膜。完善农作物秸秆综合利用制度。健全化肥农药包装物、农膜回收贮运加工网络。采取财政和村集体补贴、住户付费、社会资本参与的投入运营机制，加强农村污水和垃圾处理等环保设施建设。采取政府购买服务等多种扶持措施，培育发展各种形式的农业面源污染治理、农村污水垃圾处理市场主体。强化县乡两级政府的环境保护职责，加强环境监管能力建设。财政支农资金的使用要统筹考虑增强农业综合生产能力和防治农村污染。

（三十八）健全环境信息公开制度。全面推进大气和水等环境信息公开、排污单位环境信息公开、监管部门环境信息公开，健全建设项目环境影响评价信息公开机制。健全环境新闻发言人制度。引导人民群众树立环保意识，完善公众参与制度，保障人民群众依法有序行使环境监督权。建立环境保护网络举报平台和举报制度，健全举报、听证、舆论监督等制度。

（三十九）严格实行生态环境损害赔偿制度。强化生产者环境保护法律责任，大幅度提高违法成本。健全环境损害赔偿方面的法律制度、评估方法和实施机制，对违反环保法律法规的，依法严惩重罚；对造成生态环境损害的，以损害程度等因素依法确定赔偿额度；对造成严重后果的，依法追究刑事责任。

（四十）完善环境保护管理制度。建立和完善严格监管所有污染物排放的环境保护管理制度，将分散在各部门的环境保护职责调整到一个部门，逐步实行城乡环境保护工作由一个部门进行统一监管和行政执法的体制。有序整合不同领域、不同部门、不同层次的监管力量，建立权威统一的环境执法体制，充实执法队伍，赋予环境执法强制执行的必要条件和手段。完善行政执法和环境司法的衔接机制。

## 八、健全环境治理和生态保护市场体系

（四十一）培育环境治理和生态保护市场主体。采取鼓励发展节能环保产业的体制机制和政策措施。废止妨碍形成全国统一市场和公平竞争的规定和做法，鼓励各类投资进入环保市场。能由政府和社会资本合作开展的环境治理和生态保护事务，都可以吸引社会资本参与建设和运营。通过政府购买服务等方式，加大对环境污染第三方治理的支持力度。加快推进污水垃圾处理设施运营管理单位向独立核算、自主经营的企业转变。组建或改组设立国有资本投资运营公司，推动国有资本加大对环境治理和生态保护等方面的投入。支持生态环境保护领域国有企业实行混合所有制改革。

（四十二）推行用能权和碳排放权交易制度。结合重点用能单位节能行动和新建项目能评审查，开展项目节能量交易，并逐步改为基于能源消费总量管理下的用能权交易。建立用能权交易系统、测量与核准体系。推广合同能源管理。深化碳排放权交易试点，逐步建立全国碳排放权交易市场，研究制定全国碳排放权交易总量设定与配额分配方案。完善碳交易注册登记系统，建立碳排放权交易市场监管体系。

（四十三）推行排污权交易制度。在企业排污总量控制制度基础上，尽快完善初始排污权核定，扩大涵盖的污染物覆盖面。在现行以行政区为单元层层分解机制基础上，根据行业先进排污水平，逐步强化以企业为单元进行总量控制、通过排污权交易获得减排收益的机制。在重点流域和大气污染重点区域，合理推进跨行政区排污权交易。扩大排污权有偿使用和交易试点，将更多条件成熟地区纳入试点。加强排污权交易平台建设。制定排污权核定、使用费收取使用和交易价格等规定。

（四十四）推行水权交易制度。结合水生态补偿机制的建立健全，合理界定和分配水权，探索地区间、流域间、流域上下游、行业间、用水户间等水权交易方式。研究制定水权交易管理办法，明确可交易水权的范围和类型、交易主体和期限、交易价格形成机制、交易平台运作规则等。开展水权交易平台建设。

（四十五）建立绿色金融体系。推广绿色信贷，研究采取财政贴息等方式加大扶持力度，鼓励各类金融机构加大绿色信贷的发放力度，明确贷款人的尽职免责要求和环境保护法律责任。加强资本市场相关制度建设，研究设立绿色股票指数和发展相关投资产品，研究银行和企业发行绿色债券，鼓励对绿色信贷资产实行证券化。支持设立各类绿色发展基金，实行市场化运作。建立上市公司环保信息强制性披露机制。完善对节能低碳、生态环保项目的各类担保机制，加大风险补偿力度。在环境高风险领域建立环境污染强制责任保险制度。建立绿色评级体系以及公益性的环境成本核算和影响评估体系。积极推动绿色金融领域各类国际合作。

（四十六）建立统一的绿色产品体系。将目前分头设立的环保、节能、节水、循环、低碳、再生、有机等产品统一整合为绿色产品，建立统一的绿色产品标准、认证、标识等体系。完善对绿色产品研发生产、运输配送、购买使用的财税金融支持和政府采购等政策。

## 九、完善生态文明绩效评价考核和责任追究制度

（四十七）建立生态文明目标体系。研究制定可操作、可视化的绿色发展指标体系。制定生态文明建设目标评价考核办法，把资源消耗、环境损害、生态效益纳入经济社会发展评价体系。根据不同区域主体功能定位，实行差异化绩效评价考核。

（四十八）建立资源环境承载能力监测预警机制。研究制定资源环境承载能力监测预警指标体系和技术方法，建立资源环境监测预警数据库和信息技术平台，定期编制资源环境承载能力监测预警报告，对资源消耗和环境容量超过或接近承载能力的地区，实行预警提醒和限制性措施。

（四十九）探索编制自然资源资产负债表。制定自然资源资产负债表编制指南，构建水资源、土地资源、森林资源等的资产和负债核算方法，建立实物量核算账户，明确分类标准和统计规范，定期评估自然资源资产变化状况。在市县层面开展自然资源资产负债表编制试点，核算主要自然资源实物量账户并公布核算结果。

（五十）对领导干部实行自然资源资产离任审计。在编制自然资源资产负债表和合理考虑客观自然因素基础上，积极探索领导干部自然资源资产离任审计的目标、内容、方法和评价指标体系。以领导干部任期内辖区自然资源资产变化状况为基础，通过审计，客观评价领导干部履行自然资源资产管理责任情况，依法界定领导干部应当承担的责任，加强审计结果运用。在内蒙古呼伦贝尔市、浙江湖州市、湖南娄底市、贵州赤水市、陕西延安市开展自然资源资产负债表编制试点和领导干部自然资源资产离任审计试点。

（五十一）建立生态环境损害责任终身追究制。实行地方党委和政府领导成员生态文明建设一岗双责制。以自然资源资产离任审计结果和生态环境损害情况为

依据，明确对地方党委和政府领导班子主要负责人、有关领导人员、部门负责人的追责情形和认定程序。区分情节轻重，对造成生态环境损害的，予以诫勉、责令公开道歉、组织处理或党纪政纪处分，对构成犯罪的依法追究刑事责任。对领导干部离任后出现重大生态环境损害并认定其需要承担责任的，实行终身追责。建立国家环境保护督察制度。

**十、生态文明体制改革的实施保障**

（五十二）加强对生态文明体制改革的领导。各地区各部门要认真学习领会中央关于生态文明建设和体制改革的精神，深刻认识生态文明体制改革的重大意义，增强责任感、使命感、紧迫感，认真贯彻党中央、国务院决策部署，确保本方案确定的各项改革任务加快落实。各有关部门要按照本方案要求抓紧制定单项改革方案，明确责任主体和时间进度，密切协调配合，形成改革合力。

（五十三）积极开展试点试验。充分发挥中央和地方两个积极性，鼓励各地区按照本方案的改革方向，从本地实际出发，以解决突出生态环境问题为重点，发挥主动性，积极探索和推动生态文明体制改革，其中需要法律授权的按法定程序办理。将各部门自行开展的综合性生态文明试点统一为国家试点试验，各部门要根据各自职责予以指导和推动。

（五十四）完善法律法规。制定完善自然资源资产产权、国土空间开发保护、国家公园、空间规划、海洋、应对气候变化、耕地质量保护、节水和地下水管理、草原保护、湿地保护、排污许可、生态环境损害赔偿等方面的法律法规，为生态文明体制改革提供法治保障。

（五十五）加强舆论引导。面向国内外，加大生态文明建设和体制改革宣传力度，统筹安排、正确解读生态文明各项制度的内涵和改革方向，培育普及生态文化，提高生态文明意识，倡导绿色生活方式，形成崇尚生态文明、推进生态文明建设和体制改革的良好氛围。

（五十六）加强督促落实。中央全面深化改革领导小组办公室、经济体制和生态文明体制改革专项小组要加强统筹协调，对本方案落实情况进行跟踪分析和督促检查，正确解读和及时解决实施中遇到的问题，重大问题要及时向党中央、国务院请示报告。

## 3.8　《建设项目环境影响评价资质管理办法》

（2015 年 9 月 28 日环境保护部发布，环保部令第 36 号，全文如下）

**第一章　总　　则**

第一条　为加强建设项目环境影响评价管理，提高环境影响评价工作质量，维护环境影响评价行业秩序，根据《中华人民共和国环境保护法》《中华人民共和国环境影响评价法》和《中华人民共和国行政许可法》等有关法律法规，制定本办法。

第二条　为建设项目环境影响评价提供技术服务的机构，应当按照本办法的规定，向环境保护部申请建设项目环境影响评价资质（以下简称资质），经审查合格，取得《建设项目环境影响评价资质证书》（以下简称资质证书）后，方可在资质证书规定的资质等级和评价范围内接受建设单位委托，编制建设项目环境影响报告书或者环境影响报告表（以下简称环境影响报告书（表））。

环境影响报告书（表）应当由具有相应资质的机构（以下简称环评机构）编制。

第三条　资质等级分为甲级和乙级。评价范围包括环境影响报告书的十一个类别和环境影响报告表的二个类别（具体类别见附件），其中环境影响报告书类别分设甲、乙两个等级。

资质等级为甲级的环评机构（以下简称甲级机构），其评价范围应当至少包含一个环境影响报告书甲级类别；资质等级为乙级的环评机构（以下简称乙级机构），其评价范围只包含环境影响报告书乙级类别和环境影响报告表类别。

应当由具有相应环境影响报告书甲级类别评价范围的环评机构主持编制环境影响报告书的建设项目目录，由环境保护部另行制定。

第四条　资质证书在全国范围内通用，有效期为四年，由环境保护部统一印制、颁发。

资质证书包括正本和副本，记载环评机构的名称、资质等级、评价范围、证书编号、有效期，以及环评机构的住所、法定代表人等信息。

第五条　国家鼓励环评机构专业化、规模化发展，积极开展环境影响评价技术研究，提升技术优势，增强技术实力，形成一批区域性和专业性技术中心。

第六条　国家支持成立环境影响评价行业组织，加强行业自律，维护行业秩序，组织开展环评机构及其环境影响评价工程师和相关专业技术人员的水平评价，建立健全行业内奖惩机制。

## 第二章　环评机构的资质条件

第七条　环评机构应当为依法经登记的企业法人或者核工业、航空和航天行业的事业单位法人。

下列机构不得申请资质：

（一）由负责审批或者核准环境影响报告书（表）的主管部门设立的事业单位出资的企业法人；

（二）由负责审批或者核准环境影响报告书（表）的主管部门作为业务主管单位或者挂靠单位的社会组织出资的企业法人；

（三）受负责审批或者核准环境影响报告书（表）的主管部门委托，开展环境影响报告书（表）技术评估的企业法人；

（四）前三项中的企业法人出资的企业法人。

第八条　环评机构应当有固定的工作场所，具备环境影响评价工作质量保证体系，建立并实施环境影响评价业务承接、质量控制、档案管理、资质证书管理等制度。

第九条　甲级机构除具备本办法第七条、第八条规定的条件外，还应当具备下列条件：

（一）近四年连续具备资质且主持编制过至少八项主管部门审批或者核准的环境影响报告书。

（二）至少配备十五名环境影响评价工程师。

（三）评价范围中的每个环境影响报告书甲级类别至少配备六名相应专业类别的环境影响评价工程师，其中至少三人主持编制过主管部门近四年内审批或者核准的相应类别环境影响报告书各二项。核工业环境影响报告书甲级类别配备的相应类别环境影响评价工程师中还应当至少三人为注册核安全工程师。

（四）评价范围中的环境影响报告书乙级类别以及核与辐射项目环境影响报告表类别配备的环境影响评价工程师条件应当符合本办法第十条第（二）项的规定。

（五）近四年内至少完成过一项环境保护相关科研课题，或者至少编制过一项国家或者地方环境保护标准。

第十条　乙级机构除具备本办法第七条、第八条规定的条件外，还应当具备下列条件：

（一）至少配备九名环境影响评价工程师。

（二）评价范围中的每个环境影响报告书乙级类别至少配备四名相应专业类别的环境影响评价工程师，其中至少二人主持编制过主管部门近四年内审批或者核准的环境影响报告书（表）各四项。核工业环境影响报告书乙级类别配备的相应类别环境影响评价工程师中还应当至少一人为注册核安全工程师。核与辐射项目环境影响报告表类别应当至少配备一名相应专业类别的环境影响评价工程师。

第十一条　乙级机构在资质证书有效期内应当主持编制至少八项主管部门审批或者核准的环境影响报告书（表）。

## 第三章　资质的申请与审查

第十二条　环境保护部负责受理资质申请。资质申请包括首次申请、变更、延续以及评价范围调整、资质等级晋级。

环评机构近一年内违反本办法相关规定被责令限期整改或者受到行政处罚的，不得申请评价范围调整和资质等级晋级。

第十三条 申请资质的机构应当如实提交相关申请材料，并对申请材料的真实性和准确性负责。申请材料的具体要求由环境保护部另行制定。

第十四条 环评机构有下列情形之一的，应当在变更登记或者变更发生之日起六十个工作日内申请变更资质证书中的相关内容：

（一）工商行政管理部门或者事业单位登记管理部门登记的机构名称、住所或者法定代表人变更的；

（二）因改制、分立或者合并等原因，编制环境影响报告书（表）的机构名称变更的。

第十五条 资质证书有效期届满，环评机构需要继续从事环境影响报告书（表）编制工作的，应当在有效期届满九十个工作日前申请资质延续。

第十六条 申请资质的机构应当通过环境保护部政府网站提交资质申请，并将书面申请材料一式三份报送环境保护部。

环境保护部对申请材料齐全、符合规定形式的资质申请，予以受理，并出具书面受理回执；对申请材料不齐全或者不符合规定形式的，在五个工作日内一次性告知申请资质的机构需要补正的内容；对不予受理的，书面说明理由。

环境保护部对已受理的资质申请信息在其政府网站予以公示。

第十七条 环境保护部组织对申请资质的机构提交的申请材料进行审查，并根据情况开展核查。

环境保护部自受理申请之日起二十个工作日内，依照本办法规定和申请资质的机构实际达到的资质条件作出是否准予资质的决定。必要时，环境保护部可以组织专家进行评审或者征求国务院有关部门和省级环境保护主管部门的意见，专家评审时间不计算在二十个工作日内。

环境保护部应当对是否准予资质的决定和申请机构资质条件等情况在其政府网站进行公示。公示期间无异议的，向准予资质的申请机构颁发资质证书；向不予批准资质的申请机构书面说明理由。

第十八条 因改制、分立或者合并等原因申请变更环评机构名称的，环境保护部应当根据改制、分立或者合并后机构实际达到的资质条件，重新核定其资质等级和评价范围。

甲级机构申请资质延续，符合本办法第七条、第八条规定和下列条件，但资质证书有效期内主持编制主管部门审批或者核准的环境影响报告书（表）少于八项的，按乙级资质延续，并按该机构实际达到的资质条件重新核定其评价范围：

（一）近四年连续具备资质。

（二）至少配备十五名环境影响评价工程师。评价范围中至少一个原有环境影响报告书甲级类别配备六名以上相应专业类别的环境影响评价工程师。

（三）近四年内至少完成过一项环境保护相关科研课题，或者至少编制过一项国家或者地方环境保护标准。

第十九条　申请资质的机构隐瞒有关情况或者提供虚假材料的，环境保护部不予受理资质申请或者不予批准资质。该机构在一年内不得再次申请资质。

申请资质的机构以欺骗、贿赂等不正当手段取得资质的，由环境保护部撤销其资质。该机构在三年内不得再次申请资质。

前两款中涉及隐瞒环境影响评价工程师真实情况的，相关环境影响评价工程师三年内不得作为资质申请时配备的环境影响评价工程师、环境影响报告书（表）的编制主持人或者主要编制人员。

第二十条　环评机构有下列情形之一的，环境保护部应当办理资质注销手续：

（一）资质有效期届满未申请延续或者未准予延续的；

（二）法人资格终止的；

（三）因不再从事环境影响报告书（表）编制工作，申请资质注销的；

（四）资质被撤回、撤销或者资质证书被吊销的。

第二十一条　环境保护部在其政府网站设置资质管理专栏，公开资质审查程序、审查内容、受理情况、审查结果等信息，并及时公布环评机构及其环境影响评价工程师基本信息。

## 第四章　环评机构的管理

第二十二条　环评机构应当坚持公正、科学、诚信的原则，遵守职业道德，执行国家法律、法规及有关管理要求，确保环境影响报告书（表）内容真实、客观、全面和规范。

环评机构应当积极履行社会责任和普遍服务的义务，不得无正当理由拒绝承担公益性建设项目环境影响评价工作。

第二十三条　环境影响报告书（表）应当由一个环评机构主持编制，并由该机构中相应专业类别的环境影响评价工程师作为编制主持人。环境影响报告书各章节和环境影响报告表的主要内容应当由主持编制机构中的环境影响评价工程师作为主要编制人员。

核工业类别环境影响报告书的编制主持人还应当为注册核安全工程师，各章节的主要编制人员还应当为核工业类别环境影响评价工程师。

主持编制机构对环境影响报告书（表）编制质量和环境影响评价结论负责，环境影响报告书（表）编制主持人和主要编制人员承担相应责任。

第二十四条　环评机构接受委托编制环境影响报告书（表），应当与建设单位签订书面委托合同。委托合同不得由环评机构的内设机构、分支机构代签。

禁止涂改、出租、出借资质证书。

第二十五条　环境影响报告书（表）应当附主持编制的环评机构资质证书正

本缩印件。缩印件页上应当注明建设项目名称等内容，并加盖主持编制机构印章和法定代表人名章。

环境影响报告书（表）中应当附编制人员名单表，列出编制主持人和主要编制人员的姓名及其环境影响评价工程师职业资格证书编号、专业类别和登记编号以及注册核安全工程师执业资格证书编号和注册证编号。编制主持人和主要编制人员应当在名单表中签字。

资质证书缩印件页和环境影响报告书（表）编制人员名单表格式由环境保护部另行制定。

第二十六条　环评机构应当建立其主持编制的环境影响报告书（表）完整档案。档案中应当包括环境影响报告书（表）及其编制委托合同、审批或者核准批复文件和相关的环境质量现状监测报告原件、公众参与材料等。

第二十七条　环评机构出资人、环境影响评价工程师等基本情况发生变化的，应当在发生变化后六十个工作日内向环境保护部备案。

第二十八条　环评机构在领取新的资质证书时，应当将原资质证书交回环境保护部。

环评机构遗失资质证书的，应当书面申请补发，并在公共媒体上刊登遗失声明。

第二十九条　环评机构中的环境影响评价工程师和参与环境影响报告书（表）编制的其他相关专业技术人员应当定期参加环境影响评价相关业务培训，更新和补充业务知识。

## 第五章　环评机构的监督检查

第三十条　环境保护主管部门应当加强对环评机构的监督检查。监督检查时可以查阅或者要求环评机构报送有关情况和材料，环评机构应当如实提供。

监督检查包括抽查、年度检查以及在环境影响报告书（表）受理和审批过程中对环评机构的审查。

第三十一条　环境保护部组织对环评机构的抽查。省级环境保护主管部门组织对住所在本行政区域内的环评机构的年度检查。

环境保护主管部门组织的抽查和年度检查，应当对环评机构的资质条件和环境影响评价工作情况进行全面检查。

第三十二条　环境保护主管部门在环境影响报告书（表）受理和审批过程中，应当对环境影响报告书（表）编制质量、主持编制机构的资质以及编制人员等情况进行审查。

对主持编制机构不具备相应资质等级和评价范围以及不符合本办法第二十三条和第二十五条有关规定的环境影响报告书（表），环境保护主管部门不予受理环境影响报告书（表）审批申请；对环境影响报告书（表）有本办法第三十六条或者第四十五条规定情形的，环境保护主管部门不予批准。

第三十三条　环评机构有下列情形之一的，由实施监督检查的环境保护主管部门对该机构给予通报批评：

（一）未与建设单位签订书面委托合同接受建设项目环境影响报告书（表）编制委托的，或者由环评机构的内设机构、分支机构代签书面委托合同的；

（二）主持编制的环境影响报告书（表）不符合本办法第二十五条规定格式的；

（三）未建立主持编制的环境影响报告书（表）完整档案的。

第三十四条　环评机构有下列情形之一的，由环境保护部责令改正；拒不改正的，责令其限期整改一至三个月：

（一）逾期未按本办法第十四条规定申请资质变更的；

（二）逾期未按本办法第二十七条规定报请备案环评机构出资人和环境影响评价工程师变化情况的。

第三十五条　环评机构主持编制的环境影响报告书（表）有下列情形之一的，由实施监督检查的环境保护主管部门责令该机构以及编制主持人和主要编制人员限期整改三至六个月：

（一）环境影响报告书（表）未由相应的环境影响评价工程师作为编制主持人的；

（二）环境影响报告书的各章节和环境影响报告表的主要内容未由相应的环境影响评价工程师作为主要编制人员的。

第三十六条　环评机构主持编制的环境影响报告书（表）有下列情形之一的，由实施监督检查的环境保护主管部门责令该机构以及编制主持人和主要编制人员限期整改六至十二个月：

（一）建设项目工程分析或者引用的现状监测数据错误的；

（二）主要环境保护目标或者主要评价因子遗漏的；

（三）环境影响评价工作等级或者环境标准适用错误的；

（四）环境影响预测与评价方法错误的；

（五）主要环境保护措施缺失的。

有前款规定情形，致使建设项目选址、选线不当或者环境影响评价结论错误的，依照本办法第四十五条的规定予以处罚。

第三十七条　环评机构因违反本办法规定被责令限期整改的，限期整改期间，作出限期整改决定的环境保护主管部门及其以下各级环境保护主管部门不再受理该机构编制的环境影响报告书（表）审批申请。

环境影响评价工程师被责令限期整改的，限期整改期间，作出限期整改决定的环境保护主管部门及其以下各级环境保护主管部门不再受理其作为编制主持人和主要编制人员编制的环境影响报告书（表）审批申请。

第三十八条　环评机构不符合相应资质条件的，由环境保护部根据其实际达到的资质条件，重新核定资质等级和评价范围或者撤销资质。

环评机构经重新核定的资质等级降低或者评价范围缩减的，在重新核定前，按原资质等级和缩减的评价范围接受委托编制的环境影响报告书（表）需要继续完成的，应当报经环境保护部审核同意。

第三十九条　环境保护主管部门应当建立环评机构及其环境影响评价工程师诚信档案。

县级以上地方环境保护主管部门应当建立住所在本行政区域、编制本级环境保护主管部门审批的环境影响报告书（表）的环评机构及其环境影响评价工程师的诚信档案，记录本部门对环评机构及其环境影响评价工程师采取的通报批评、限期整改和行政处罚等情况，并向社会公开。通报批评、限期整改和行政处罚等情况应当及时抄报环境保护部。

环境保护部应当将环境保护主管部门对环评机构及其环境影响评价工程师采取的行政处理和行政处罚等情况，记入全国环评机构和环境影响评价工程师诚信档案，并向社会公开。

第四十条　环境保护部在国家环境影响评价基础数据库中建立环评机构工作质量监督管理数据信息系统，采集环境影响报告书（表）内容、编制机构、编制人员、编制时间、审批情况等信息，实现对环评机构及其环境影响评价工程师工作质量的动态监控。

第四十一条　县级以上地方环境保护主管部门不得设置条件限制环评机构承接本行政区域内建设项目的环境影响报告书（表）编制工作。

第四十二条　县级以上地方环境保护主管部门在监督检查中发现环评机构有本办法第三十四条、第三十八条、第四十四条第二款、第四十五条规定情形的，应当及时向环境保护部报告并提出处理建议。

第四十三条　任何单位和个人有权向环境保护主管部门举报环评机构及其环境影响评价工程师违反本办法规定的行为。接受举报的环境保护主管部门应当及时调查，并依法作出处理决定。

## 第六章　法 律 责 任

第四十四条　环评机构拒绝接受监督检查或者在接受监督检查时弄虚作假的，由实施监督检查的环境保护主管部门处三万元以下的罚款，并责令限期整改六至十二个月。

环评机构涂改、出租、出借资质证书或者超越资质等级、评价范围接受委托和主持编制环境影响报告书（表）的，由环境保护部处三万元以下的罚款，并责令限期整改一至三年。

第四十五条　环评机构不负责任或者弄虚作假，致使主持编制的环境影响报告书（表）失实的，依照《中华人民共和国环境影响评价法》的规定，由环境保护部降低其资质等级或者吊销其资质证书，并处所收费用一倍以上三倍以下的罚款，同时责令编制主持人和主要编制人员限期整改一至三年。

第四十六条 环境保护主管部门工作人员在环评机构资质管理工作中徇私舞弊、滥用职权、玩忽职守的，依法给予处分；构成犯罪的，依法追究刑事责任。

**第七章 附 则**

第四十七条 环评机构资质被吊销、撤销或者注销的，环境保护主管部门可继续完成已受理的该机构主持编制的环境影响报告书（表）审批工作。

第四十八条 本办法所称负责审批或者核准环境影响报告书（表）的主管部门包括环境保护主管部门和海洋主管部门；所称主管部门审批或者核准的环境影响报告书（表），是指经环境保护主管部门审批或者经海洋主管部门核准完成的环境影响报告书（表），不包括因有本办法第三十六条和第四十五条所列情形不予批准或者核准的环境影响报告书（表）。

第四十九条 本办法所称环境影响评价工程师，是指已申报所从业的环评机构和专业类别，在申报的环评机构中全日制专职工作且具有相应职业资格的专业技术人员。环境影响评价工程师从业情况申报的相关管理规定由环境保护部另行制定。

本办法所称注册核安全工程师，是指在注册的环评机构中全日制专职工作且具有相应执业资格的专业技术人员。

第五十条 本办法由环境保护部负责解释。

第五十一条 本办法自 2015 年 11 月 1 日起施行。原国家环境保护总局发布的《建设项目环境影响评价资质管理办法》（国家环境保护总局令第 26 号）同时废止。

## 3.9 《生态环境损害赔偿制度改革试点方案》

（2015 年 12 月 3 日中共中央办公厅、国务院办公厅发布，全文如下）

党中央、国务院高度重视生态环境损害赔偿工作。党的十八届三中全会明确提出对造成生态环境损害的责任者严格实行赔偿制度。为逐步建立生态环境损害赔偿制度，现制定本试点方案。

### 一、总体要求和目标

通过试点逐步明确生态环境损害赔偿范围、责任主体、索赔主体和损害赔偿解决途径等，形成相应的鉴定评估管理与技术体系、资金保障及运行机制，探索建立生态环境损害的修复和赔偿制度，加快推进生态文明建设。

2015 年至 2017 年，选择部分省份开展生态环境损害赔偿制度改革试点。从 2018 年开始，在全国试行生态环境损害赔偿制度。到 2020 年，力争在全国范围内初步构建责任明确、途径畅通、技术规范、保障有力、赔偿到位、修复有效的生态环境损害赔偿制度。试点省份的确定另行按程序报批。

## 二、试点原则

——依法推进，鼓励创新。按照相关法律法规规定，立足国情与地方实际，由易到难、稳妥有序开展生态环境损害赔偿制度改革试点工作。对法律未作规定的具体问题，根据需要提出政策和立法建议。

——环境有价，损害担责。体现环境资源生态功能价值，促使赔偿义务人对受损的生态环境进行修复。生态环境损害无法修复的，实施货币赔偿，用于替代修复。赔偿义务人因同一生态环境损害行为需承担行政责任或刑事责任的，不影响其依法承担生态环境损害赔偿责任。

——主动磋商，司法保障。生态环境损害发生后，赔偿权利人组织开展生态环境损害调查、鉴定评估、修复方案编制等工作，主动与赔偿义务人磋商。未经磋商或磋商未达成一致，赔偿权利人可依法提起诉讼。

——信息共享，公众监督。实施信息公开，推进政府及其职能部门共享生态环境损害赔偿信息。生态环境损害调查、鉴定评估、修复方案编制等工作中涉及公共利益的重大事项应当向社会公开，并邀请专家和利益相关的公民、法人和其他组织参与。

## 三、适用范围

本试点方案所称生态环境损害，是指因污染环境、破坏生态造成大气、地表水、地下水、土壤等环境要素和植物、动物、微生物等生物要素的不利改变，及上述要素构成的生态系统功能的退化。

（一）有下列情形之一的，按本试点方案要求依法追究生态环境损害赔偿责任：

1. 发生较大及以上突发环境事件的；

2. 在国家和省级主体功能区规划中划定的重点生态功能区、禁止开发区发生环境污染、生态破坏事件的；

3. 发生其他严重影响生态环境事件的。

（二）以下情形不适用本试点方案：

1. 涉及人身伤害、个人和集体财产损失要求赔偿的，适用侵权责任法等法律规定；

2. 涉及海洋生态环境损害赔偿的，适用海洋环境保护法等法律规定。

## 四、试点内容

（一）明确赔偿范围。生态环境损害赔偿范围包括清除污染的费用、生态环境修复费用、生态环境修复期间服务功能的损失、生态环境功能永久性损害造成的损失以及生态环境损害赔偿调查、鉴定评估等合理费用。试点地方可根据生态环境损害赔偿工作进展情况和需要，提出细化赔偿范围的建议。鼓励试点地方开展环境健康损害赔偿探索性研究与实践。

（二）确定赔偿义务人。违反法律法规，造成生态环境损害的单位或个人，应当承担生态环境损害赔偿责任。现行民事法律和资源环境保护法律有相关免除或减轻生态环境损害赔偿责任规定的，按相应规定执行。试点地方可根据需要扩大生态环境损害赔偿义务人范围，提出相关立法建议。

（三）明确赔偿权利人。试点地方省级政府经国务院授权后，作为本行政区域内生态环境损害赔偿权利人，可指定相关部门或机构负责生态环境损害赔偿具体工作。

试点地方省级政府应当制定生态环境损害索赔启动条件、鉴定评估机构选定程序、管辖划分、信息公开等工作规定，明确环境保护、国土资源、住房城乡建设、水利、农业、林业等相关部门开展索赔工作的职责分工。建立对生态环境损害索赔行为的监督机制，赔偿权利人及其指定的相关部门或机构的负责人、工作人员在索赔工作中存在滥用职权、玩忽职守、徇私舞弊的，依纪依法追究责任；涉嫌犯罪的，应当移送司法机关。

对公民、法人和其他组织举报要求提起生态环境损害赔偿的，试点地方政府应当及时研究处理和答复。

（四）开展赔偿磋商。经调查发现生态环境损害需要修复或赔偿的，赔偿权利人根据生态环境损害鉴定评估报告，就损害事实与程度、修复启动时间与期限、赔偿的责任承担方式与期限等具体问题与赔偿义务人进行磋商，统筹考虑修复方案技术可行性、成本效益最优化、赔偿义务人赔偿能力、第三方治理可行性等情况，达成赔偿协议。磋商未达成一致的，赔偿权利人应当及时提起生态环境损害赔偿民事诉讼。赔偿权利人也可以直接提起诉讼。

（五）完善赔偿诉讼规则。试点地方法院要按照有关法律规定、依托现有资源，由环境资源审判庭或指定专门法庭审理生态环境损害赔偿民事案件；根据赔偿义务人主观过错、经营状况等因素试行分期赔付，探索多样化责任承担方式。

试点地方法院要研究符合生态环境损害赔偿需要的诉前证据保全、先予执行、执行监督等制度；可根据试点情况，提出有关生态环境损害赔偿诉讼的立法和制定司法解释建议。鼓励符合条件的社会组织依法开展生态环境损害赔偿诉讼。

（六）加强生态环境修复与损害赔偿的执行和监督。赔偿权利人对磋商或诉讼后的生态环境修复效果进行评估，确保生态环境得到及时有效修复。生态环境损害赔偿款项使用情况、生态环境修复效果要向社会公开，接受公众监督。

（七）规范生态环境损害鉴定评估。试点地方要加快推进生态环境损害鉴定评估专业机构建设，推动组建符合条件的专业评估队伍，尽快形成评估能力。研究制定鉴定评估管理制度和工作程序，保障独立开展生态环境损害鉴定评估，并做好与司法程序的衔接。为磋商提供鉴定意见的鉴定评估机构应当符合国家有关要求；为诉讼提供鉴定意见的鉴定评估机构应当遵守司法行政机关等的相关规定规范。

（八）加强生态环境损害赔偿资金管理。经磋商或诉讼确定赔偿义务人的，赔偿义务人应当根据磋商或判决要求，组织开展生态环境损害的修复。赔偿义务人无能力开展修复工作的，可以委托具备修复能力的社会第三方机构进行修复。修复资金由赔偿义务人向委托的社会第三方机构支付。赔偿义务人自行修复或委托修复的，赔偿权利人前期开展生态环境损害调查、鉴定评估、修复效果后评估等费用由赔偿义务人承担。

赔偿义务人造成的生态环境损害无法修复的，其赔偿资金作为政府非税收入，全额上缴地方国库，纳入地方预算管理。试点地方根据磋商或判决要求，结合本区域生态环境损害情况开展替代修复。

## 五、保障措施

（一）加强组织领导。试点地方省级政府要加强统一领导，成立生态环境损害赔偿制度改革试点工作领导小组，制定试点实施意见，细化分工，落实责任，并于每年 8 月底向国务院报告试点工作进展情况。环境保护部要会同相关部门于2017 年年底前对试点工作进行全面评估，认真总结试点实践经验，及时提出制定和修改相关法律法规、政策的建议，向国务院报告。

（二）加强业务指导。环境保护部会同相关部门负责指导有关生态环境损害调查、鉴定评估、修复方案编制、修复效果后评估等业务工作。最高人民法院负责指导有关生态环境损害赔偿的审判工作。最高人民检察院负责指导有关生态环境损害赔偿的检察工作。财政部负责指导有关生态环境损害赔偿资金管理工作。国家卫生计生委、环境保护部对试点地方环境健康问题开展或指导地方开展调查研究。

（三）加快技术体系建设。国家建立统一的生态环境损害鉴定评估技术标准体系。环境保护部负责制定生态环境损害鉴定评估技术标准体系框架和技术总纲；会同相关部门出台或修订生态环境损害鉴定评估的专项技术规范；会同相关部门建立服务于生态环境损害鉴定评估的数据平台。相关部门针对基线确定、因果关系判定、损害数额量化等损害鉴定关键环节，组织加强关键技术与标准研究。

（四）加大经费和政策保障。试点工作所需经费由同级财政予以安排。发展改革、科技、国土资源、环境保护、住房城乡建设、农业、林业等有关部门在安排土壤、地下水、森林调查与修复等相关项目时，对试点地方优先考虑、予以倾斜，提供政策和资金支持。

（五）鼓励公众参与。创新公众参与方式，邀请专家和利益相关的公民、法人和其他组织参加生态环境修复或赔偿磋商工作。依法公开生态环境损害调查、鉴定评估、赔偿、诉讼裁判文书和生态环境修复效果报告等信息，保障公众知情权。

## 3.10 《国务院办公厅关于健全生态保护补偿机制的意见》

（2016年4月28日国务院办公厅发布，国办发〔2016〕31号，全文如下）

实施生态保护补偿是调动各方积极性、保护好生态环境的重要手段，是生态文明制度建设的重要内容。近年来，各地区、各有关部门有序推进生态保护补偿机制建设，取得了阶段性进展。但总体看，生态保护补偿的范围仍然偏小、标准偏低，保护者和受益者良性互动的体制机制尚不完善，一定程度上影响了生态环境保护措施行动的成效。为进一步健全生态保护补偿机制，加快推进生态文明建设，经党中央、国务院同意，现提出以下意见：

### 一、总体要求

（一）指导思想。全面贯彻党的十八大和十八届三中、四中、五中全会精神，深入贯彻习近平总书记系列重要讲话精神，坚持“四个全面”战略布局，牢固树立创新、协调、绿色、开放、共享的发展理念，按照党中央、国务院决策部署，不断完善转移支付制度，探索建立多元化生态保护补偿机制，逐步扩大补偿范围，合理提高补偿标准，有效调动全社会参与生态环境保护的积极性，促进生态文明建设迈上新台阶。

（二）基本原则。

权责统一、合理补偿。谁受益、谁补偿。科学界定保护者与受益者权利义务，推进生态保护补偿标准体系和沟通协调平台建设，加快形成受益者付费、保护者得到合理补偿的运行机制。

政府主导、社会参与。发挥政府对生态环境保护的主导作用，加强制度建设，完善法规政策，创新体制机制，拓宽补偿渠道，通过经济、法律等手段，加大政府购买服务力度，引导社会公众积极参与。

统筹兼顾、转型发展。将生态保护补偿与实施主体功能区规划、西部大开发战略和集中连片特困地区脱贫攻坚等有机结合，逐步提高重点生态功能区等区域基本公共服务水平，促进其转型绿色发展。

试点先行、稳步实施。将试点先行与逐步推广、分类补偿与综合补偿有机结合，大胆探索，稳步推进不同领域、区域生态保护补偿机制建设，不断提升生态保护成效。

（三）目标任务。到 2020 年，实现森林、草原、湿地、荒漠、海洋、水流、耕地等重点领域和禁止开发区域、重点生态功能区等重要区域生态保护补偿全覆盖，补偿水平与经济社会发展状况相适应，跨地区、跨流域补偿试点示范取得明显进展，多元化补偿机制初步建立，基本建立符合我国国情的生态保护补偿制度体系，促进形成绿色生产方式和生活方式。

## 二、分领域重点任务

（四）森林。健全国家和地方公益林补偿标准动态调整机制。完善以政府购买服务为主的公益林管护机制。合理安排停止天然林商业性采伐补助奖励资金。（国家林业局、财政部、国家发展和改革委员会负责）

（五）草原。扩大退牧还草工程实施范围，适时研究提高补助标准，逐步加大对人工饲草地和牲畜棚圈建设的支持力度。实施新一轮草原生态保护补助奖励政策，根据牧区发展和中央财力状况，合理提高禁牧补助和草畜平衡奖励标准。充实草原管护公益岗位。（农业部、财政部、国家发展和改革委员会负责）

（六）湿地。稳步推进退耕还湿试点，适时扩大试点范围。探索建立湿地生态效益补偿制度，率先在国家级湿地自然保护区、国际重要湿地、国家重要湿地开展补偿试点。（国家林业局、农业部、水利部、国家海洋局、环境保护部、住房城乡建设部、财政部、国家发展和改革委员会负责）

（七）荒漠。开展沙化土地封禁保护试点，将生态保护补偿作为试点重要内容。加强沙区资源和生态系统保护，完善以政府购买服务为主的管护机制。研究制定鼓励社会力量参与防沙治沙的政策措施，切实保障相关权益。（国家林业局、农业部、财政部、国家发展和改革委员会负责）

（八）海洋。完善捕捞渔民转产转业补助政策，提高转产转业补助标准。继续执行海洋伏季休渔渔民低保制度。健全增殖放流和水产养殖生态环境修复补助政策。研究建立国家级海洋自然保护区、海洋特别保护区生态保护补偿制度。（农业部、国家海洋局、水利部、环境保护部、财政部、国家发展和改革委员会负责）

（九）水流。在江河源头区、集中式饮用水水源地、重要河流敏感河段和水生态修复治理区、水产种质资源保护区、水土流失重点预防区和重点治理区、大江大河重要蓄滞洪区以及具有重要饮用水源或重要生态功能的湖泊，全面开展生态保护补偿，适当提高补偿标准。加大水土保持生态效益补偿资金筹集力度。（水利部、环境保护部、住房城乡建设部、农业部、财政部、国家发展和改革委员会负责）

（十）耕地。完善耕地保护补偿制度。建立以绿色生态为导向的农业生态治理补贴制度，对在地下水漏斗区、重金属污染区、生态严重退化地区实施耕地轮作休耕的农民给予资金补助。扩大新一轮退耕还林还草规模，逐步将 25 度以上陡坡地退出基本农田，纳入退耕还林还草补助范围。研究制定鼓励引导农民施用有机肥料和低毒生物农药的补助政策。（国土资源部、农业部、环境保护部、水利部、国家林业局、住房城乡建设部、财政部、国家发展和改革委员会负责）

## 三、推进体制机制创新

（十一）建立稳定投入机制。多渠道筹措资金，加大生态保护补偿力度。中央财政考虑不同区域生态功能因素和支出成本差异，通过提高均衡性转移支付系数等方式，逐步增加对重点生态功能区的转移支付。中央预算内投资对重点生态功能区内的基础设施和基本公共服务设施建设予以倾斜。各省级人民政府要完善省以下转移支付制度，建立省级生态保护补偿资金投入机制，加大对省级重点生态功能区域的支持力度。完善森林、草原、海洋、渔业、自然文化遗产等资源收费基金和各类资源有偿使用收入的征收管理办法，逐步扩大资源税征收范围，允许相关收入用于开展相关领域生态保护补偿。完善生态保护成效与资金分配挂钩的激励约束机制，加强对生态保护补偿资金使用的监督管理。（财政部、国家发展和改革委员会会同国土资源部、环境保护部、住房城乡建设部、水利部、农业部、税务总局、国家林业局、国家海洋局负责）

（十二）完善重点生态区域补偿机制。继续推进生态保护补偿试点示范，统筹各类补偿资金，探索综合性补偿办法。划定并严守生态保护红线，研究制定相关生态保护补偿政策。健全国家级自然保护区、世界文化自然遗产、国家级风景名胜区、国家森林公园和国家地质公园等各类禁止开发区域的生态保护补偿政策。将青藏高原等重要生态屏障作为开展生态保护补偿的重点区域。将生态保护补偿作为建立国家公园体制试点的重要内容。（国家发展和改革委员会、财政部会同环境保护部、国土资源部、住房城乡建设部、水利部、农业部、国家林业局、国务院扶贫办负责）

（十三）推进横向生态保护补偿。研究制定以地方补偿为主、中央财政给予支持的横向生态保护补偿机制办法。鼓励受益地区与保护生态地区、流域下游与上游通过资金补偿、对口协作、产业转移、人才培训、共建园区等方式建立横向补偿关系。鼓励在具有重要生态功能、水资源供需矛盾突出、受各种污染危害或威胁严重的典型流域开展横向生态保护补偿试点。在长江、黄河等重要河流探索开展横向生态保护补偿试点。继续推进南水北调中线工程水源区对口支援、新安江水环境生态补偿试点，推动在京津冀水源涵养区、广西广东九洲江、福建广东汀江—韩江、江西广东东江、云南贵州广西广东西江等开展跨地区生态保护补偿试点。（财政部会同国家发展和改革委员会、国土资源部、环境保护部、住房城乡建设部、水利部、农业部、国家林业局、国家海洋局负责）

（十四）健全配套制度体系。加快建立生态保护补偿标准体系，根据各领域、不同类型地区特点，以生态产品产出能力为基础，完善测算方法，分别制定补偿标准。加强森林、草原、耕地等生态监测能力建设，完善重点生态功能区、全国重要江河湖泊水功能区、跨省流域断面水量水质国家重点监控点位布局和自动监测网络，制定和完善监测评估指标体系。研究建立生态保护补偿统计指标体系和信息发布制度。加强生态保护补偿效益评估，积极培育生态服务价值评估机构。健全自然资源资产产权制度，建立统一的确权登记系统和权责明确的产权体系。强化科技支撑，深化生态保护补偿理论和生态服务价值等课题研究。（国家发展和改革委员会、财政部会同国土资源部、环境保护部、住房城乡建设部、水利部、农业部、国家林业局、国家海洋局、国家统计局负责）

（十五）创新政策协同机制。研究建立生态环境损害赔偿、生态产品市场交易与生态保护补偿协同推进生态环境保护的新机制。稳妥有序开展生态环境损害赔偿制度改革试点，加快形成损害生态者赔偿的运行机制。健全生态保护市场体系，完善生态产品价格形成机制，使保护者通过生态产品的交易获得收益，发挥市场机制促进生态保护的积极作用。建立用水权、排污权、碳排放权初始分配制度，完善有偿使用、预算管理、投融资机制，培育和发展交易平台。探索地区间、流域间、流域上下游等水权交易方式。推进重点流域、重点区域排污权交易，扩大排污权有偿使用和交易试点。逐步建立碳排放权交易制度。建立统一的绿色产品标准、认证、标识等体系，完善落实对绿色产品研发生产、运输配送、购买使用的财税金融支持和政府采购等政策。（国家发展和改革委员会、财政部、环境保护部会同国土资源部、住房城乡建设部、水利部、税务总局、国家林业局、农业部、国家能源局、国家海洋局负责）

（十六）结合生态保护补偿推进精准脱贫。在生存条件差、生态系统重要、需要保护修复的地区，结合生态环境保护和治理，探索生态脱贫新路子。生态保护补偿资金、国家重大生态工程项目和资金按照精准扶贫、精准脱贫的要求向贫困地区倾斜，向建档立卡贫困人口倾斜。重点生态功能区转移支付要考虑贫困地区实际状况，加大投入力度，扩大实施范围。加大贫困地区新一轮退耕还林还草力度，合理调整基本农田保有量。开展贫困地区生态综合补偿试点，创新资金使用方式，利用生态保护补偿和生态保护工程资金使当地有劳动能力的部分贫困人口转为生态保护人员。对在贫困地区开发水电、矿产资源占用集体土地的，试行给原住居民集体股权方式进行补偿。（财政部、国家发展和改革委员会、国务院扶贫办会同国土资源部、环境保护部、水利部、农业部、国家林业局、国家能源局负责）

（十七）加快推进法制建设。研究制定生态保护补偿条例。鼓励各地出台相关法规或规范性文件，不断推进生态保护补偿制度化和法制化。加快推进环境保护税立法。（国家发展和改革委员会、财政部、国务院法制办会同国土资源部、环境保护部、住房城乡建设部、水利部、农业部、税务总局、国家林业局、国家海洋局、国家统计局、国家能源局负责）

### 四、加强组织实施

（十八）强化组织领导。建立由国家发展和改革委员会、财政部会同有关部门组成的部际协调机制，加强跨行政区域生态保护补偿指导协调，组织开展政策实施效果评估，研究解决生态保护补偿机制建设中的重大问题，加强对各项任务的统筹推进和落实。地方各级人民政府要把健全生态保护补偿机制作为推进生态文明建设的重要抓手，列入重要议事日程，明确目标任务，制定科学合理的考核评价体系，实行补偿资金与考核结果挂钩的奖惩制度。及时总结试点情况，提炼可复制可推广的试点经验。

（十九）加强督促落实。各地区、各有关部门要根据本意见要求，结合实际情况，抓紧制定具体实施意见和配套文件。国家发展和改革委员会、财政部要会同有关部门对落实本意见的情况进行监督检查和跟踪分析，每年向国务院报告。各级审计、监察部门要依法加强审计和监察。切实做好环境保护督察工作，督察行动和结果要同生态保护补偿工作有机结合。对生态保护补偿工作落实不力的，启动追责机制。

（二十）加强舆论宣传。加强生态保护补偿政策解读，及时回应社会关切。充分发挥新闻媒体作用，依托现代信息技术，通过典型示范、展览展示、经验交流等形式，引导全社会树立生态产品有价、保护生态人人有责的意识，自觉抵制不良行为，营造珍惜环境、保护生态的良好氛围。

## 3.11　《关于构建绿色金融体系的指导意见》

（2016 年 8 月 31 日，中国人民银行、财政部、国家发展和改革委员会、环境保护部、银监会、证监会、保监会印发，银发〔2016〕228 号，全文如下）

目前，我国正处于经济结构调整和发展方式转变的关键时期，对支持绿色产业和经济、社会可持续发展的绿色金融的需求不断扩大。为全面贯彻《中共中央国务院关于加快推进生态文明建设的意见》和《生态文明体制改革总体方案》精神，坚持创新、协调、绿色、开放、共享的发展理念，落实政府工作报告部署，从经济可持续发展全局出发，建立健全绿色金融体系，发挥资本市场优化资源配置、服务实体经济的功能，支持和促进生态文明建设，经国务院同意，现提出以下意见。

### 一、构建绿色金融体系的重要意义

（一）绿色金融是指为支持环境改善、应对气候变化和资源节约高效利用的经济活动，即对环保、节能、清洁能源、绿色交通、绿色建筑等领域的项目投融资、项目运营、风险管理等所提供的金融服务。

（二）绿色金融体系是指通过绿色信贷、绿色债券、绿色股票指数和相关产品、绿色发展基金、绿色保险、碳金融等金融工具和相关政策支持经济向绿色化转型的制度安排。

（三）构建绿色金融体系主要目的是动员和激励更多社会资本投入到绿色产业，同时更有效地抑制污染性投资。构建绿色金融体系，不仅有助于加快我国经济向绿色化转型，支持生态文明建设，也有利于促进环保、新能源、节能等领域的技术进步，加快培育新的经济增长点，提升经济增长潜力。

（四）建立健全绿色金融体系，需要金融、财政、环保等政策和相关法律法规的配套支持，通过建立适当的激励和约束机制解决项目环境外部性问题。同时，也需要金融机构和金融市场加大创新力度，通过发展新的金融工具和服务手段，解决绿色投融资所面临的期限错配、信息不对称、产品和分析工具缺失等问题。

**二、大力发展绿色信贷**

（五）构建支持绿色信贷的政策体系。完善绿色信贷统计制度，加强绿色信贷实施情况监测评价。探索通过再贷款和建立专业化担保机制等措施支持绿色信贷发展。对于绿色信贷支持的项目，可按规定申请财政贴息支持。探索将绿色信贷纳入宏观审慎评估框架，并将绿色信贷实施情况关键指标评价结果、银行绿色评价结果作为重要参考，纳入相关指标体系，形成支持绿色信贷等绿色业务的激励机制和抑制高污染、高能耗和产能过剩行业贷款的约束机制。

（六）推动银行业自律组织逐步建立银行绿色评价机制。明确评价指标设计、评价工作的组织流程及评价结果的合理运用，通过银行绿色评价机制引导金融机构积极开展绿色金融业务，做好环境风险管理。对主要银行先行开展绿色信贷业绩评价，在取得经验的基础上，逐渐将绿色银行评价范围扩大至中小商业银行。

（七）推动绿色信贷资产证券化。在总结前期绿色信贷资产证券化业务试点经验的基础上，通过进一步扩大参与机构范围，规范绿色信贷基础资产遴选，探索高效、低成本抵质押权变更登记方式，提升绿色信贷资产证券化市场流动性，加强相关信息披露管理等举措，推动绿色信贷资产证券化业务常态化发展。

（八）研究明确贷款人环境法律责任。依据我国相关法律法规，借鉴环境法律责任相关国际经验，立足国情探索研究明确贷款人尽职免责要求和环境保护法律责任，适时提出相关立法建议。

（九）支持和引导银行等金融机构建立符合绿色企业和项目特点的信贷管理制度，优化授信审批流程，在风险可控的前提下对绿色企业和项目加大支持力度，坚决取消不合理收费，降低绿色信贷成本。

（十）支持银行和其他金融机构在开展信贷资产质量压力测试时，将环境和社会风险作为重要的影响因素，并在资产配置和内部定价中予以充分考虑。鼓励银行和其他金融机构对环境高风险领域的贷款和资产风险敞口进行评估，定量分析风险敞口在未来各种情景下对金融机构可能带来的信用和市场风险。

（十一）将企业环境违法违规信息等企业环境信息纳入金融信用信息基础数据库，建立企业环境信息的共享机制，为金融机构的贷款和投资决策提供依据。

## 三、推动证券市场支持绿色投资

（十二）完善绿色债券的相关规章制度，统一绿色债券界定标准。研究完善各类绿色债券发行的相关业务指引、自律性规则，明确发行绿色债券筹集的资金专门（或主要）用于绿色项目。加强部门间协调，建立和完善我国统一的绿色债券界定标准，明确发行绿色债券的信息披露要求和监管安排等。支持符合条件的机构发行绿色债券和相关产品，提高核准（备案）效率。

（十三）采取措施降低绿色债券的融资成本。支持地方和市场机构通过专业化的担保和增信机制支持绿色债券的发行，研究制定有助于降低绿色债券融资成本的其他措施。

（十四）研究探索绿色债券第三方评估和评级标准。规范第三方认证机构对绿色债券评估的质量要求。鼓励机构投资者在进行投资决策时参考绿色评估报告。鼓励信用评级机构在信用评级过程中专门评估发行人的绿色信用记录、募投项目绿色程度、环境成本对发行人及债项信用等级的影响，并在信用评级报告中进行单独披露。

（十五）积极支持符合条件的绿色企业上市融资和再融资。在符合发行上市相应法律法规、政策的前提下，积极支持符合条件的绿色企业按照法定程序发行上市。支持已上市绿色企业通过增发等方式进行再融资。

（十六）支持开发绿色债券指数、绿色股票指数以及相关产品。鼓励相关金融机构以绿色指数为基础开发公募、私募基金等绿色金融产品，满足投资者需要。

（十七）逐步建立和完善上市公司和发债企业强制性环境信息披露制度。对属于环境保护部门公布的重点排污单位的上市公司，研究制定并严格执行对主要污染物达标排放情况、企业环保设施建设和运行情况以及重大环境事件的具体信息披露要求。加大对伪造环境信息的上市公司和发债企业的惩罚力度。培育第三方专业机构为上市公司和发债企业提供环境信息披露服务的能力。鼓励第三方专业机构参与采集、研究和发布企业环境信息与分析报告。

（十八）引导各类机构投资者投资绿色金融产品。鼓励养老基金、保险资金等长期资金开展绿色投资，鼓励投资人发布绿色投资责任报告。提升机构投资者对所投资资产涉及的环境风险和碳排放的分析能力，就环境和气候因素对机构投资者（尤其是保险公司）的影响开展压力测试。

## 四、设立绿色发展基金，通过政府和社会资本合作（PPP）模式动员社会资本

（十九）支持设立各类绿色发展基金，实行市场化运作。中央财政整合现有节能环保等专项资金设立国家绿色发展基金，投资绿色产业，体现国家对绿色投资的引导和政策信号作用。鼓励有条件的地方政府和社会资本共同发起区域性绿色发展基金，支持地方绿色产业发展。支持社会资本和国际资本设立各类民间绿色投资基金。政府出资的绿色发展基金要在确保执行国家绿色发展战略及政策的前提下，按照市场化方式进行投资管理。

（二十）地方政府可通过放宽市场准入、完善公共服务定价、实施特许经营模式、落实财税和土地政策等措施，完善收益和成本风险共担机制，支持绿色发展基金所投资的项目。

（二十一）支持在绿色产业中引入 PPP 模式，鼓励将节能减排降碳、环保和其他绿色项目与各种相关高收益项目打捆，建立公共物品性质的绿色服务收费机制。推动完善绿色项目 PPP 相关法规规章，鼓励各地在总结现有 PPP 项目经验的基础上，出台更加具有操作性的实施细则。鼓励各类绿色发展基金支持以 PPP 模式操作的相关项目。

## 五、发展绿色保险

（二十二）在环境高风险领域建立环境污染强制责任保险制度。按程序推动制修订环境污染强制责任保险相关法律或行政法规，由环境保护部门会同保险监管机构发布实施性规章。选择环境风险较高、环境污染事件较为集中的领域，将相关企业纳入应当投保环境污染强制责任保险的范围。鼓励保险机构发挥在环境风险防范方面的积极作用，对企业开展“环保体检”，并将发现的环境风险隐患通报环境保护部门，为加强环境风险监督提供支持。完善环境损害鉴定评估程序和技术规范，指导保险公司加快定损和理赔进度，及时救济污染受害者、降低对环境的损害程度。

（二十三）鼓励和支持保险机构创新绿色保险产品和服务。建立完善与气候变化相关的巨灾保险制度。鼓励保险机构研发环保技术装备保险、针对低碳环保类消费品的产品质量安全责任保险、船舶污染损害责任保险、森林保险和农牧业灾害保险等产品。积极推动保险机构参与养殖业环境污染风险管理，建立农业保险理赔与病死牲畜无害化处理联动机制。

（二十四）鼓励和支持保险机构参与环境风险治理体系建设。鼓励保险机构充分发挥防灾减灾功能，积极利用互联网等先进技术，研究建立面向环境污染责任保险投保主体的环境风险监控和预警机制，实时开展风险监测，定期开展风险评估，及时提示风险隐患，高效开展保险理赔。鼓励保险机构充分发挥风险管理专业优势，开展面向企业和社会公众的环境风险管理知识普及工作。

## 六、完善环境权益交易市场、丰富融资工具

（二十五）发展各类碳金融产品。促进建立全国统一的碳排放权交易市场和有国际影响力的碳定价中心。有序发展碳远期、碳掉期、碳期权、碳租赁、碳债券、碳资产证券化和碳基金等碳金融产品和衍生工具，探索研究碳排放权期货交易。

（二十六）推动建立排污权、节能量（用能权）、水权等环境权益交易市场。在重点流域和大气污染防治重点领域，合理推进跨行政区域排污权交易，扩大排污权有偿使用和交易试点。加强排污权交易制度建设和政策创新，制定完善排污权核定和市场化价格形成机制，推动建立区域性及全国性排污权交易市场。建立和完善节能量（用能权）、水权交易市场。

（二十七）发展基于碳排放权、排污权、节能量（用能权）等各类环境权益的融资工具，拓宽企业绿色融资渠道。在总结现有试点地区银行开展环境权益抵质押融资经验的基础上，确定抵质押物价值测算方法及抵质押率参考范围，完善市场化的环境权益定价机制，建立高效的抵质押登记及公示系统，探索环境权益回购等模式解决抵质押物处置问题，推动环境权益及其未来收益权切实成为合格抵质押物，进一步降低环境权益抵质押物业务办理的合规风险。发展环境权益回购、保理、托管等金融产品。

## 七、支持地方发展绿色金融

（二十八）探索通过再贷款、宏观审慎评估框架、资本市场融资工具等支持地方发展绿色金融。鼓励和支持有条件的地方通过专业化绿色担保机制、设立绿色发展基金等手段撬动更多的社会资本投资于绿色产业。支持地方充分利用绿色债券市场为中长期、有稳定现金流的绿色项目提供融资。支持地方将环境效益显著的项目纳入绿色项目库，并在全国性的资产交易中心挂牌，为利用多种渠道融资提供条件。支持国际金融机构和外资机构与地方合作，开展绿色投资。

## 八、推动开展绿色金融国际合作

（二十九）广泛开展绿色金融领域的国际合作。继续在二十国集团框架下推动全球形成共同发展绿色金融的理念，推广与绿色信贷和绿色投资相关的自愿准则和其他绿色金融领域的最佳经验，促进绿色金融领域的能力建设。通过“一带一路”倡议，上海合作组织、中国-东盟等区域合作机制和南南合作，以及亚洲基础设施投资银行和金砖国家新开发银行撬动民间绿色投资的作用，推动区域性绿色金融国际合作，支持相关国家的绿色投资。

（三十）积极稳妥推动绿色证券市场双向开放。支持我国金融机构和企业到境外发行绿色债券。充分利用双边和多边合作机制，引导国际资金投资于我国的绿色债券、绿色股票和其他绿色金融资产。鼓励设立合资绿色发展基金。支持国际金融组织和跨国公司在境内发行绿色债券、开展绿色投资。

（三十一）推动提升对外投资绿色水平。鼓励和支持我国金融机构、非金融企业和我国参与的多边开发性机构在“一带一路”和其他对外投资项目中加强环境风险管理，提高环境信息披露水平，使用绿色债券等绿色融资工具筹集资金，开展绿色供应链管理，探索使用环境污染责任保险等工具进行环境风险管理。

**九、防范金融风险，强化组织落实**

（三十二）完善与绿色金融相关监管机制，有效防范金融风险。加强对绿色金融业务和产品的监管协调，综合运用宏观审慎与微观审慎监管工具，统一和完善有关监管规则和标准，强化对信息披露的要求，有效防范绿色信贷和绿色债券的违约风险，充分发挥股权融资作用，防止出现绿色项目杠杆率过高、资本空转和“洗绿”等问题，守住不发生系统性金融风险底线。

（三十三）相关部门要加强协作、形成合力，共同推动绿色金融发展。中国人民银行、财政部、国家发展和改革委员会、环境保护部、银监会、证监会、保监会等部门应当密切关注绿色金融业务发展及相关风险，对激励和监管政策进行跟踪评估，适时调整完善。加强金融信息基础设施建设，推动信息和统计数据共享，建立健全相关分析预警机制，强化对绿色金融资金运用的监督和评估。

（三十四）各地区要从当地实际出发，以解决突出的生态环境问题为重点，积极探索和推动绿色金融发展。地方政府要做好绿色金融发展规划，明确分工，将推动绿色金融发展纳入年度工作责任目标。提升绿色金融业务能力，加大人才培养引进力度。

（三十五）加大对绿色金融的宣传力度。积极宣传绿色金融领域的优秀案例和业绩突出的金融机构和绿色企业，推动形成发展绿色金融的广泛共识。在全社会进一步普及环保意识，倡导绿色消费，形成共建生态文明、支持绿色金融发展的良好氛围。

## 3.12 《中国落实2030年可持续发展议程国别方案》

（2016年9月19日，国务院总理李克强在纽约联合国总部主持召开“可持续发展目标：共同努力改造我们的世界——中国主张座谈会”并发布该文件，摘录如下）

**三、中国落实2030年可持续发展议程的指导思想及总体原则**

（一）指导思想

坚持创新发展。实施创新驱动发展战略，不断推进理论创新、制度创新、科技创新、文化创新等各方面创新，着力提高发展的质量和效益。

坚持协调发展。推进区域协同、城乡一体、物质文明精神文明并重、经济建设国防建设融合，新型工业化、信息化、城镇化、农业现代化同步发展，着力形成平衡发展结构，不断增强发展整体性。

坚持绿色发展。坚持节约资源和保护环境的基本国策，坚定走生产发展、生活富裕、生态良好的文明发展道路，推动形成绿色低碳发展方式和生活方式，积极应对气候变化，着力改善生态环境。

坚持开放发展。奉行互利共赢的开放战略，努力提高对外开放水平，发展更高层次的开放型经济，协同推进战略互信、经贸合作、人文交流，着力实现合作共赢。

坚持共享发展。按照人人参与、人人尽力、人人享有的要求，注重机会公平，保障基本民生，着力增进人民福祉，使全体人民在共建共享发展中有更多获得感。

（二）总体原则

合作共赢原则。牢固树立利益共同体意识，建立全方位的伙伴关系，支持各国政府、私营部门、民间社会和国际组织广泛参与全球发展合作，实现协同增效。坚持各国平等参与全球发展，共商发展规则，共享发展成果。

全面协调原则。坚持发展为民和以人为本，优先消除贫困、保障民生，维护社会公平正义。牢固树立和贯彻可持续发展理念，协调推进经济、社会、环境三大领域发展，实现人与社会、人与自然和谐相处。

## 四、中国落实 2030 年可持续发展议程的总体路径

（一）战略对接

推动省市地区做好发展战略目标与国家落实 2030 年可持续发展议程整体规划的衔接。

推动多边机制制定落实 2030 年可持续发展议程的行动计划，提升国际协同效应。中国积极推动二十国集团（G20）制定落实可持续发展议程的行动计划，推动“一带一路”建设与沿线国家落实可持续发展议程紧密对接、相互促进，支持联合国各区域经济委员会和各专门机构为落实各自区域、各自领域的相关目标制定规划。

（二）制度保障

一是推进相关改革，建立完善落实 2030 年可持续发展议程的体制保障。中国政府将按照完善和发展中国特色社会主义制度、推进国家治理体系和治理能力现代化的总目标，健全使市场在资源配置中起决定性作用和更好发挥政府作用的制度体系，加快完善各方面体制机制，破除一切不利于科学发展的制度障碍，为落实可持续发展议程提供持续的制度动力。推动建立落实可持续发展议程创新示范区，为落实工作积累经验。

二是完善法制建设，为落实 2030 年可持续发展议程提供有力法律保障。中国政府将加快推进完善社会主义市场经济体制，发展社会主义民主政治，建设社会主义先进文化，创新社会治理，保障公民权利和改善民生，维护国家安全，保护生态环境和加强政府自身建设等领域的政府立法，着力构建系统完备、科学规范、运行有效的依法行政制度体系。

三是科学制定政策，为落实 2030 年可持续发展议程提供政策保障。中国政府将根据可持续发展议程的具体目标，着力在消除贫困和饥饿、保持经济增长、推动工业化进程、完善社会保障和服务、维护公平正义、加强环境保护、积极应对气候变化、有效利用能源资源、改进国家治理、促进国际合作等十大方面形成以国家总体政策为统领，专项政策和地方政策为支撑的政策保障体系。

四是明确政府职责，要求各级政府承担起主体责任。既要加强横向的跨领域、跨部门协调，又要确保政策纵向落地，形成“中央-地方-基层”的有效落实机制。中国政府根据 2030 年可持续发展议程的任务要求，已经建立了落实可持续发展议程部际协调机制，43 家政府部门将各司其职，保障各项工作顺利推进。地方政府也将建立相应工作机制，推进开展落实工作。

……

（六）国际合作

一是承认自然、文化、国情多样性，尊重各国走独立的发展道路的权利，推动各国政府、社会组织以及各利益攸关方在落实 2030 年可持续发展议程中加强交流互鉴，取长补短，根据“共同但有区别的责任”原则推动可持续发展目标的落实。

二是推动建立更加平等均衡的全球发展伙伴关系。坚持南北合作主渠道，推动发达国家及时、足额履行官方发展援助承诺，加大对发展中国家的支持力度。充分发挥技术促进机制的作用，包括采取建立技术银行等方式，帮助发展中国家科技开发以及向其转让、传播和推广环境友好型的技术。

三是进一步积极参与南南合作。积极履行国际责任，为全球发展贡献更多公共产品，推动南南合作援助基金、中国-联合国和平与发展基金、应对气候变化南南合作基金、亚洲基础设施投资银行、金砖国家新开发银行等为帮助其他发展中国家落实 2030 年可持续发展议程发挥更大作用。继续推进“一带一路”建设和国际产能合作，实现优势互补。

四是稳妥开展三方合作。在尊重受援国意愿的前提下，与其他多双边援助方一道稳妥推进优势互补的三方合作，丰富援助方式，提升援助效果。鼓励私营部门、民间社会、慈善团体等利益攸关方发挥更大作用。

## 五、17 项可持续发展目标的落实方案

到 2030 年，农业可持续发展取得显著成效。基本确立供给保障有力、资源利

用高效、产地环境良好、生态系统稳定、农民生活富裕、田园风光优美的农业可持续发展新格局。大力发展生态友好型农业，实施化肥农药使用量零增长行动。实施循环农业示范工程。创建农业可持续发展试验示范区。

到2020年，建设国家种质资源收集保存和研究体系，建设海南、甘肃、四川等国家级育制种基地和100个区域性良种繁育基地。科学规划和建设生物资源保护库圃，建设野生动植物人工种群保育基地和基因库。力争到2020年，建立林木种子贮备制度，种子贮备能力达到700万公斤，种苗质量合格率稳定在95%以上。

到2030年，大幅减少危险化学品以及空气、水和土壤污染导致的死亡和患病人数。加大危险化学品污染防治力度，统筹推进工业、农业和生活废弃物资源化利用、无害化处置。改革环境治理基础制度，建立覆盖所有固定污染源的排放许可制。力争到2020年，建立全国统一的实时在线环境监控系统，健全环境信息公布制度。开展环保督察巡视，严格环保执法。

**为所有人提供水和环境卫生并对其进行可持续管理**

到2030年，人人普遍和公平获得安全和负担得起的饮用水。实施农村饮水安全巩固提升工程，到2020年，中国农村集中供水率达到85%以上，自来水普及率达到80%以上。到2030年，确保人人普遍和公平获得安全和负担得起的饮用水。

到2030年，人人享有适当和公平的环境卫生和个人卫生，杜绝露天排便，特别注意满足妇女、女童和弱势群体在此方面的需求。推进水卫生基础设施的全覆盖，到2030年，全国基本完成农村户厕无害化建设改造，确保人人享有适当和公平的环境卫生和个人卫生。

到2030年，通过以下方式改善水质：减少污染，消除倾倒废物现象，把危险化学品和材料的排放减少到最低限度，将未经处理废水比例减半，大幅增加全球废物回收和安全再利用。落实《水污染防治行动计划》，大幅度提升重点流域水质优良比例、废水达标处理比例、近岸海域水质优良比例。加强重点水功能区和入河排污口监督监测，强化水功能区分级分类管理。

到2030年，所有行业大幅提高用水效率，确保可持续取用和供应淡水，以解决缺水问题，大幅减少缺水人数。全面推进节水型社会建设，落实最严格水资源管理制度，强化用水需求和用水过程管理，实施水资源消耗总量和强度双控行动。建立万元国内生产总值水耗指标等用水效率评估体系，持续提高各行业的用水效率。到2020年，全国农田灌溉用水有效利用系数提高到0.55以上，实现万元国内生产总值用水量和万元工业增加值用水量分别比2015年下降23%和20%。

到2030年，在各级进行水资源综合管理，包括酌情开展跨境合作。完善流域管理与行政区域管理相结合的水资源管理体制，强化流域综合管理在水治理中的作用。

到2020年，保护和恢复与水有关的生态系统，包括山地、森林、湿地、河流、地下含水层和湖泊。构建国家生态安全框架，保护和恢复与水有关的生态系统，地下水超采问题较严重的地区开展治理行动。到 2030 年，力争全国水环境质量总体改善，水生态系统功能初步恢复。

到 2030 年，扩大向发展中国家提供的国际合作和能力建设支持，帮助它们开展与水和卫生有关的活动和方案，包括雨水采集、海水淡化、提高用水效率、废水处理、水回收和再利用技术。积极开展水和环境等相关领域的南南合作，帮助其他发展中国家加强资源节约、应对气候变化与绿色低碳发展的能力建设，并提供力所能及的支持与帮助。支持和加强地方社区参与改进水和环境卫生管理。继续推行用水户全过程参与的工作机制，支持、加强和督促用水户和地方社区参与改进水和环境卫生的管理。

**确保人人获得负担得起、可靠和可持续的现代能源**

到 2030 年，加强国际合作，促进获取清洁能源的研究和技术，包括可再生能源、能效，以及先进和更清洁的化石燃料技术，并促进对能源基础设施和清洁能源技术的投资。

更加全面、深入参与可持续能源领域的双、多边合作，积极参与联合国、国际能源论坛、国际能源署、国际可再生能源署等多边机构和组织的工作，促进获取清洁能源的技术，并促进对能源基础设施和清洁能源技术的投资。

**保护和可持续利用海洋和海洋资源以促进可持续发展**

到 2025 年，预防和大幅减少各类海洋污染，特别是陆上活动造成的污染，包括海洋废弃物污染和营养盐污染。推进陆海污染联防联控和综合治理，开展入海河流污染治理和入海直排口清理整顿，严格控制船舶、海上养殖、海洋废弃物倾倒等海上污染，逐步开展重点海域污染物总量控制制度试点，逐渐提高一、二类水质标准的海域面积。

通过在各层级加强科学合作等方式，减少和应对海洋酸化的影响。综合施策，尽可能减少海洋酸化的影响领域和范围。科学评估气候变化和人类活动对于海洋环境变化的影响，实施更加有效的应对方案。

创建和平、包容的社会以促进可持续发展，让所有人都能诉诸司法，在各级建立有效、负责和包容的机构。

对公众而言：

一是提高公众参与落实的责任意识。中国将坚持以人为本原则，按照人人参与、人人尽力、人人享有的要求推动落实工作，帮助公众更好地认同 2030 年可持续发展议程，认识落实工作同个人和社会利益密切相关，提高自身参与落实工作的主动性和责任感。

二是广泛使用传媒进行社会动员。依托报刊、广播、电视以及互联网等多种传播媒介，通过制作 2030 年可持续发展议程专题片，开展可持续发展宣传周，组织新闻采访、专家解读、学习竞赛等多种形式，对可持续发展议程和具体目标进行全方位解读，为落实可持续发展议程营造良好社会环境。

三是积极推进参与性社会动员。发挥民间团体、私营部门、个人尤其是青少年的作用，通过各行为体亲身参与落实可持续发展目标的培训、社交、管理等活动，帮助其认识到经济、社会、环境综合协调发展的重要性，进而就落实 2030 年可持续发展议程形成广泛共识。各级政府将充分发挥统筹、协调、动员、实施、监督等职能，形成全社会共同推进落实工作的合力。

## 3.13 《重点生态功能区产业准入负面清单编制实施办法》

（2016 年 10 月 21 日国家发展和改革委员会发布，全文如下）

根据党的十八届五中全会有关要求，为推动重点生态功能区产业准入负面清单（以下简称负面清单）编制实施工作的制度化、规范化，制定本办法。

### 一、总体考虑和基本原则

在开展资源环境承载能力评价的基础上，遵循“县市制定、省级统筹、国家衔接、对外公布”的工作机制，因地制宜制定限制和禁止发展的产业目录，完善相关配套政策，强化生态环境监管，确保严格按照主体功能定位谋划发展。遵循以下原则：

（一）坚持分工协作。县（市、区）层面根据本地资源禀赋条件和现有产业情况，具体负责拟定负面清单；省级层面负责统筹审定各县（市、区）负面清单，并按照国家层面的衔接审查意见修改完善、公布实施、加强监督；国家层面负责做好对各地负面清单的衔接审查、监督管理和奖惩激励工作。

（二）突出因地制宜。区分水源涵养、水土保持、防风固沙和生物多样性维护等不同类型重点生态功能区的特点和保护需要，形成更具针对性的负面清单，必要时应明确不同类型产业所适用的具体区域范围，避免“一刀切”。

（三）注重衔接协调。加强位于同一重点生态功能区范围内的省（自治区、直辖市）以及县（市、区）之间、资源要素禀赋条件相近区域之间的沟通协调，确保负面清单的协同性。

（四）强化底线约束。将《产业结构调整指导目录》（以下简称《指导目录》）、《市场准入负面清单草案（试点版）》（以下简称《清单草案》）、《关于加快推进生态文明建设的意见》、《生态文明体制改革总体方案》和地方性相关规划、意见、方案中已经明确的限制类和禁止类产业作为底线，进一步细化从严提出需要限制、禁止的产业类型，不得擅自放宽或选择性执行国家产业政策的限制性规定。

（五）严格监督考核。实行最严格的产业准入标准，强化对各类开发活动的严格管控。建立健全负面清单实施情况监督检查和问责惩戒机制，建立与重点生态功能区动态调整、配套激励奖惩政策衔接挂钩的协调机制。

## 二、编制实施程序

（一）摸底研究阶段。各县（市、区）人民政府收集整理与负面清单相关的法律法规、环境政策、产业政策和标准等，全面梳理本行政区域内的产业发展情况，系统评估区域生态环境状况，筛选并提出纳入负面清单的产业类型。

（二）编制起草阶段。各县（市、区）人民政府依据《国民经济行业分类（GB/T 4754—2011）》（以下简称《行业分类》）对产业类型进行规范，针对限制类和禁止类产业分别提出管控要求，编制形成负面清单和相关说明文件。

（三）统筹审核阶段。各省（自治区、直辖市）发展改革委会同有关部门，对各县（市、区）负面清单进行统筹审核，并督促各县（市、区）广泛听取意见、进行修改完善后，汇总报国家发展改革委。国家发展改革委会同有关部门和科研机构，组织开展技术审核论证，形成衔接审查意见，反馈各省（自治区、直辖市）发展改革委。列入负面清单的产业涉及毗邻军事区域的，应通报部队有关部门参与会审。

（四）公布实施阶段。各省（自治区、直辖市）发展改革委会同有关部门，根据国家发展改革委反馈的衔接审查意见，对负面清单进行修改完善，报请省级人民政府批准后公布实施，并报国家发展改革委统筹上报国务院备案。

（五）监督考核阶段。各省（自治区、直辖市）人民政府和国务院有关部门要对负面清单执行情况进行监督检查，每年形成专项报告，作为考核重点生态功能区建设成效、完善配套激励奖惩政策的重要依据。

## 三、编制规范要求

（一）加强产业梳理筛选。根据不同类型重点生态功能区发展方向和开发管制原则，结合生态环境影响评估结果，将不适宜产业筛选纳入负面清单，第一产业重点针对农、林、牧、渔业等；第二产业重点针对采矿、制造、建筑、电力、热力、燃气及水的生产和供应业等；第三产业重点针对交通运输和仓储、房地产、水利管理业等。属于国家层面规划布局的产业，如核能发电、航空运输、跨流域调水等，不纳入负面清单管理。

（二）标明产业分类代码。按照《行业分类》对筛选纳入负面清单的产业类型及名称进行规范，分别细化至大类、中类和小类，并注明分类代码。

（三）划分产业管控类型。对照《指导目录》中的鼓励类、限制类、淘汰类和《清单草案》中的禁止准入类、限制准入类产业管控类型，结合本地资源禀赋条件和生态保护需要，确定限制、禁止的产业类型和管制空间。

限制类产业，要包括《指导目录》和《清单草案》的限制类产业，以及与所属重点生态功能区发展方向和开发管制原则不相符合的允许类、鼓励类产业。

禁止类产业，要包括《指导目录》和《清单草案》的淘汰类、禁止类产业，以及不具备区域资源禀赋条件、不符合所属重点生态功能区开发管制原则的限制类、允许类、鼓励类产业。

（四）从严提出管控要求。按照不同类型重点生态功能区发展方向和开发管制原则，以及《指导目录》和《清单草案》、各行业规范条件、产业准入条件、地方相关产业准入政策等，从严提出可量化、可操作的管控要求。

对于限制类产业，要对限制的规模（或产量）、区位（或范围）、生产工艺、清洁生产水平等予以明确界定，强化规划选址管理，对不符合要求的现有产业（企业）要提出关停并转或技术改造升级的时限要求（原则上不超过3年，下同）和具体措施。

对于禁止类产业，要在全域范围内禁止发展，现有产业（企业）在《指导目录》和《清单草案》淘汰范围内的要立即关闭，其他现有产业（企业）要提出退出的时限要求和具体措施，对受损企业提供合理的补偿或转移安置费用。

对于本行政区域内的自然保护区、风景名胜区、饮用水水源保护区等由法律法规管控的区域，其管控要求依法执行，不再另行制定。

（五）编制成果要求。各县（市、区）负面清单编制成果，要包括负面清单和编制说明。

## 四、技术审核要求

按照“客观公正、突出重点、确保底线、科学规范”的原则，对负面清单进行技术审核。主要审核列入负面清单的产业目录中，涵盖范围的全面性、名称及代码的规范性、管控类型的合理性以及管控要求的针对性。同时，结合不同类型重点生态功能区，进行各有侧重的技术审核。

## 五、加强实施管控

（一）加强动态监控。按照负面清单管理要求，利用对地观测遥感技术和水土环境监测网络等，对各类建设开发活动特别是产业发展行为，以及各类生态系统变化、污染物排放情况等，实施动态监控，及时发现负面清单实施过程中出现的问题和偏差。

（二）加强监督管理。各省（自治区、直辖市）人民政府和国务院有关部门要对各县（市、区）负面清单执行情况进行监督检查，开展负面清单实施成效第三方评估，对实施成效不力的进行通报批评并督促整改，经过整改仍达不到要求的，采取扣减生态补偿资金、实施区域限批等处罚措施，直至调整退出重点生态功能区范围。

（三）加强激励考核。建立符合生态文明建设要求并有利于推动负面清单落地实施的激励考核评价体系，提高其占地方生态环境绩效考核的权重，深入研究相关配套措施和手段，强化负面清单考评结果运用，严格执行生态环境损害责任终身追究制度，加大奖励惩戒力度，有效引导和约束各地按照主体功能定位谋划发展。

## 3.14 《国务院“十三五”生态环境保护规划》

（2016年11月24日国务院发布，国发〔2016〕65号，全文如下）

### 第一章 全国生态环境保护形势

党中央、国务院高度重视生态环境保护工作。“十二五”以来，坚决向污染宣战，全力推进大气、水、土壤污染防治，持续加大生态环境保护力度，生态环境质量有所改善，完成了“十二五”规划确定的主要目标和任务。“十三五”期间，经济社会发展不平衡、不协调、不可持续的问题仍然突出，多阶段、多领域、多类型生态环境问题交织，生态环境与人民群众需求和期待差距较大，提高环境质量，加强生态环境综合治理，加快补齐生态环境短板，是当前核心任务。

#### 第一节 生态环境保护取得积极进展

生态文明建设上升为国家战略。党中央、国务院高度重视生态文明建设。习近平总书记多次强调，“绿水青山就是金山银山”，“要坚持节约资源和保护环境的基本国策”，“像保护眼睛一样保护生态环境，像对待生命一样对待生态环境”。李克强总理多次指出，要加大环境综合治理力度，提高生态文明水平，促进绿色发展，下决心走出一条经济发展与环境改善双赢之路。党的十八大以来，党中央、国务院把生态文明建设摆在更加重要的战略位置，纳入“五位一体”总体布局，作出一系列重大决策部署，出台《生态文明体制改革总体方案》，实施大气、水、土壤污染防治行动计划。把发展观、执政观、自然观内在统一起来，融入到执政理念、发展理念中，生态文明建设的认识高度、实践深度、推进力度前所未有。

生态环境质量有所改善。2015年，全国338个地级及以上城市细颗粒物（$PM_{2.5}$）年均浓度为50微克/立方米，首批开展监测的74个城市细颗粒物年均浓度比2013年下降23.6%，京津冀、长三角、珠三角分别下降27.4%、20.9%、27.7%，酸雨区占国土面积比例由历史高峰值的30%左右降至7.6%，大气污染防治初见成效。全国1940个地表水国控断面Ⅰ—Ⅲ类比例提高至66%，劣Ⅴ类比例下降至

9.7%，大江大河干流水质明显改善。全国森林覆盖率提高至21.66%，森林蓄积量达到151.4亿立方米，草原综合植被盖度54%。建成自然保护区2740个，占陆地国土面积14.8%，超过90%的陆地自然生态系统类型、89%的国家重点保护野生动植物种类以及大多数重要自然遗迹在自然保护区内得到保护，大熊猫、东北虎、朱鹮、藏羚羊、扬子鳄等部分珍稀濒危物种野外种群数量稳中有升。荒漠化和沙化状况连续三个监测周期实现面积“双缩减”。

治污减排目标任务超额完成。到2015年，全国脱硫、脱硝机组容量占煤电总装机容量比例分别提高到99%、92%，完成煤电机组超低排放改造1.6亿千瓦。全国城市污水处理率提高到92%，城市建成区生活垃圾无害化处理率达到94.1%。7.2万个村庄实施环境综合整治，1.2亿多农村人口直接受益。6.1万家规模化养殖场（小区）建成废弃物处理和资源化利用设施。“十二五”期间，全国化学需氧量和氨氮、二氧化硫、氮氧化物排放总量分别累计下降12.9%、13%、18%、18.6%。

生态保护与建设取得成效。天然林资源保护、退耕还林还草、退牧还草、防护林体系建设、河湖与湿地保护修复、防沙治沙、水土保持、石漠化治理、野生动植物保护及自然保护区建设等一批重大生态保护与修复工程稳步实施。重点国有林区天然林全部停止商业性采伐。全国受保护的湿地面积增加525.94万公顷，自然湿地保护率提高到46.8%。沙化土地治理10万平方公里、水土流失治理26.6万平方公里。完成全国生态环境十年变化（2000—2010年）调查评估，发布《中国生物多样性红色名录》。建立各级森林公园、湿地公园、沙漠公园4300多个。16个省（区、市）开展生态省建设，1000多个市（县、区）开展生态市（县、区）建设，114个市（县、区）获得国家生态建设示范区命名。国有林场改革方案及国有林区改革指导意见印发实施，6个省完成国有林场改革试点任务。

环境风险防控稳步推进。到2015年，50个危险废物、273个医疗废物集中处置设施基本建成，历史遗留的670万吨铬渣全部处置完毕，铅、汞、镉、铬、砷五种重金属污染物排放量比2007年下降27.7%，涉重金属突发环境事件数量大幅减少。科学应对天津港“8·12”特别重大火灾爆炸等事故环境影响。核设施安全水平持续提高，核技术利用管理日趋规范，辐射环境质量保持良好。

生态环境法治建设不断完善。环境保护法、大气污染防治法、放射性废物安全管理条例、环境空气质量标准等完成制修订，生态环境损害责任追究办法等文件陆续出台，生态保护补偿机制进一步健全。深入开展环境保护法实施年活动和环境保护综合督察。全社会生态环境法治观念和意识不断加强。

## 第二节　生态环境是全面建成小康社会的突出短板

污染物排放量大面广，环境污染重。我国化学需氧量、二氧化硫等主要污染物排放量仍然处于2000万吨左右的高位，环境承载能力超过或接近上限。78.4%的城市空气质量未达标，公众反映强烈的重度及以上污染天数比例占3.2%，部分地区冬季空气重污染频发高发。饮用水水源安全保障水平亟需提升，排污布局与水环境承载能力不匹配，城市建成区黑臭水体大量存在，湖库富营养化问题依然突出，部分流域水体污染依然较重。全国土壤点位超标率 16.1%，耕地土壤点位超标率 19.4%，工矿废弃地土壤污染问题突出。城乡环境公共服务差距大，治理和改善任务艰巨。

山水林田湖缺乏统筹保护，生态损害大。中度以上生态脆弱区域占全国陆地国土面积的 55%，荒漠化和石漠化土地占国土面积的近 20%。森林系统低质化、森林结构纯林化、生态功能低效化、自然景观人工化趋势加剧，每年违法违规侵占林地约 200 万亩，全国森林单位面积蓄积量只有全球平均水平的 78%。全国草原生态总体恶化局面尚未根本扭转，中度和重度退化草原面积仍占 1/3 以上，已恢复的草原生态系统较为脆弱。全国湿地面积近年来每年减少约 510 万亩，900 多种脊椎动物、3700 多种高等植物生存受到威胁。资源过度开发利用导致生态破坏问题突出，生态空间不断被蚕食侵占，一些地区生态资源破坏严重，系统保护难度加大。

产业结构和布局不合理，生态环境风险高。我国是化学品生产和消费大国，有毒有害污染物种类不断增加，区域性、结构性、布局性环境风险日益凸显。环境风险企业数量庞大、近水靠城，危险化学品安全事故导致的环境污染事件频发。突发环境事件呈现原因复杂、污染物质多样、影响地域敏感、影响范围扩大的趋势。过去十年年均发生森林火灾 7600 多起，森林病虫害发生面积 1.75 亿亩以上。近年来，年均截获有害生物达 100 万批次，动植物传染及检疫性有害生物从国境口岸传入风险高。

## 第三节　生态环境保护面临机遇与挑战

“十三五”期间，生态环境保护面临重要的战略机遇。全面深化改革与全面依法治国深入推进，创新发展和绿色发展深入实施，生态文明建设体制机制逐步健全，为环境保护释放政策红利、法治红利和技术红利。经济转型升级、供给侧结构性改革加快化解重污染过剩产能、增加生态产品供给，污染物新增排放压力趋缓。公众生态环境保护意识日益增强，全社会保护生态环境的合力逐步形成。

同时，我国工业化、城镇化、农业现代化的任务尚未完成，生态环境保护仍面临巨大压力。伴随着经济下行压力加大，发展与保护的矛盾更加突出，一些地方环保投入减弱，进一步推进环境治理和质量改善任务艰巨。区域生态环境分化趋势显现，污染点状分布转向面上扩张，部分地区生态系统稳定性和服务功能下降，统筹协调保护难度大。我国积极应对全球气候变化，推进“一带一路”建设，国际社会尤其是发达国家要求我国承担更多环境责任，深度参与全球环境治理挑战大。

“十三五”期间，生态环境保护机遇与挑战并存，既是负重前行、大有作为的关键期，也是实现质量改善的攻坚期、窗口期。要充分利用新机遇新条件，妥善应对各种风险和挑战，坚定推进生态环境保护，提高生态环境质量。

## 第二章　指导思想、基本原则与主要目标

### 第一节　指导思想

全面贯彻党的十八大和十八届三中、四中、五中、六中全会精神，以邓小平理论、“三个代表”重要思想、科学发展观为指导，深入贯彻习近平总书记系列重要讲话精神和治国理政新理念新思想新战略，统筹推进“五位一体”总体布局和协调推进“四个全面”战略布局，牢固树立和贯彻落实创新、协调、绿色、开放、共享的发展理念，按照党中央、国务院决策部署，以提高环境质量为核心，实施最严格的环境保护制度，打好大气、水、土壤污染防治三大战役，加强生态保护与修复，严密防控生态环境风险，加快推进生态环境领域国家治理体系和治理能力现代化，不断提高生态环境管理系统化、科学化、法治化、精细化、信息化水平，为人民提供更多优质生态产品，为实现“两个一百年”奋斗目标和中华民族伟大复兴的中国梦作出贡献。

### 第二节　基本原则

坚持绿色发展、标本兼治。绿色富国、绿色惠民，处理好发展和保护的关系，协同推进新型工业化、城镇化、信息化、农业现代化与绿色化。坚持立足当前与着眼长远相结合，加强生态环境保护与稳增长、调结构、惠民生、防风险相结合，强化源头防控，推进供给侧结构性改革，优化空间布局，推动形成绿色生产和绿色生活方式，从源头预防生态破坏和环境污染，加大生态环境治理力度，促进人与自然和谐发展。

坚持质量核心、系统施治。以解决生态环境突出问题为导向，分区域、分流域、分阶段明确生态环境质量改善目标任务。统筹运用结构优化、污染治理、污染减排、达标排放、生态保护等多种手段，实施一批重大工程，开展多污染物协同防治，系统推进生态修复与环境治理，确保生态环境质量稳步提升，提高优质生态产品供给能力。

坚持空间管控、分类防治。生态优先，统筹生产、生活、生态空间管理，划定并严守生态保护红线，维护国家生态安全。建立系统完整、责权清晰、监管有效的管理格局，实施差异化管理，分区分类管控，分级分项施策，提升精细化管理水平。

坚持改革创新、强化法治。以改革创新推进生态环境保护，转变环境治理理念和方式，改革生态环境治理基础制度，建立覆盖所有固定污染源的企业排放许可制，实行省以下环保机构监测监察执法垂直管理制度，加快形成系统完整的生

态文明制度体系。加强环境立法、环境司法、环境执法，从硬从严，重拳出击，促进全社会遵纪守法。依靠法律和制度加强生态环境保护，实现源头严防、过程严管、后果严惩。

坚持履职尽责、社会共治。建立严格的生态环境保护责任制度，合理划分中央和地方环境保护事权和支出责任，落实生态环境保护"党政同责"、"一岗双责"。落实企业环境治理主体责任，动员全社会积极参与生态环境保护，激励与约束并举，政府与市场"两手发力"，形成政府、企业、公众共治的环境治理体系。

## 第三节 主要目标

到2020年，生态环境质量总体改善。生产和生活方式绿色、低碳水平上升，主要污染物排放总量大幅减少，环境风险得到有效控制，生物多样性下降势头得到基本控制，生态系统稳定性明显增强，生态安全屏障基本形成，生态环境领域国家治理体系和治理能力现代化取得重大进展，生态文明建设水平与全面建成小康社会目标相适应。

专栏1"十三五"生态环境保护主要指标

| 指标 | | 2015年 | 2020年 | 〔累计〕[1] | 属性 |
|---|---|---|---|---|---|
| 生态环境质量 | | | | | |
| 1. 空气质量 | 地级及以上城市[2]空气质量优良天数比率（%） | 76.7 | ＞80 | - | 约束性 |
| | 细颗粒物未达标地级及以上城市浓度下降(%) | - | - | 〔18〕 | 约束性 |
| | 地级及以上城市重度及以上污染天数比例下降（%） | - | - | 〔25〕 | 预期性 |
| 2. 水环境质量 | 地表水质量[3]达到或好于Ⅲ类水体比例（%） | 66 | ＞70 | - | 约束性 |
| | 地表水质量劣Ⅴ类水体比例（%） | 9.7 | ＜5 | - | 约束性 |
| | 重要江河湖泊水功能区水质达标率（%） | 70.8 | ＞80 | | 预期性 |
| | 地下水质量极差比例（%） | 15.7[4] | 15左右 | - | 预期性 |
| | 近岸海域水质优良（一、二类）比例（%） | 70.5 | 70左右 | - | 预期性 |
| 3. 土壤环境质量 | 受污染耕地安全利用率（%） | 70.6 | 90左右 | - | 约束性 |
| | 污染地块安全利用率（%） | - | 90以上 | - | 约束性 |
| 4. 生态状况 | 森林覆盖率（%） | 21.66 | 23.04 | 〔1.38〕 | 约束性 |
| | 森林蓄积量（亿立方米） | 151 | 165 | 〔14〕 | 约束性 |
| | 湿地保有量（亿亩） | - | ≥8 | - | 预期性 |
| | 草原综合植被盖度（%） | 54 | 56 | - | 预期性 |
| | 重点生态功能区所属县域生态环境状况指数 | 60.4 | ＞60.4 | - | 预期性 |

续表

| 指标 | | 2015 年 | 2020 年 | 〔累计〕[1] | 属性 |
|---|---|---|---|---|---|
| 污染物排放总量 | | | | | |
| 5. 主要污染物排放总量减少（%） | 化学需氧量 | - | - | 〔10〕 | 约束性 |
| | 氨氮 | - | - | 〔10〕 | |
| | 二氧化硫 | - | - | 〔15〕 | |
| | 氮氧化物 | - | - | 〔15〕 | |
| 6. 区域性污染物排放总量减少(%) | 重点地区重点行业挥发性有机物[5] | - | - | 〔10〕 | 预期性 |
| | 重点地区总氮[6] | - | - | 〔10〕 | 预期性 |
| | 重点地区总磷[7] | - | - | 〔10〕 | |
| 生态保护修复 | | | | | |
| 7. 国家重点保护野生动植物保护率（%） | | - | ＞95 | - | 预期性 |
| 8. 全国自然岸线保有率（%） | | - | ≥35 | - | 预期性 |
| 9. 新增沙化土地治理面积（万平方公里） | | - | - | 〔10〕 | 预期性 |
| 10. 新增水土流失治理面积（万平方公里） | | - | - | 〔27〕 | 预期性 |

注：1. 〔〕内为五年累计数。
2. 空气质量评价覆盖全国 338 个城市（含地、州、盟所在地及部分省辖县级市，不含三沙和儋州）。
3. 水环境质量评价覆盖全国地表水国控断面，断面数量由“十二五”期间的 972 个增加到 1940 个。
4. 为 2013 年数据。
5. 在重点地区、重点行业推进挥发性有机物总量控制，全国排放总量下降 10%以上。
6. 对沿海 56 个城市及 29 个富营养化湖库实施总氮总量控制。
7. 总磷超标的控制单元以及上游相关地区实施总磷总量控制。

## 第三章　强化源头防控，夯实绿色发展基础

绿色发展是从源头破解我国资源环境约束瓶颈、提高发展质量的关键。要创新调控方式，强化源头管理，以生态空间管控引导构建绿色发展格局，以生态环境保护推进供给侧结构性改革，以绿色科技创新引领生态环境治理，促进重点区域绿色、协调发展，加快形成节约资源和保护环境的空间布局、产业结构和生产生活方式，从源头保护生态环境。

### 第一节　强化生态空间管控

全面落实主体功能区规划。强化主体功能区在国土空间开发保护中的基础作用，推动形成主体功能区布局。依据不同区域主体功能定位，制定差异化的生态环境目标、治理保护措施和考核评价要求。禁止开发区域实施强制性生态环境保护，严格控制人为因素对自然生态和自然文化遗产原真性、完整性的干扰，严禁不符合主体功能定位的各类开发活动，引导人口逐步有序转移。限制开发的重点

生态功能区开发强度得到有效控制，形成环境友好型的产业结构，保持并提高生态产品供给能力，增强生态系统服务功能。限制开发的农产品主产区着力保护耕地土壤环境，确保农产品供给和质量安全。重点开发区域加强环境管理与治理，大幅降低污染物排放强度，减少工业化、城镇化对生态环境的影响，改善人居环境，努力提高环境质量。优化开发区域引导城市集约紧凑、绿色低碳发展，扩大绿色生态空间，优化生态系统格局。实施海洋主体功能区规划，优化海洋资源开发格局。

划定并严守生态保护红线。2017 年底前，京津冀区域、长江经济带沿线各省（市）划定生态保护红线；2018 年底前，其他省（区、市）划定生态保护红线；2020 年底前，全面完成全国生态保护红线划定、勘界定标，基本建立生态保护红线制度。制定生态保护红线管控措施，建立健全生态保护补偿机制，定期发布生态保护红线保护状况信息。建立监控体系与评价考核制度，对各省（区、市）生态保护红线保护成效进行评价考核。全面保障国家生态安全，保护和提升森林、草原、河流、湖泊、湿地、海洋等生态系统功能，提高优质生态产品供给能力。

推动“多规合一”。以主体功能区规划为基础，规范完善生态环境空间管控、生态环境承载力调控、环境质量底线控制、战略环评与规划环评刚性约束等环境引导和管控要求，制定落实生态保护红线、环境质量底线、资源利用上线和环境准入负面清单的技术规范，强化“多规合一”的生态环境支持。以市县级行政区为单元，建立由空间规划、用途管制、差异化绩效考核等构成的空间治理体系。积极推动建立国家空间规划体系，统筹各类空间规划，推进“多规合一”。研究制定生态环境保护促进“多规合一”的指导意见。自 2018 年起，启动省域、区域、城市群生态环境保护空间规划研究。

## 第二节 推进供给侧结构性改革

强化环境硬约束推动淘汰落后和过剩产能。建立重污染产能退出和过剩产能化解机制，对长期超标排放的企业、无治理能力且无治理意愿的企业、达标无望的企业，依法予以关闭淘汰。修订完善环境保护综合名录，推动淘汰高污染、高环境风险的工艺、设备与产品。鼓励各地制定范围更宽、标准更高的落后产能淘汰政策，京津冀地区要加大对不能实现达标排放的钢铁等过剩产能淘汰力度。依据区域资源环境承载能力，确定各地区造纸、制革、印染、焦化、炼硫、炼砷、炼油、电镀、农药等行业规模限值。实行新（改、扩）建项目重点污染物排放等量或减量置换。调整优化产业结构，煤炭、钢铁、水泥、平板玻璃等产能过剩行业实行产能等量或减量置换。

严格环保能耗要求促进企业加快升级改造。实施能耗总量和强度“双控”行动，全面推进工业、建筑、交通运输、公共机构等重点领域节能。严格新建项目节能评估审查，加强工业节能监察，强化全过程节能监管。钢铁、有色金属、化工、建材、轻工、纺织等传统制造业全面实施电机、变压器等能效提升、清洁生产、节水治污、循环利用等专项技术改造，实施系统能效提升、燃煤锅炉节能环保综合提升、绿色照明、余热暖民等节能重点工程。支持企业增强绿色精益制造能力，推动工业园区和企业应用分布式能源。

促进绿色制造和绿色产品生产供给。从设计、原料、生产、采购、物流、回收等全流程强化产品全生命周期绿色管理。支持企业推行绿色设计，开发绿色产品，完善绿色包装标准体系，推动包装减量化、无害化和材料回收利用。建设绿色工厂，发展绿色工业园区，打造绿色供应链，开展绿色评价和绿色制造工艺推广行动，全面推进绿色制造体系建设。增强绿色供给能力，整合环保、节能、节水、循环、低碳、再生、有机等产品认证，建立统一的绿色产品标准、认证、标识体系。发展生态农业和有机农业，加快有机食品基地建设和产业发展，增加有机产品供给。到 2020 年，创建百家绿色设计示范企业、百家绿色示范园区、千家绿色示范工厂，绿色制造体系基本建立。

推动循环发展。实施循环发展引领计划，推进城市低值废弃物集中处置，开展资源循环利用示范基地和生态工业园区建设，建设一批循环经济领域国家新型工业化产业示范基地和循环经济示范市县。实施高端再制造、智能再制造和在役再制造示范工程。深化工业固体废物综合利用基地建设试点，建设产业固体废物综合利用和资源再生利用示范工程。依托国家“城市矿产”示范基地，培育一批回收和综合利用骨干企业、再生资源利用产业基地和园区。健全再生资源回收利用网络，规范完善废钢铁、废旧轮胎、废旧纺织品与服装、废塑料、废旧动力电池等综合利用行业管理。尝试建立逆向回收渠道，推广“互联网+回收”、智能回收等新型回收方式，实行生产者责任延伸制度。到 2020 年，全国工业固体废物综合利用率提高到 73%。实现化肥农药零增长，实施循环农业示范工程，推进秸秆高值化和产业化利用。到 2020 年，秸秆综合利用率达到 85%，国家现代农业示范区和粮食主产县基本实现农业资源循环利用。

推进节能环保产业发展。推动低碳循环、治污减排、监测监控等核心环保技术工艺、成套产品、装备设备、材料药剂研发与产业化，尽快形成一批具有竞争力的主导技术和产品。鼓励发展节能环保技术咨询、系统设计、设备制造、工程施工、运营管理等专业化服务。大力发展环境服务业，推进形成合同能源管理、合同节水管理、第三方监测、环境污染第三方治理及环境保护政府和社会资本合作等服务市场，开展小城镇、园区环境综合治理托管服务试点。规范环境绩效合同管理，逐步建立环境服务绩效评价考核机制。发布政府采购环境服务清单。鼓励社会资本投资环保企业，培育一批具有国际竞争力的大型节能环保企业与环保品牌。鼓励生态环保领域大众创业、万众创新。充分发挥环保行业组织、科技社团在环保科技创新、成果转化和产业化过程中的作用。完善行业监管制度，开展环保产业常规调查统计工作，建立环境服务企业诚信档案，发布环境服务业发展报告。

## 第三节 强化绿色科技创新引领

推进绿色化与创新驱动深度融合。把绿色化作为国家实施创新驱动发展战略、经济转型发展的重要基点，推进绿色化与各领域新兴技术深度融合发展。发展智能绿色制造技术，推动制造业向价值链高端攀升。发展生态绿色、高效安全的现代农业技术，深入开展节水农业、循环农业、有机农业、现代林业和生物肥料等技术研发，促进农业提质增效和可持续发展。发展安全、清洁、高效的现代能源技术，推动能源生产和消费革命。发展资源节约循环利用的关键技术，建立城镇生活垃圾资源化利用、再生资源回收利用、工业固体废物综合利用等技术体系。重点针对大气、水、土壤等问题，形成源头预防、末端治理和生态环境修复的成套技术。

加强生态环保科技创新体系建设。瞄准世界生态环境科技发展前沿，立足我国生态环境保护的战略要求，突出自主创新、综合集成创新，加快构建层次清晰、分工明确、运行高效、支撑有力的国家生态环保科技创新体系。重点建立以科学研究为先导的生态环保科技创新理论体系，以应用示范为支撑的生态环保技术研发体系，以人体健康为目标的环境基准和环境标准体系，以提升竞争力为核心的环保产业培育体系，以服务保障为基础的环保科技管理体系。实施环境科研领军人才工程，加强环保专业技术领军人才和青年拔尖人才培养，重点建设一批创新人才培养基地，打造一批高水平创新团队。支持相关院校开展环保基础科学和应用科学研究。建立健全环保职业荣誉制度。

建设生态环保科技创新平台。统筹科技资源，深化生态环保科技体制改革。加强重点实验室、工程技术中心、科学观测研究站、环保智库等科技创新平台建设，加强技术研发推广，提高管理科学化水平。积极引导企业与科研机构加强合作，强化企业创新主体作用，推动环保技术研发、科技成果转移转化和推广应用。推动建立环保装备与服务需求信息平台、技术创新转化交易平台。依托有条件的科技产业园区，集中打造环保科技创新试验区、环保高新技术产业区、环保综合治理技术服务区、国际环保技术合作区、环保高水平人才培养教育区，建立一批国家级环保高新技术产业开发区。

实施重点生态环保科技专项。继续实施水体污染控制与治理国家科技重大专项，实施大气污染成因与控制技术研究、典型脆弱生态修复与保护研究、煤炭清洁高效利用和新型节能技术研发、农业面源和重金属污染农田综合防治与修复技术研发、海洋环境安全保障等重点研发计划专项。在京津冀地区、长江经济带、“一带一路”沿线省（区、市）等重点区域开展环境污染防治和生态修复技术应用试点示范，提出生态环境治理系统性技术解决方案。打造京津冀等区域环境质量提升协同创新共同体，实施区域环境质量提升创新科技工程。创新青藏高原等生态屏障带保护修复技术方法与治理模式，研发生态环境监测预警、生态修复、生物多样性保护、生态保护红线评估管理、生态廊道构建等关键技术，建立一批生态保护与修复科技示范区。支持生态、土壤、大气、温室气体等环境监测预警网络系统及关键技术装备研发，支持生态环境突发事故监测预警及应急处置技术、遥感监测技术、数据分析与服务产品、高端环境监测仪器等研发。开展重点行业危险废物污染特性与环境效应、危险废物溯源及快速识别、全过程风险防控、信息化管理技术等领域研究，加快建立危险废物技术规范体系。建立化学品环境与健康风险评估方法、程序和技术规范体系。加强生态环境管理决策支撑科学研究，开展多污染物协同控制、生态环境系统模拟、污染源解析、生态环境保护规划、生态环境损害评估、网格化管理、绿色国内生产总值核算等技术方法研究应用。

完善环境标准和技术政策体系。研究制定环境基准，修订土壤环境质量标准，完善挥发性有机物排放标准体系，严格执行污染物排放标准。加快机动车和非道路移动源污染物排放标准、燃油产品质量标准的制修订和实施。发布实施船舶发动机排气污染物排放限值及测量方法（中国第一、二阶段）、轻型汽车和重型汽车污染物排放限值及测量方法（中国第六阶段）、摩托车和轻便摩托车污染物排放限值及测量方法（中国第四阶段）、畜禽养殖污染物排放标准。修订在用机动车排放标准，力争实施非道路移动机械国Ⅳ排放标准。完善环境保护技术政策，建立生态保护红线监管技术规范。健全钢铁、水泥、化工等重点行业清洁生产评价指标体系。加快制定完善电力、冶金、有色金属等重点行业以及城乡垃圾处理、机动车船和非道路移动机械污染防治、农业面源污染防治等重点领域技术政策。建立危险废物利用处置无害化管理标准和技术体系。

### 第四节　推动区域绿色协调发展

促进四大区域绿色协调发展。西部地区要坚持生态优先，强化生态环境保护，提升生态安全屏障功能，建设生态产品供给区，合理开发石油、煤炭、天然气等战略性资源和生态旅游、农畜产品等特色资源。东北地区要加强大小兴安岭、长白山等森林生态系统保护和北方防沙带建设，强化东北平原湿地和农用地土壤环境保护，推动老工业基地振兴。中部地区要以资源环境承载能力为基础，有序承接产业转移，推进鄱阳湖、洞庭湖生态经济区和汉江、淮河生态经济带建设，研究建设一批流域沿岸及交通通道沿线的生态走廊，加强水环境保护和治理。东部地区要扩大生态空间，提高环境资源利用效率，加快推动产业升级，在生态环境质量改善等方面走在前列。

推进“一带一路”绿色化建设。加强中俄、中哈以及中国—东盟、上海合作组织等现有多双边合作机制，积极开展澜沧江—湄公河环境合作，开展全方位、多渠道的对话交流活动，加强与沿线国家环境官员、学者、青年的交流和合作，开展生态环保公益活动，实施绿色丝路使者计划，分享中国生态文明、绿色发展理念与实践经验。建立健全绿色投资与绿色贸易管理制度体系，落实对外投资合作环境保护指南。开展环保产业技术合作园区及示范基地建设，推动环保产业走出去。树立中国铁路、电力、汽车、通信、新能源、钢铁等优质产能绿色品牌。推进“一带一路”沿线省（区、市）产业结构升级与创新升级，推动绿色产业链延伸；开展重点战略和关键项目环境评估，提高生态环境风险防范与应对能力。编制实施国内“一带一路”沿线区域生态环保规划。

推动京津冀地区协同保护。以资源环境承载能力为基础，优化经济发展和生态环境功能布局，扩大环境容量与生态空间。加快推动天津传统制造业绿色化改造。促进河北有序承接北京非首都功能转移和京津科技成果转化。强化区域环保协作，联合开展大气、河流、湖泊等污染治理，加强区域生态屏障建设，共建坝上高原生态防护区、燕山—太行山生态涵养区，推动光伏等新能源广泛应用。创新生态环境联动管理体制机制，构建区域一体化的生态环境监测网络、生态环境信息网络和生态环境应急预警体系，建立区域生态环保协调机制、水资源统一调配制度、跨区域联合监察执法机制，建立健全区域生态保护补偿机制和跨区域排污权交易市场。到 2020 年，京津冀地区生态环境保护协作机制有效运行，生态环境质量明显改善。

推进长江经济带共抓大保护。把保护和修复长江生态环境摆在首要位置，推进长江经济带生态文明建设，建设水清地绿天蓝的绿色生态廊道。统筹水资源、水环境、水生态，推动上中下游协同发展、东中西部互动合作，加强跨部门、跨区域监管与应急协调联动，把实施重大生态修复工程作为推动长江经济带发展项目的优先选项，共抓大保护，不搞大开发。统筹江河湖泊丰富多样的生态要素，构建以长江干支流为经络，以山水林田湖为有机整体，江湖关系和谐、流域水质优良、生态流量充足、水土保持有效、生物种类多样的生态安全格局。上游区重点加强水源涵养、水土保持功能和生物多样性保护，合理开发利用水资源，严控水电开发生态影响；中游区重点协调江湖关系，确保丹江口水库水质安全；下游区加快产业转型升级，重点加强退化水生态系统恢复，强化饮用水水源保护，严格控制城镇周边生态空间占用，开展河网地区水污染治理。妥善处理江河湖泊关系，实施长江干流及洞庭湖上游“四水”、鄱阳湖上游“五河”的水库群联合调度，保障长江干支流生态流量与两湖生态水位。统筹规划、集约利用长江岸线资源，控制岸线开发强度。强化跨界水质断面考核，推动协同治理。

## 第四章 深化质量管理，大力实施三大行动计划

以提高环境质量为核心，推进联防联控和流域共治，制定大气、水、土壤三大污染防治行动计划的施工图。根据区域、流域和类型差异分区施策，实施多污

染物协同控制，提高治理措施的针对性和有效性。实行环境质量底线管理，努力实现分阶段达到环境质量标准、治理责任清单式落地，解决群众身边的突出环境问题。

## 第一节　分区施策改善大气环境质量

实施大气环境质量目标管理和限期达标规划。各省（区、市）要对照国家大气环境质量标准，开展形势分析，定期考核并公布大气环境质量信息。强化目标和任务的过程管理，深入推进钢铁、水泥等重污染行业过剩产能退出，大力推进清洁能源使用，推进机动车和油品标准升级，加强油品等能源产品质量监管，加强移动源污染治理，加大城市扬尘和小微企业分散源、生活源污染整治力度。深入实施《大气污染防治行动计划》，大幅削减二氧化硫、氮氧化物和颗粒物的排放量，全面启动挥发性有机物污染防治，开展大气氨排放控制试点，实现全国地级及以上城市二氧化硫、一氧化碳浓度全部达标，细颗粒物、可吸入颗粒物浓度明显下降，二氧化氮浓度继续下降，臭氧浓度保持稳定、力争改善。实施城市大气环境质量目标管理，已经达标的城市，应当加强保护并持续改善；未达标的城市，应确定达标期限，向社会公布，并制定实施限期达标规划，明确达标时间表、路线图和重点任务。

加强重污染天气应对。强化各级空气质量预报中心运行管理，提高预报准确性，及时发布空气质量预报信息，实现预报信息全国共享、联网发布。完善重度及以上污染天气的区域联合预警机制，加强东北、西北、成渝和华中区域大气环境质量预测预报能力。健全应急预案体系，制定重污染天气应急预案实施情况评估技术规程，加强对预案实施情况的检查和评估。各省（区、市）和地级及以上城市及时修编重污染天气应急预案，开展重污染天气成因分析和污染物来源解析，科学制定针对性减排措施，每年更新应急减排措施项目清单。及时启动应急响应措施，提高重污染天气应对的有效性。强化监管和督察，对应对不及时、措施不力的地方政府，视情况予以约谈、通报、挂牌督办。

深化区域大气污染联防联控。全面深化京津冀及周边地区、长三角、珠三角等区域大气污染联防联控，建立常态化区域协作机制，区域内统一规划、统一标准、统一监测、统一防治。对重点行业、领域制定实施统一的环保标准、排污收费政策、能源消费政策，统一老旧车辆淘汰和在用车辆管理标准。重点区域严格控制煤炭消费总量，京津冀及山东、长三角、珠三角等区域，以及空气质量排名较差的前10位城市中受燃煤影响较大的城市要实现煤炭消费负增长。通过市场化方式促进老旧车辆、船舶加速淘汰以及防污设施设备改造，强化新生产机动车、非道路移动机械环保达标监管。开展清洁柴油机行动，加强高排放工程机械、重型柴油车、农业机械等管理，重点区域开展柴油车注册登记环保查验，对货运车、客运车、公交车等开展入户环保检查。提高公共车辆中新能源汽车占比，具备条件的城市在2017年底前基本实现公交新能源化。落实珠三角、长三角、环渤海京津冀水域船舶排放控制区管理政策，靠港船舶优先使用岸电，建设船舶大气污染物排放遥感监测和油品质量监测网点，开展船舶排放控制区内船舶排放监测和联合监管，构建机动车船和油品环保达标监管体系。加快非道路移动源油品升级。强化城市道路、施工等扬尘监管和城市综合管理。

显著削减京津冀及周边地区颗粒物浓度。以北京市、保定市、廊坊市为重点，突出抓好冬季散煤治理、重点行业综合治理、机动车监管、重污染天气应对，强化高架源的治理和监管，改善区域空气质量。提高接受外输电比例，增加非化石能源供应，重点城市实施天然气替代煤炭工程，推进电力替代煤炭，大幅减少冬季散煤使用量，“十三五”期间，北京、天津、河北、山东、河南五省（市）煤炭消费总量下降10%左右。加快区域内机动车排污监控平台建设，重点治理重型柴油车和高排放车辆。到2020年，区域细颗粒物污染形势显著好转，臭氧浓度基本稳定。

明显降低长三角区域细颗粒物浓度。加快产业结构调整，依法淘汰能耗、环保等不达标的产能。“十三五”期间，上海、江苏、浙江、安徽四省（市）煤炭消费总量下降5%左右，地级及以上城市建成区基本淘汰35蒸吨以下燃煤锅炉。全面推进炼油、石化、工业涂装、印刷等行业挥发性有机物综合整治。到2020年，长三角区域细颗粒物浓度显著下降，臭氧浓度基本稳定。

大力推动珠三角区域率先实现大气环境质量基本达标。统筹做好细颗粒物和臭氧污染防控，重点抓好挥发性有机物和氮氧化物协同控制。加快区域内产业转型升级，调整和优化能源结构，工业园区与产业聚集区实施集中供热，有条件的发展大型燃气供热锅炉，“十三五”期间，珠三角区域煤炭消费总量下降10%左右。重点推进石化、化工、油品储运销、汽车制造、船舶制造（维修）、集装箱制造、印刷、家具制造、制鞋等行业开展挥发性有机物综合整治。到2020年，实现珠三角区域大气环境质量基本达标，基本消除重度及以上污染天气。

### 第二节　精准发力提升水环境质量

实施以控制单元为基础的水环境质量目标管理。依据主体功能区规划和行政区划，划定陆域控制单元，建立流域、水生态控制区、水环境控制单元三级分区体系。实施以控制单元为空间基础、以断面水质为管理目标、以排污许可制为核心的流域水环境质量目标管理。优化控制单元水质断面监测网络，建立控制单元产排污与断面水质响应反馈机制，明确划分控制单元水环境质量责任，从严控制污染物排放量。全面推行“河长制”。在黄河、淮河等流域进行试点，分期分批科学确定生态流量（水位），作为流域水量调度的重要参考。深入实施《水污染防治行动计划》，落实控制单元治污责任，完成目标任务。固定污染源排放为主的控制单元，要确定区域、流域重点水污染物和主要超标污染物排放控制目标，实施基于改善水质要求的排污许可，将治污任务逐一落实到控制单元内的各排污单位（含污水处理厂、设有排放口的规模化畜禽养殖单位）。面源（分散源）污染为主或严重缺水的控制单元，要采用政策激励、加强监管以及确保生态基流等措施改善水生态环境。自2017年起，各省份要定期向社会公开控制单元水环境质量目标管理情况。

**专栏2 各流域需要改善的控制单元**

（一）长江流域（108个）。

双桥河合肥市控制单元等40个单元由Ⅳ类升为Ⅲ类；乌江重庆市控制单元等7个单元由Ⅴ类升为Ⅲ类；来河滁州市控制单元等9个单元由Ⅴ类升为Ⅳ类；京山河荆门市控制单元等2个单元由劣Ⅴ类升为Ⅲ类；沱江内江市控制单元等4个单元由劣Ⅴ类升为Ⅳ类；十五里河合肥市控制单元等24个单元由劣Ⅴ类升为Ⅴ类；滇池外海昆明市控制单元化学需氧量浓度下降；南淝河合肥市控制单元等3个单元氨氮浓度下降；竹皮河荆门市控制单元等4个单元氨氮、总磷浓度下降；岷江宜宾市控制单元等14个单元总磷浓度下降。

（二）海河流域（75个）。

洋河张家口市八号桥控制单元等9个单元由Ⅳ类升为Ⅲ类；妫水河下段北京市控制单元等3个单元由Ⅴ类升为Ⅳ类；潮白河通州区控制单元等26个单元由劣Ⅴ类升为Ⅴ类；宣惠河沧州市控制单元等6个单元化学需氧量浓度下降；通惠河下段北京市控制单元等26个单元氨氮浓度下降；共产主义渠新乡市控制单元等3个单元氨氮、总磷浓度下降；海河天津市海河大闸控制单元化学需氧量、氨氮浓度下降；潮白新河天津市控制单元总磷浓度下降。

（三）淮河流域（49个）。

谷河阜阳市控制单元等17个单元由Ⅳ类升为Ⅲ类；东鱼河菏泽市控制单元由Ⅴ类升为Ⅲ类；新濉河宿迁市控制单元等9个单元由Ⅴ类升为Ⅳ类；洙赵新河菏泽市控制单元由劣Ⅴ类升为Ⅲ类；运料河徐州市控制单元由劣Ⅴ类升为Ⅳ类；涡河亳州市岳坊大桥控制单元等16个单元由劣Ⅴ类升为Ⅴ类；包河商丘市控制单元等4个单元氨氮浓度下降。

（四）黄河流域（35个）。

伊洛河洛阳市控制单元等14个单元由Ⅳ类升为Ⅲ类；葫芦河固原市控制单元等4个单元由Ⅴ类升为Ⅳ类；岚河吕梁市控制单元由劣Ⅴ类升为Ⅳ类；大黑河乌兰察布市控制单元等8个单元由劣Ⅴ类升为Ⅴ类；昆都仑河包头市控制单元等8个单元氨氮浓度下降。

（五）松花江流域（12个）。

小兴凯湖鸡西市控制单元等9个单元由Ⅳ类升为Ⅲ类；阿什河哈尔滨市控制单元由劣Ⅴ类升为Ⅴ类；呼伦湖呼伦贝尔市控制单元化学需氧量浓度下降；饮马河长春市靠山南楼控制单元氨氮浓度下降。

（六）辽河流域（13个）。

寇河铁岭市控制单元等6个单元由Ⅳ类升为Ⅲ类；辽河沈阳市巨流河大桥控制单元等3个单元由Ⅴ类升为Ⅳ类；亮子河铁岭市控制单元等2个单元由劣Ⅴ类升为Ⅴ类；浑河抚顺市控制单元总磷浓度下降；条子河四平市控制单元氨氮浓度下降。

（七）珠江流域（17个）。

九洲江湛江市排里控制单元等2个单元由Ⅲ类升为Ⅱ类；潭江江门市牛湾控制单元由Ⅳ类升为Ⅱ类；鉴江茂名市江口门控制单元等4个单元由Ⅳ类升为Ⅲ类；东莞运河东莞市樟村控制单元等2个单元由Ⅴ类升为Ⅳ类；小东江茂名市石碧控制单元由劣Ⅴ类升为Ⅳ类；深圳河深圳市河口控制单元等5个单元由劣Ⅴ类升为Ⅴ类；杞麓湖玉溪市控制单元化学需氧量浓度下降；星云湖玉溪市控制单元总磷浓度下降。

（八）浙闽片河流（25个）。

浦阳江杭州市控制单元等13个单元由Ⅳ类升为Ⅲ类；汀溪厦门市控制单元等3个单元由Ⅴ类升为Ⅲ类；南溪漳州市控制单元等5个单元由Ⅴ类升为Ⅳ类；金清港台州市控制单元等4个单元由劣Ⅴ类升为Ⅴ类。

续表

| |
|---|
| （九）西北诸河（3 个）。 |
| 博斯腾湖巴音郭楞蒙古自治州控制单元由Ⅳ类升为Ⅲ类；北大河酒泉市控制单元由劣Ⅴ类升为Ⅲ类；克孜河喀什地区控制单元由劣Ⅴ类升为Ⅴ类。 |
| （十）西南诸河（6 个）。 |
| 黑惠江大理白族自治州控制单元等 4 个单元由Ⅳ类升为Ⅲ类；异龙湖红河哈尼族彝族自治州控制单元化学需氧量浓度下降；西洱河大理白族自治州控制单元氨氮浓度下降。 |

实施流域污染综合治理。实施重点流域水污染防治规划。流域上下游各级政府、各部门之间加强协调配合、定期会商，实施联合监测、联合执法、应急联动、信息共享。长江流域强化系统保护，加大水生生物多样性保护力度，强化水上交通、船舶港口污染防治。实施岷江、沱江、乌江、清水江、长江干流宜昌段总磷污染综合治理，有效控制贵州、四川、湖北、云南等总磷污染。太湖坚持综合治理，增强流域生态系统功能，防范蓝藻暴发，确保饮用水安全；巢湖加强氮、磷总量控制，改善入湖河流水质，修复湖滨生态功能；滇池加强氮、磷总量控制，重点防控城市污水和农业面源污染入湖，分区分步开展生态修复，逐步恢复水生态系统。海河流域突出节水和再生水利用，强化跨界水体治理，重点整治城乡黑臭水体，保障白洋淀、衡水湖、永定河生态需水。淮河流域大幅降低造纸、化肥、酿造等行业污染物排放强度，有效控制氨氮污染，持续改善洪河、涡河、颍河、惠济河、包河等支流水质，切实防控突发污染事件。黄河流域重点控制煤化工、石化企业排放，持续改善汾河、涑水河、总排干、大黑河、乌梁素海、湟水河等支流水质，降低中上游水环境风险。松花江流域持续改善阿什河、伊通河等支流水质，重点解决石化、酿造、制药、造纸等行业污染问题，加大水生态保护力度，进一步增加野生鱼类种群数量，加快恢复湿地生态系统。辽河流域大幅降低石化、造纸、化工、农副食品加工等行业污染物排放强度，持续改善浑河、太子河、条子河、招苏台河等支流水质，显著恢复水生态系统，全面恢复湿地生态系统。珠江流域建立健全广东、广西、云南等联合治污防控体系，重点保障东江、西江供水水质安全，改善珠江三角洲地区水生态环境。

优先保护良好水体。实施从水源到水龙头全过程监管，持续提升饮用水安全保障水平。地方各级人民政府及供水单位应定期监测、检测和评估本行政区域内饮用水水源、供水厂出水和用户水龙头水质等饮水安全状况。地级及以上城市每季度向社会公开饮水安全状况信息，县级及以上城市自 2018 年起每季度向社会公开。开展饮用水水源规范化建设，依法清理饮用水水源保护区内违法建筑和排污口。加强农村饮用水水源保护，实施农村饮水安全巩固提升工程。各省（区、市）应于 2017 年底前，基本完成乡镇及以上集中式饮用水水源保护区划定，开展定期监测和调查评估。到 2020 年，地级及以上城市集中式饮用水水源水质达到或优于

Ⅲ类比例高于 93%。对江河源头及现状水质达到或优于Ⅲ类的江河湖库开展生态环境安全评估，制定实施生态环境保护方案，东江、滦河、千岛湖、南四湖等流域于 2017 年底前完成。七大重点流域制定实施水生生物多样性保护方案。

推进地下水污染综合防治。定期调查评估集中式地下水型饮用水水源补给区和污染源周边区域环境状况。加强重点工业行业地下水环境监管，采取防控措施有效降低地下水污染风险。公布地下水污染地块清单，管控风险，开展地下水污染修复试点。到 2020 年，全国地下水污染加剧趋势得到初步遏制，质量极差的地下水比例控制在 15%左右。

大力整治城市黑臭水体。建立地级及以上城市建成区黑臭水体等污染严重水体清单，制定整治方案，细化分阶段目标和任务安排，向社会公布年度治理进展和水质改善情况。建立全国城市黑臭水体整治监管平台，公布全国黑臭水体清单，接受公众评议。各城市在当地主流媒体公布黑臭水体清单、整治达标期限、责任人、整治进展及效果；建立长效机制，开展水体日常维护与监管工作。2017 年底前，直辖市、省会城市、计划单列市建成区基本消除黑臭水体，其他地级城市实现河面无大面积漂浮物、河岸无垃圾、无违法排污口；到 2020 年，地级及以上城市建成区黑臭水体比例均控制在 10%以内，其他城市力争大幅度消除重度黑臭水体。

改善河口和近岸海域生态环境质量。实施近岸海域污染防治方案，加大渤海、东海等近岸海域污染治理力度。强化直排海污染源和沿海工业园区监管，防控沿海地区陆源溢油污染海洋。开展国际航行船舶压载水及污染物治理。规范入海排污口设置，2017 年底前，全面清理非法或设置不合理的入海排污口。到 2020 年，沿海省（区、市）入海河流基本消除劣Ⅴ类的水体。实施蓝色海湾综合治理，重点整治黄河口、长江口、闽江口、珠江口、辽东湾、渤海湾、胶州湾、杭州湾、北部湾等河口海湾污染。严格禁渔休渔措施。控制近海养殖密度，推进生态健康养殖，大力开展水生生物增殖放流，加强人工鱼礁和海洋牧场建设。加强海岸带生态保护与修复，实施“南红北柳”湿地修复工程，严格控制生态敏感地区围填海活动。到 2020 年，全国自然岸线（不包括海岛岸线）保有率不低于 35%，整治修复海岸线 1000 公里。建设一批海洋自然保护区、海洋特别保护区和水产种质资源保护区，实施生态岛礁工程，加强海洋珍稀物种保护。

### 第三节　分类防治土壤环境污染

推进基础调查和监测网络建设。全面实施《土壤污染防治行动计划》，以农用地和重点行业企业用地为重点，开展土壤污染状况详查，2018 年底前查明农用地土壤污染的面积、分布及其对农产品质量的影响，2020 年底前掌握重点行业企业用地中的污染地块分布及其环境风险情况。开展电子废物拆解、废旧塑料回收、非正规垃圾填埋场、历史遗留尾矿库等土壤环境问题集中区域风险排查，建立风险管控名录。统一规划、整合优化土壤环境质量监测点位。充分发挥行业监测网作用，支持各地因地制宜补充增加设置监测点位，增加特征污染物监测项目，提高监测频次。2017年底前，完成土壤环境质量国控监测点位设置，建成国家土壤环境质量监测网络，基本形成土壤环境监测能力；到2020年，实现土壤环境质量监测点位所有县（市、区）全覆盖。

实施农用地土壤环境分类管理。按污染程度将农用地划为三个类别，未污染和轻微污染的划为优先保护类，轻度和中度污染的划为安全利用类，重度污染的划为严格管控类，分别采取相应管理措施。各省级人民政府要对本行政区域内优先保护类耕地面积减少或土壤环境质量下降的县（市、区）进行预警提醒并依法采取环评限批等限制性措施。将符合条件的优先保护类耕地划为永久基本农田，实行严格保护，确保其面积不减少、土壤环境质量不下降。根据土壤污染状况和农产品超标情况，安全利用类耕地集中的县（市、区）要结合当地主要作物品种和种植习惯，制定实施受污染耕地安全利用方案，采取农艺调控、替代种植等措施，降低农产品超标风险。加强对严格管控类耕地的用途管理，依法划定特定农产品禁止生产区域，严禁种植食用农产品，继续在湖南长株潭地区开展重金属污染耕地修复及农作物种植结构调整试点。到2020年，重度污染耕地种植结构调整或退耕还林还草面积力争达到2000万亩。

加强建设用地环境风险管控。建立建设用地土壤环境质量强制调查评估制度。构建土壤环境质量状况、污染地块修复与土地再开发利用协同一体的管理与政策体系。自2017年起，对拟收回土地使用权的有色金属冶炼、石油加工、化工、焦化、电镀、制革等行业企业用地，以及用途拟变更为居住和商业、学校、医疗、养老机构等公共设施的上述企业用地，由土地使用权人负责开展土壤环境状况调查评估；已经收回的，由所在地市、县级人民政府负责开展调查评估。将建设用地土壤环境管理要求纳入城市规划和供地管理，土地开发利用必须符合土壤环境质量要求。暂不开发利用或现阶段不具备治理修复条件的污染地块，由所在地县级人民政府组织划定管控区域，设立标志，发布公告，开展土壤、地表水、地下水、空气环境监测。

开展土壤污染治理与修复。针对典型受污染农用地、污染地块，分批实施200个土壤污染治理与修复技术应用试点项目，加快建立健全技术体系。自2017年起，各地要逐步建立污染地块名录及其开发利用的负面清单，合理确定土地用途。京津冀、长三角、珠三角、东北老工业基地地区城市和矿产资源枯竭型城市等污染地块集中分布的城市，要规范、有序开展再开发利用污染地块治理与修复。长江中下游、成都平原、珠江流域等污染耕地集中分布的省（区、市），应于2018年底前编制实施污染耕地治理与修复方案。2017年底前，发布土壤污染治理与修复责任方终身责任追究办法。建立土壤污染治理与修复全过程监管制度，严格修复方案审查，加强修复过程监督和检查，开展修复成效第三方评估。

强化重点区域土壤污染防治。京津冀区域以城市“退二进三”遗留污染地块为重点，严格管控建设用地开发利用土壤环境风险，加大污灌区、设施农业集中区域土壤环境监测和监管。东北地区加大黑土地保护力度，采取秸秆还田、增施有机肥、轮作休耕等措施实施综合治理。珠江三角洲地区以化工、电镀、印染等重污染行业企业遗留污染地块为重点，强化污染地块开发利用环境监管。湘江流域地区以镉、砷等重金属污染为重点，对污染耕地采取农艺调控、种植结构调整、退耕还林还草等措施，严格控制农产品超标风险。西南地区以有色金属、磷矿等矿产资源开发过程导致的环境污染风险防控为重点，强化磷、汞、铅等历史遗留土壤污染治理。在浙江台州、湖北黄石、湖南常德、广东韶关、广西河池、贵州铜仁等 6 个地区启动土壤污染综合防治先行区建设。

## 第五章　实施专项治理，全面推进达标排放与污染减排

以污染源达标排放为底线，以骨干性工程推进为抓手，改革完善总量控制制度，推动行业多污染物协同治污减排，加强城乡统筹治理，严格控制增量，大幅度削减污染物存量，降低生态环境压力。

### 第一节　实施工业污染源全面达标排放计划

工业污染源全面开展自行监测和信息公开。工业企业要建立环境管理台账制度，开展自行监测，如实申报，属于重点排污单位的还要依法履行信息公开义务。实施排污口规范化整治，2018 年底前，工业企业要进一步规范排污口设置，编制年度排污状况报告。排污企业全面实行在线监测，地方各级人民政府要完善重点排污单位污染物超标排放和异常报警机制，逐步实现工业污染源排放监测数据统一采集、公开发布，不断加强社会监督，对企业守法承诺履行情况进行监督检查。2019 年底前，建立全国工业企业环境监管信息平台。

排查并公布未达标工业污染源名单。各地要加强对工业污染源的监督检查，全面推进“双随机”抽查制度，实施环境信用颜色评价，鼓励探索实施企业超标排放计分量化管理。对污染物排放超标或者重点污染物排放超总量的企业予以“黄牌”警示，限制生产或停产整治；对整治后仍不能达到要求且情节严重的企业予以“红牌”处罚，限期停业、关闭。自 2017 年起，地方各级人民政府要制定本行政区域工业污染源全面达标排放计划，确定年度工作目标，每季度向社会公布“黄牌”、“红牌”企业名单。环境保护部将加大抽查核查力度，对企业超标现象普遍、超标企业集中地区的地方政府进行通报、挂牌督办。

实施重点行业企业达标排放限期改造。建立分行业污染治理实用技术公开遴选与推广应用机制，发布重点行业污染治理技术。分流域分区域制定实施重点行业限期整治方案，升级改造环保设施，加大检查核查力度，确保稳定达标。以钢

铁、水泥、石化、有色金属、玻璃、燃煤锅炉、造纸、印染、化工、焦化、氮肥、农副食品加工、原料药制造、制革、农药、电镀等行业为重点，推进行业达标排放改造。

完善工业园区污水集中处理设施。实行“清污分流、雨污分流”，实现废水分类收集、分质处理，入园企业应在达到国家或地方规定的排放标准后接入集中式污水处理设施处理，园区集中式污水处理设施总排口应安装自动监控系统、视频监控系统，并与环境保护主管部门联网。开展工业园区污水集中处理规范化改造示范。

## 第二节 深入推进重点污染物减排

改革完善总量控制制度。以提高环境质量为核心，以重大减排工程为主要抓手，上下结合，科学确定总量控制要求，实施差别化管理。优化总量减排核算体系，以省级为主体实施核查核算，推动自主减排管理，鼓励将持续有效改善环境质量的措施纳入减排核算。加强对生态环境保护重大工程的调度，对进度滞后地区及早预警通报，各地减排工程、指标情况要主动向社会公开。总量减排考核服从于环境质量考核，重点审查环境质量未达到标准、减排数据与环境质量变化趋势明显不协调的地区，并根据环境保护督查、日常监督检查和排污许可执行情况，对各省（区、市）自主减排管理情况实施“双随机”抽查。大力推行区域性、行业性总量控制，鼓励各地实施特征性污染物总量控制，并纳入各地国民经济和社会发展规划。

推动治污减排工程建设。各省（区、市）要制定实施造纸、印染等十大重点涉水行业专项治理方案，大幅降低污染物排放强度。电力、钢铁、纺织、造纸、石油石化、化工、食品发酵等高耗水行业达到先进定额标准。以燃煤电厂超低排放改造为重点，对电力、钢铁、建材、石化、有色金属等重点行业，实施综合治理，对二氧化硫、氮氧化物、烟粉尘以及重金属等多污染物实施协同控制。各省（区、市）应于 2017 年底前制定专项治理方案并向社会公开，对治理不到位的工程项目要公开曝光。制定分行业治污技术政策，培育示范企业和示范工程。

---

**专栏 3 推动重点行业治污减排**

---

（一）造纸行业。

力争完成纸浆无元素氯漂白改造或采取其他低污染制浆技术，完善中段水生化处理工艺，增加深度治理工艺，进一步完善中控系统。

（二）印染行业。

实施低排水染整工艺改造及废水综合利用，强化清污分流、分质处理、分质回用，完善中段水生化处理，增加强氧化、膜处理等深度治理工艺。

（三）味精行业。

提高生产废水循环利用水平，分离尾液和离交尾液采用絮凝气浮和蒸发浓缩等措施，外排水采取厌氧—好氧二级生化处理工艺；敏感区域应深度处理。

---

续表

| |
|---|
| （四）柠檬酸行业。<br>采用低浓度废水循环再利用技术，高浓度废水采用喷浆造粒等措施。<br>（五）氮肥行业。<br>开展工艺冷凝液水解解析技术改造，实施含氰、含氨废水综合治理。<br>（六）酒精与啤酒行业。<br>低浓度废水采用物化—生化工艺，预处理后由园区集中处理。啤酒行业采用就地清洗技术。<br>（七）制糖行业。<br>采用无滤布真空吸滤机、高压水清洗、甜菜干法输送及压粕水回收，推进废糖蜜、酒精废醪液发酵还田综合利用，鼓励废水生化处理后回用，敏感区域执行特别排放限值。<br>（八）淀粉行业。<br>采用厌氧+好氧生化处理技术，建设污水处理设施在线监测和中控系统。<br>（九）屠宰行业。<br>强化外排污水预处理，敏感区域执行特别排放限值，有条件的采用膜生物反应器工艺进行深度处理。<br>（十）磷化工行业。<br>实施湿法磷酸净化改造，严禁过磷酸钙、钙镁磷肥新增产能。发展磷炉尾气净化合成有机化工产品，鼓励各种建材或建材添加剂综合利用磷渣、磷石膏。<br>（十一）煤电行业。<br>加快推进燃煤电厂超低排放和节能改造。强化露天煤场抑尘措施，有条件的实施封闭改造。<br>（十二）钢铁行业。<br>完成干熄焦技术改造，不同类型的废水应分别进行预处理。未纳入淘汰计划的烧结机和球团生产设备全部实施全烟气脱硫，禁止设置脱硫设施烟气旁路；烧结机头、机尾、焦炉、高炉出铁场、转炉烟气除尘等设施实施升级改造，露天原料场实施封闭改造，原料转运设施建设封闭皮带通廊，转运站和落料点配套抽风收尘装置。<br>（十三）建材行业。<br>原料破碎、生产、运输、装卸等各环节实施堆场及输送设备全封闭、道路清扫等措施，有效控制无组织排放。水泥窑全部实施烟气脱硝，水泥窑及窑磨一体机进行高效除尘改造；平板玻璃行业推进“煤改气”、“煤改电”，禁止掺烧高硫石油焦等劣质原料，未使用清洁能源的浮法玻璃生产线全部实施烟气脱硫，浮法玻璃生产线全部实施烟气高效除尘、脱硝；建筑卫生陶瓷行业使用清洁燃料，喷雾干燥塔、陶瓷窑炉安装脱硫除尘设施，氮氧化物不能稳定达标排放的喷雾干燥塔采取脱硝措施。<br>（十四）石化行业。<br>催化裂化装置实施催化再生烟气治理，对不能稳定达标排放的硫磺回收尾气，提高硫磺回收率或加装脱硫设施。<br>（十五）有色金属行业。<br>加强富余烟气收集，对二氧化硫含量大于 3.5%的烟气，采取两转两吸制酸等方式回收。低浓度烟气和制酸尾气排放超标的必须进行脱硫。规范冶炼企业废气排放口设置，取消脱硫设施旁路。 |

控制重点地区重点行业挥发性有机物排放。全面加强石化、有机化工、表面涂装、包装印刷等重点行业挥发性有机物控制。细颗粒物和臭氧污染严重省份实施行业挥发性有机污染物总量控制，制定挥发性有机污染物总量控制目标和实施方案。强化挥发性有机物与氮氧化物的协同减排，建立固定源、移动源、面源排放清单，对芳香烃、烯烃、炔烃、醛类、酮类等挥发性有机物实施重点减排。开展石化行业“泄漏检测与修复”专项行动，对无组织排放开展治理。各地要明确

时限，完成加油站、储油库、油罐车油气回收治理，油气回收率提高到90%以上，并加快推进原油成品油码头油气回收治理。涂装行业实施低挥发性有机物含量涂料替代、涂装工艺与设备改进，建设挥发性有机物收集与治理设施。印刷行业全面开展低挥发性有机物含量原辅料替代，改进生产工艺。京津冀及周边地区、长三角地区、珠三角地区，以及成渝、武汉及其周边、辽宁中部、陕西关中、长株潭等城市群全面加强挥发性有机物排放控制。

总磷、总氮超标水域实施流域、区域性总量控制。总磷超标的控制单元以及上游相关地区要实施总磷总量控制，明确控制指标并作为约束性指标，制定水质达标改善方案。重点开展 100 家磷矿采选和磷化工企业生产工艺及污水处理设施建设改造。大力推广磷铵生产废水回用，促进磷石膏的综合加工利用，确保磷酸生产企业磷回收率达到 96%以上。沿海地级及以上城市和汇入富营养化湖库的河流，实施总氮总量控制，开展总氮污染来源解析，明确重点控制区域、领域和行业，制定总氮总量控制方案，并将总氮纳入区域总量控制指标。氮肥、味精等行业提高辅料利用效率，加大资源回收力度。印染等行业降低尿素的使用量或使用尿素替代助剂。造纸等行业加快废水处理设施精细化管理，严格控制营养盐投加量。强化城镇污水处理厂生物除磷、脱氮工艺，实施畜禽养殖业总磷、总氮与化学需氧量、氨氮协同控制。

**专栏 4 区域性、流域性总量控制地区**

（一）挥发性有机物总量控制。

在细颗粒物和臭氧污染较严重的 16 个省份实施行业挥发性有机物总量控制，包括：北京市、天津市、河北省、辽宁省、上海市、江苏省、浙江省、安徽省、山东省、河南省、湖北省、湖南省、广东省、重庆市、四川省、陕西省等。

（二）总磷总量控制。

总磷超标的控制单元以及上游相关地区实施总磷总量控制，包括：天津市宝坻区，黑龙江省鸡西市，贵州省黔南布依族苗族自治州、黔东南苗族侗族自治州，河南省漯河市、鹤壁市、安阳市、新乡市，湖北省宜昌市、十堰市，湖南省常德市、益阳市、岳阳市，江西省南昌市、九江市，辽宁省抚顺市，四川省宜宾市、泸州市、眉山市、乐山市、成都市、资阳市，云南省玉溪市等。

（三）总氮总量控制。

在 56 个沿海地级及以上城市或区域实施总氮总量控制，包括：丹东市、大连市、锦州市、营口市、盘锦市、葫芦岛市、秦皇岛市、唐山市、沧州市、天津市、滨州市、东营市、潍坊市、烟台市、威海市、青岛市、日照市、连云港市、盐城市、南通市、上海市、杭州市、宁波市、温州市、嘉兴市、绍兴市、舟山市、台州市、福州市、平潭综合实验区、厦门市、莆田市、宁德市、漳州市、泉州市、广州市、深圳市、珠海市、汕头市、江门市、湛江市、茂名市、惠州市、汕尾市、阳江市、东莞市、中山市、潮州市、揭阳市、北海市、防城港市、钦州市、海口市、三亚市、三沙市和海南省直辖县级行政区等。

在 29 个富营养化湖库汇水范围内实施总氮总量控制，包括：安徽省巢湖、龙感湖，安徽省、湖北省南漪湖，北京市怀柔水库，天津市于桥水库，河北省白洋淀，吉林省松花湖，内蒙古自治区呼伦湖、乌梁素海，山东省南四湖，江苏省白马湖、高邮湖、洪泽湖、太湖、阳澄湖，浙江省西湖，上海市、江苏省淀山湖，湖南省洞庭湖，广东省高州水库、鹤地水库，四川省鲁班水库、邛海，云南省滇池、杞麓湖、星云湖、异龙湖，宁夏自治区沙湖、香山湖，新疆自治区艾比湖等。

## 第三节　加强基础设施建设

加快完善城镇污水处理系统。全面加强城镇污水处理及配套管网建设，加大雨污分流、清污混流污水管网改造，优先推进城中村、老旧城区和城乡结合部污水截流、收集、纳管，消除河水倒灌、地下水渗入等现象。到 2020 年，全国所有县城和重点镇具备污水收集处理能力，城市和县城污水处理率分别达到 95%和 85%左右，地级及以上城市建成区基本实现污水全收集、全处理。提升污水再生利用和污泥处置水平，大力推进污泥稳定化、无害化和资源化处理处置，地级及以上城市污泥无害化处理处置率达到 90%，京津冀区域达到 95%。控制初期雨水污染，排入自然水体的雨水须经过岸线净化，加快建设和改造沿岸截流干管，控制渗漏和合流制污水溢流污染。因地制宜、一河一策，控源截污、内源污染治理多管齐下，科学整治城市黑臭水体；因地制宜实施城镇污水处理厂升级改造，有条件的应配套建设湿地生态处理系统，加强废水资源化、能源化利用。敏感区域（重点湖泊、重点水库、近岸海域汇水区域）城镇污水处理设施应于 2017 年底前全面达到一级 A 排放标准。建成区水体水质达不到地表水Ⅳ类标准的城市，新建城镇污水处理设施要执行一级 A 排放标准。到 2020 年，实现缺水城市再生水利用率达到 20%以上，京津冀区域达到 30%以上。将港口、船舶修造厂环卫设施、污水处理设施纳入城市设施建设规划，提升含油污水、化学品洗舱水、生活污水等的处置能力。实施船舶压载水管理。

实现城镇垃圾处理全覆盖和处置设施稳定达标运行。加快县城垃圾处理设施建设，实现城镇垃圾处理设施全覆盖。提高城市生活垃圾处理减量化、资源化和无害化水平，全国城市生活垃圾无害化处理率达到 95%以上，90%以上村庄的生活垃圾得到有效治理。大中型城市重点发展生活垃圾焚烧发电技术，鼓励区域共建共享焚烧处理设施，积极发展生物处理技术，合理统筹填埋处理技术，到 2020 年，垃圾焚烧处理率达到 40%。完善收集储运系统，设市城市全面推广密闭化收运，实现干、湿分类收集转运。加强垃圾渗滤液处理处置、焚烧飞灰处理处置、填埋场甲烷利用和恶臭处理，向社会公开垃圾处置设施污染物排放情况。加快建设城市餐厨废弃物、建筑垃圾和废旧纺织品等资源化利用和无害化处理系统。以大中型城市为重点，建设生活垃圾分类示范城市（区）、生活垃圾存量治理示范项目，大中型城市建设餐厨垃圾处理设施。支持水泥窑协同处置城市生活垃圾。

推进海绵城市建设。转变城市规划建设理念，保护和恢复城市生态。老城区以问题为导向，以解决城市内涝、雨水收集利用、黑臭水体治理为突破口，推进区域整体治理，避免大拆大建。城市新区以目标为导向，优先保护生态环境，合理控制开发强度。综合采取“渗、滞、蓄、净、用、排”等措施，加强海绵型建筑与小区、海绵型道路与广场、海绵型公园和绿地、雨水调蓄与排水防涝设施等建设。大力推进城市排水防涝设施的达标建设，加快改造和消除城市易涝点。到2020年，能够将70%的降雨就地消纳和利用的土地面积达到城市建成区面积的20%以上。加强城镇节水，公共建筑必须采用节水器具，鼓励居民家庭选用节水器具。到2020年，地级及以上缺水城市全部达到国家节水型城市标准要求，京津冀、长三角、珠三角等区域提前一年完成。

增加清洁能源供给和使用。优先保障水电和国家“十三五”能源发展相关规划内的风能、太阳能、生物质能等清洁能源项目发电上网，落实可再生能源全额保障性收购政策，到2020年，非化石能源装机比重达到39%。煤炭占能源消费总量的比重降至58%以下。扩大城市高污染燃料禁燃区范围，提高城市燃气化率，地级及以上城市供热供气管网覆盖的地区禁止使用散煤，京津冀、长三角、珠三角等重点区域、重点城市实施“煤改气”工程，推进北方地区农村散煤替代。加快城市新能源汽车充电设施建设，政府机关、大中型企事业单位带头配套建设，继续实施新能源汽车推广。

大力推进煤炭清洁化利用。加强商品煤质量管理，限制开发和销售高硫、高灰等煤炭资源，发展煤炭洗选加工，到2020年，煤炭入洗率提高到75%以上。大力推进以电代煤、以气代煤和以其他清洁能源代煤，对暂不具备煤炭改清洁燃料条件的地区，积极推进洁净煤替代。建设洁净煤配送中心，建立以县（区）为单位的全密闭配煤中心以及覆盖所有乡镇、村的洁净煤供应网络。加快纯凝（只发电不供热）发电机组供热改造，鼓励热电联产机组替代燃煤小锅炉，推进城市集中供热。到2017年，除确有必要保留的外，全国地级及以上城市建成区基本淘汰10蒸吨以下燃煤锅炉。

## 第四节　加快农业农村环境综合治理

继续推进农村环境综合整治。继续深入开展爱国卫生运动，持续推进城乡环境卫生整治行动，建设健康、宜居、美丽家园。深化“以奖促治”政策，以南水北调沿线、三峡库区、长江沿线等重要水源地周边为重点，推进新一轮农村环境连片整治，有条件的省份开展全覆盖拉网式整治。因地制宜开展治理，完善农村生活垃圾“村收集、镇转运、县处理”模式，鼓励就地资源化，加快整治“垃圾围村”、“垃圾围坝”等问题，切实防止城镇垃圾向农村转移。整县推进农村污水处理统一规划、建设、管理。积极推进城镇污水、垃圾处理设施和服务向农村延伸，开展农村厕所无害化改造。继续实施农村清洁工程，开展河道清淤疏浚。到2020年，新增完成环境综合整治建制村13万个。

大力推进畜禽养殖污染防治。划定禁止建设畜禽规模养殖场（小区）区域，加强分区分类管理，以废弃物资源化利用为途径，整县推进畜禽养殖污染防治。养殖密集区推行粪污集中处理和资源化综合利用。2017年底前，各地区依法关闭或搬迁禁养区内的畜禽养殖场（小区）和养殖专业户。大力支持畜禽规模养殖场（小区）标准化改造和建设。

打好农业面源污染治理攻坚战。优化调整农业结构和布局，推广资源节约型农业清洁生产技术，推动资源节约型、环境友好型、生态保育型农业发展。建设生态沟渠、污水净化塘、地表径流集蓄池等设施，净化农田排水及地表径流。实施环水有机农业行动计划。推进健康生态养殖。实行测土配方施肥。推进种植业清洁生产，开展农膜回收利用，率先实现东北黑土地大田生产地膜零增长。在环渤海京津冀、长三角、珠三角等重点区域，开展种植业和养殖业重点排放源氨防控研究与示范。研究建立农药使用环境影响后评价制度，制定农药包装废弃物回收处理办法。到 2020 年，实现化肥农药使用量零增长，化肥利用率提高到 40%以上，农膜回收率达到 80%以上；京津冀、长三角、珠三角等区域提前一年完成。

强化秸秆综合利用与禁烧。建立逐级监督落实机制，疏堵结合、以疏为主，完善秸秆收储体系，支持秸秆代木、纤维原料、清洁制浆、生物质能、商品有机肥等新技术产业化发展，加快推进秸秆综合利用；强化重点区域和重点时段秸秆禁烧措施，不断提高禁烧监管水平。

## 第六章　实行全程管控，有效防范和降低环境风险

提升风险防控基础能力，将风险纳入常态化管理，系统构建事前严防、事中严管、事后处置的全过程、多层级风险防范体系，严密防控重金属、危险废物、有毒有害化学品、核与辐射等重点领域环境风险，强化核与辐射安全监管体系和能力建设，有效控制影响健康的生态和社会环境危险因素，守牢安全底线。

### 第一节　完善风险防控和应急响应体系

加强风险评估与源头防控。完善企业突发环境事件风险评估制度，推进突发环境事件风险分类分级管理，严格重大突发环境事件风险企业监管。改进危险废物鉴别体系。选择典型区域、工业园区、流域开展试点，进行废水综合毒性评估、区域突发环境事件风险评估，以此作为行业准入、产业布局与结构调整的基本依据，发布典型区域环境风险评估报告范例。

开展环境与健康调查、监测和风险评估。制定环境与健康工作办法，建立环境与健康调查、监测和风险评估制度，形成配套政策、标准和技术体系。开展重点地区、流域、行业环境与健康调查，初步建立环境健康风险哨点监测工作网络，识别和评估重点地区、流域、行业的环境健康风险，对造成环境健康风险的企业和污染物实施清单管理，研究发布一批利于人体健康的环境基准。

严格环境风险预警管理。强化重污染天气、饮用水水源地、有毒有害气体、

核安全等预警工作，开展饮用水水源地水质生物毒性、化工园区有毒有害气体等监测预警试点。

强化突发环境事件应急处置管理。健全国家、省、市、县四级联动的突发环境事件应急管理体系，深入推进跨区域、跨部门的突发环境事件应急协调机制，健全综合应急救援体系，建立社会化应急救援机制。完善突发环境事件现场指挥与协调制度，以及信息报告和公开机制。加强突发环境事件调查、突发环境事件环境影响和损失评估制度建设。

加强风险防控基础能力。构建生产、运输、贮存、处置环节的环境风险监测预警网络，建设“能定位、能查询、能跟踪、能预警、能考核”的危险废物全过程信息化监管体系。建立健全突发环境事件应急指挥决策支持系统，完善环境风险源、敏感目标、环境应急能力及环境应急预案等数据库。加强石化等重点行业以及政府和部门突发环境事件应急预案管理。建设国家环境应急救援实训基地，加强环境应急管理队伍、专家队伍建设，强化环境应急物资储备和信息化建设，增强应急监测能力。推动环境应急装备产业化、社会化，推进环境应急能力标准化建设。

## 第二节　加大重金属污染防治力度

加强重点行业环境管理。严格控制涉重金属新增产能快速扩张，优化产业布局，继续淘汰涉重金属重点行业落后产能。涉重金属行业分布集中、产业规模大、发展速度快、环境问题突出的地区，制定实施更严格的地方污染物排放标准和环境准入标准，依法关停达标无望、治理整顿后仍不能稳定达标的涉重金属企业。制定电镀、制革、铅蓄电池等行业工业园区综合整治方案，推动园区清洁、规范发展。强化涉重金属工业园区和重点工矿企业的重金属污染物排放及周边环境中的重金属监测，加强环境风险隐患排查，向社会公开涉重金属企业生产排放、环境管理和环境质量等信息。组织开展金属矿采选冶炼、钢铁等典型行业和贵州黔西南布依族苗族自治州等典型地区铊污染排放调查，制定铊污染防治方案。加强进口矿产品中重金属等环保项目质量监管。

深化重点区域分类防控。重金属污染防控重点区域制定实施重金属污染综合防治规划，有效防控环境风险和改善区域环境质量，分区指导、一区一策，实施差别化防控管理，加快湘江等流域、区域突出问题综合整治，“十三五”期间，争取 20 个左右地区退出重点区域。在江苏靖江市、浙江平阳县等 16 个重点区域和江西大余县浮江河流域等 8 个流域开展重金属污染综合整治示范，探索建立区域和流域重金属污染治理与风险防控的技术和管理体系。建立“锰三角”（锰矿开采和生产过程中存在严重环境污染问题的重庆市秀山县、湖南省花垣县、贵州省松桃县三个县）综合防控协调机制，统一制定综合整治规划。优化调整重点区域环境质量监测点位，2018 年底前建成全国重金属环境监测体系。

**专栏5 重金属综合整治示范**

（一）区域综合防控（16个）。

泰州靖江市（电镀行业综合整治）、温州平阳县（产业入园升级与综合整治）、湖州长兴县（铅蓄电池行业综合整治）、济源市（重金属综合治理与环境监测）、黄石大冶市及周边地区（铜冶炼治理与历史遗留污染整治）、湘潭竹埠港及周边地区（历史遗留污染治理）、衡阳水口山及周边地区（行业综合整治提升）、郴州三十六湾及周边地区（历史遗留污染整治和环境风险预警监控）、常德石门县雄黄矿地区（历史遗留砷污染治理与风险防控）、河池金城江区（结构调整与历史遗留污染整治）、重庆秀山县（电解锰行业综合治理）、凉山西昌市（有色行业整治及污染地块治理）、铜仁万山区（汞污染综合整治）、红河个旧市（产业调整与历史遗留污染整治）、渭南潼关县（有色行业综合整治）、金昌市金川区（产业升级与历史遗留综合整治）。

（二）流域综合整治（8个）。

赣州大余县浮江河流域（砷）、三门峡灵宝市宏农涧河流域（镉、汞）、荆门钟祥市利河—南泉河流域（砷）、韶关大宝山矿区横石水流域（镉）、河池市南丹县刁江流域（砷、镉）、黔南独山县都柳江流域（锑）、怒江兰坪县沘江流域（铅、镉）、陇南徽县永宁河流域（铅、砷）。

加强汞污染控制。禁止新建采用含汞工艺的电石法聚氯乙烯生产项目，到2020年聚氯乙烯行业每单位产品用汞量在2010年的基础上减少50%。加强燃煤电厂等重点行业汞污染排放控制。禁止新建原生汞矿，逐步停止原生汞开采。淘汰含汞体温计、血压计等添汞产品。

## 第三节　提高危险废物处置水平

合理配置危险废物安全处置能力。各省（区、市）应组织开展危险废物产生、利用处置能力和设施运行情况评估，科学规划并实施危险废物集中处置设施建设规划，将危险废物集中处置设施纳入当地公共基础设施统筹建设。鼓励大型石油化工等产业基地配套建设危险废物利用处置设施。鼓励产生量大、种类单一的企业和园区配套建设危险废物收集贮存、预处理和处置设施，引导和规范水泥窑协同处置危险废物。开展典型危险废物集中处置设施累积性环境风险评价与防控，淘汰一批工艺落后、不符合标准规范的设施，提标改造一批设施，规范管理一批设施。

防控危险废物环境风险。动态修订国家危险废物名录，开展全国危险废物普查，2020年底前，力争基本摸清全国重点行业危险废物产生、贮存、利用和处置状况。以石化和化工行业为重点，打击危险废物非法转移和利用处置违法犯罪活动。加强进口石化和化工产品质量安全监管，打击以原油、燃料油、润滑油等产品名义进口废油等固体废物。继续开展危险废物规范化管理督查考核，以含铬、铅、汞、镉、砷等重金属废物和生活垃圾焚烧飞灰、抗生素菌渣、高毒持久性废物等为重点开展专项整治。制定废铅蓄电池回收管理办法。明确危险废物利用处置二次污染控制要求及综合利用过程环境保护要求，制定综合利用产品中有毒有害物质含量限值，促进危险废物安全利用。

推进医疗废物安全处置。扩大医疗废物集中处置设施服务范围，建立区域医疗废物协同与应急处置机制，因地制宜推进农村、乡镇和偏远地区医疗废物安全处置。实施医疗废物焚烧设施提标改造工程。提高规范化管理水平，严厉打击医疗废物非法买卖等行为，建立医疗废物特许经营退出机制，严格落实医疗废物处置收费政策。

### 第四节　夯实化学品风险防控基础

评估现有化学品环境和健康风险。开展一批现有化学品危害初步筛查和风险评估，评估化学品在环境中的积累和风险情况。2017年底前，公布优先控制化学品名录，严格限制高风险化学品生产、使用、进口，并逐步淘汰替代。加强有毒有害化学品环境与健康风险评估能力建设。

削减淘汰公约管制化学品。到2020年，基本淘汰林丹、全氟辛基磺酸及其盐类和全氟辛基磺酰氟、硫丹等一批《关于持久性有机污染物的斯德哥尔摩公约》管制的化学品。强化对拟限制或禁止的持久性有机污染物替代品、最佳可行技术以及相关监测检测设备的研发。

严格控制环境激素类化学品污染。2017年底前，完成环境激素类化学品生产使用情况调查，监控、评估水源地、农产品种植区及水产品集中养殖区风险，实行环境激素类化学品淘汰、限制、替代等措施。

### 第五节　加强核与辐射安全管理

我国是核能核技术利用大国。“十三五”期间，要强化核安全监管体系和监管能力建设，加快推进核安全法治进程，落实核安全规划，依法从严监管，严防发生放射性污染环境的核事故。

提高核设施、放射源安全水平。持续提高核电厂安全运行水平，加强在建核电机组质量监督，确保新建核电厂满足国际最新核安全标准。加快研究堆、核燃料循环设施安全改进。优化核安全设备许可管理，提高核安全设备质量和可靠性。实施加强放射源安全行动计划。

推进放射性污染防治。加快老旧核设施退役和放射性废物处理处置，进一步提升放射性废物处理处置能力，落实废物最小化政策。推进铀矿冶设施退役治理和环境恢复，加强铀矿冶和伴生放射性矿监督管理。

强化核与辐射安全监管体系和能力建设。加强核与辐射安全监管体制机制建设，将核安全关键技术纳入国家重点研发计划。强化国家、区域、省级核事故应急物资储备和能力建设。建成国家核与辐射安全监管技术研发基地。建立国家核安全监控预警和应急响应平台，完善全国辐射环境监测网络，加强国家、省、地市级核与辐射安全监管能力。

## 第七章　加大保护力度，强化生态修复

贯彻“山水林田湖是一个生命共同体”理念，坚持保护优先、自然恢复为主，

推进重点区域和重要生态系统保护与修复，构建生态廊道和生物多样性保护网络，全面提升各类生态系统稳定性和生态服务功能，筑牢生态安全屏障。

### 第一节　维护国家生态安全

系统维护国家生态安全。识别事关国家生态安全的重要区域，以生态安全屏障以及大江大河重要水系为骨架，以国家重点生态功能区为支撑，以国家禁止开发区域为节点，以生态廊道和生物多样性保护网络为脉络，优先加强生态保护，维护国家生态安全。

建设“两屏三带”国家生态安全屏障。建设青藏高原生态安全屏障，推进青藏高原区域生态建设与环境保护，重点保护好多样、独特的生态系统。推进黄土高原—川滇生态安全屏障建设，重点加强水土流失防治和天然植被保护，保障长江、黄河中下游地区生态安全。建设东北森林带生态安全屏障，重点保护好森林资源和生物多样性，维护东北平原生态安全。建设北方防沙带生态安全屏障，重点加强防护林建设、草原保护和防风固沙，对暂不具备治理条件的沙化土地实行封禁保护，保障“三北”地区生态安全。建设南方丘陵山地带生态安全屏障，重点加强植被修复和水土流失防治，保障华南和西南地区生态安全。

构建生物多样性保护网络。深入实施中国生物多样性保护战略与行动计划，继续开展联合国生物多样性十年中国行动，编制实施地方生物多样性保护行动计划。加强生物多样性保护优先区域管理，构建生物多样性保护网络，完善生物多样性迁地保护设施，实现对生物多样性的系统保护。开展生物多样性与生态系统服务价值评估与示范。

### 第二节　管护重点生态区域

深化国家重点生态功能区保护和管理。制定国家重点生态功能区产业准入负面清单，制定区域限制和禁止发展的产业目录。优化转移支付政策，强化对区域生态功能稳定性和提供生态产品能力的评价和考核。支持甘肃生态安全屏障综合示范区建设，推进沿黄生态经济带建设。加快重点生态功能区生态保护与建设项目实施，加强对开发建设活动的生态监管，保护区域内重点野生动植物资源，明显提升重点生态功能区生态系统服务功能。

优先加强自然保护区建设与管理。优化自然保护区布局，将重要河湖、海洋、草原生态系统及水生生物、自然遗迹、极小种群野生植物和极度濒危野生动物的保护空缺作为新建自然保护区重点，建设自然保护区群和保护小区，全面提高自然保护区管理系统化、精细化、信息化水平。建立全国自然保护区“天地一体化”动态监测体系，利用遥感等手段开展监测，国家级自然保护区每年监测两次，省级自然保护区每年监测一次。定期组织自然保护区专项执法检查，严肃查处违法违规活动，加强问责监督。加强自然保护区综合科学考察、基础调查和管理评估。积极推进全国自然保护区范围界限核准和勘界立标工作，开展自然保护区土地确权和用途管制，有步骤地对居住在自然保护区核心区和缓冲区的居民实施生态移民。到2020年，全国自然保护区陆地面积占我国陆地国土面积的比例稳定在15%左右，国家重点保护野生动植物种类和典型生态系统类型得到保护的占90%以上。

整合设立一批国家公园。加强对国家公园试点的指导，在试点基础上研究制定建立国家公园体制总体方案。合理界定国家公园范围，整合完善分类科学、保护有力的自然保护地体系，更好地保护自然生态和自然文化遗产原真性、完整性。加强风景名胜区、自然文化遗产、森林公园、沙漠公园、地质公园等各类保护地规划、建设和管理的统筹协调，提高保护管理效能。

### 第三节　保护重要生态系统

保护森林生态系统。完善天然林保护制度，强化天然林保护和抚育，健全和落实天然林管护体系，加强管护基础设施建设，实现管护区域全覆盖，全面停止天然林商业性采伐。继续实施森林管护和培育、公益林建设补助政策。严格保护林地资源，分级分类进行林地用途管制。到2020年，林地保有量达到31230万公顷。

推进森林质量精准提升。坚持保护优先、自然恢复为主，坚持数量和质量并重、质量优先，坚持封山育林、人工造林并举，宜封则封、宜造则造，宜林则林、宜灌则灌、宜草则草，强化森林经营，大力培育混交林，推进退化林修复，优化森林组成、结构和功能。到2020年，混交林占比达到45%，单位面积森林蓄积量达到95立方米/公顷，森林植被碳储量达到95亿吨。

保护草原生态系统。稳定和完善草原承包经营制度，实行基本草原保护制度，落实草畜平衡、禁牧休牧和划区轮牧等制度。严格草原用途管制，加强草原管护员队伍建设，严厉打击非法征占用草原、开垦草原、乱采滥挖草原野生植物等破坏草原的违法犯罪行为。开展草原资源调查和统计，建立草原生产、生态监测预警系统。加强“三化”草原治理，防治鼠虫草害。到2020年，治理“三化”草原3000万公顷。

保护湿地生态系统。开展湿地生态效益补偿试点、退耕还湿试点。在国际和国家重要湿地、湿地自然保护区、国家湿地公园，实施湿地保护与修复工程，逐步恢复湿地生态功能，扩大湿地面积。提升湿地保护与管理能力。

### 第四节　提升生态系统功能

大规模绿化国土。开展大规模国土绿化行动，加强农田林网建设，建设配置合理、结构稳定、功能完善的城乡绿地，形成沿海、沿江、沿线、沿边、沿湖（库）、沿岛的国土绿化网格，促进山脉、平原、河湖、城市、乡村绿化协同。

继续实施新一轮退耕还林还草和退牧还草。扩大新一轮退耕还林还草范围和规模，在具备条件的25度以上坡耕地、严重沙化耕地和重要水源地15—25度坡耕地实施退耕还林还草。实施全国退牧还草工程建设规划，稳定扩大退牧还草范围，转变草原畜牧业生产方式，建设草原保护基础设施，保护和改善天然草原生态。

建设防护林体系。加强“三北”、长江、珠江、太行山、沿海等防护林体系建设。“三北”地区乔灌草相结合，突出重点、规模治理、整体推进。长江流域推进退化林修复，提高森林质量，构建“两湖一库”防护林体系。珠江流域推进退化林修复。太行山脉优化林分结构。沿海地区推进海岸基干林带和消浪林建设，修复退化林，完善沿海防护林体系和防灾减灾体系。在粮食主产区营造农田林网，加强村镇绿化，提高平原农区防护林体系综合功能。

建设储备林。在水土光热条件较好的南方省区和其他适宜地区，吸引社会资本参与储备林投资、运营和管理，加快推进储备林建设。在东北、内蒙古等重点国有林区，采取人工林集约栽培、现有林改培、抚育及补植补造等措施，建设以用材林和珍贵树种培育为主体的储备林基地。到 2020 年，建设储备林 1400 万公顷，每年新增木材供应能力 9500 万立方米以上。

培育国土绿化新机制。继续坚持全国动员、全民动手、全社会搞绿化的指导方针，鼓励家庭林场、林业专业合作组织、企业、社会组织、个人开展专业化规模化造林绿化。发挥国有林区和林场在绿化国土中的带动作用，开展多种形式的场外合作造林和森林保育经营，鼓励国有林场担负区域国土绿化和生态修复主体任务。创新产权模式，鼓励地方探索在重要生态区域通过赎买、置换等方式调整商品林为公益林的政策。

### 第五节　修复生态退化地区

综合治理水土流失。加强长江中上游、黄河中上游、西南岩溶区、东北黑土区等重点区域水土保持工程建设，加强黄土高原地区沟壑区固沟保塬工作，推进东北黑土区侵蚀沟治理，加快南方丘陵地带崩岗治理，积极开展生态清洁小流域建设。

推进荒漠化石漠化治理。加快实施全国防沙治沙规划，开展固沙治沙，加大对主要风沙源区、风沙口、沙尘路径区、沙化扩展活跃区等治理力度，加强“一带一路”沿线防沙治沙，推进沙化土地封禁保护区和防沙治沙综合示范区建设。继续实施京津风沙源治理二期工程，进一步遏制沙尘危害。以“一片两江”（滇桂黔石漠化片区和长江、珠江）岩溶地区为重点，开展石漠化综合治理。到 2020 年，努力建成 10 个百万亩、100 个十万亩、1000 个万亩防沙治沙基地。

加强矿山地质环境保护与生态恢复。严格实施矿产资源开发环境影响评价，建设绿色矿山。加大矿山植被恢复和地质环境综合治理，开展病危险尾矿库和“头顶库”（1 公里内有居民或重要设施的尾矿库）专项整治，强化历史遗留矿山地质环境恢复和综合治理。推广实施尾矿库充填开采等技术，建设一批“无尾矿山”

（通过有效手段实现无尾矿或仅有少量尾矿占地堆存的矿山），推进工矿废弃地修复利用。

### 第六节　扩大生态产品供给

推进绿色产业建设。加强林业资源基地建设，加快产业转型升级，促进产业高端化、品牌化、特色化、定制化，满足人民群众对优质绿色产品的需求。建设一批具有影响力的花卉苗木示范基地，发展一批增收带动能力强的木本粮油、特色经济林、林下经济、林业生物产业、沙产业、野生动物驯养繁殖利用示范基地。加快发展和提升森林旅游休闲康养、湿地度假、沙漠探秘、野生动物观赏等产业，加快林产工业、林业装备制造业技术改造和创新，打造一批竞争力强、特色鲜明的产业集群和示范园区，建立绿色产业和全国重点林产品市场监测预警体系。

构建生态公共服务网络。加大自然保护地、生态体验地的公共服务设施建设力度，开发和提供优质的生态教育、游憩休闲、健康养生养老等生态服务产品。加快建设生态标志系统、绿道网络、环卫、安全等公共服务设施，精心设计打造以森林、湿地、沙漠、野生动植物栖息地、花卉苗木为景观依托的生态体验精品旅游线路，集中建设一批公共营地、生态驿站，提高生态体验产品档次和服务水平。

加强风景名胜区和世界遗产保护与管理。开展风景名胜区资源普查，稳步做好世界自然遗产、自然与文化双遗产培育与申报。强化风景名胜区和世界遗产的管理，实施遥感动态监测，严格控制利用方式和强度。加大保护投入，加强风景名胜区保护利用设施建设。

维护修复城市自然生态系统。提高城市生物多样性，加强城市绿地保护，完善城市绿线管理。优化城市绿地布局，建设绿道绿廊，使城市森林、绿地、水系、河湖、耕地形成完整的生态网络。扩大绿地、水域等生态空间，合理规划建设各类城市绿地，推广立体绿化、屋顶绿化。开展城市山体、水体、废弃地、绿地修复，通过自然恢复和人工修复相结合的措施，实施城市生态修复示范工程项目。加强城市周边和城市群绿化，实施“退工还林”，成片建设城市森林。大力提高建成区绿化覆盖率，加快老旧公园改造，提升公园绿地服务功能。推行生态绿化方式，广植当地树种，乔灌草合理搭配、自然生长。加强古树名木保护，严禁移植天然大树进城。发展森林城市、园林城市、森林小镇。到 2020 年，城市人均公园绿地面积达到 14.6 平方米，城市建成区绿地率达到 38.9%。

### 第七节　保护生物多样性

开展生物多样性本底调查和观测。实施生物多样性保护重大工程，以生物多样性保护优先区域为重点，开展生态系统、物种、遗传资源及相关传统知识调查与评估，建立全国生物多样性数据库和信息平台。到 2020 年，基本摸清生物多样性保护优先区域本底状况。完善生物多样性观测体系，开展生物多样性综合观测站和观测样区建设。对重要生物类群和生态系统、国家重点保护物种及其栖息地开展常态化观测、监测、评价和预警。

实施濒危野生动植物抢救性保护。保护、修复和扩大珍稀濒危野生动植物栖息地、原生境保护区（点），优先实施重点保护野生动物和极小种群野生植物保护工程，开发濒危物种繁育、恢复和保护技术，加强珍稀濒危野生动植物救护、繁育和野化放归，开展长江经济带及重点流域人工种群野化放归试点示范，科学进行珍稀濒危野生动植物再引入。优化全国野生动物救护网络，完善布局并建设一批野生动物救护繁育中心，建设兰科植物等珍稀濒危植物的人工繁育中心。强化野生动植物及其制品利用监管，开展野生动植物繁育利用及其制品的认证标识。调整修订国家重点保护野生动植物名录。

加强生物遗传资源保护。建立生物遗传资源及相关传统知识获取与惠益分享制度，规范生物遗传资源采集、保存、交换、合作研究和开发利用活动，加强与遗传资源相关传统知识保护。开展生物遗传资源价值评估，加强对生物资源的发掘、整理、检测、培育和性状评价，筛选优良生物遗传基因。强化野生动植物基因保护，建设野生动植物人工种群保育基地和基因库。完善西南部生物遗传资源库，新建中东部生物遗传资源库，收集保存国家特有、珍稀濒危及具有重要价值的生物遗传资源。建设药用植物资源、农作物种质资源、野生花卉种质资源、林木种质资源中长期保存库（圃），合理规划和建设植物园、动物园、野生动物繁育中心。

强化野生动植物进出口管理。加强生物遗传资源、野生动植物及其制品进出口管理，建立部门信息共享、联防联控的工作机制，建立和完善进出口电子信息网络系统。严厉打击象牙等野生动植物制品非法交易，构建情报信息分析研究和共享平台，组建打击非法交易犯罪合作机制，严控特有、珍稀、濒危野生动植物种质资源流失。

防范生物安全风险。加强对野生动植物疫病的防护。建立健全国家生态安全动态监测预警体系，定期对生态风险开展全面调查评估。加强转基因生物环境释放监管，开展转基因生物环境释放风险评价和跟踪监测。建设国门生物安全保护网，完善国门生物安全查验机制，严格外来物种引入管理。严防严控外来有害生物物种入侵，开展外来入侵物种普查、监测与生态影响评价，对造成重大生态危害的外来入侵物种开展治理和清除。

## 第八章　加快制度创新，积极推进治理体系和治理能力现代化

统筹推进生态环境治理体系建设，以环保督察巡视、编制自然资源资产负债表、领导干部自然资源资产离任审计、生态环境损害责任追究等落实地方环境保护责任，以环境司法、排污许可、损害赔偿等落实企业主体责任，加强信息公开，

推进公益诉讼，强化绿色金融等市场激励机制，形成政府、企业、公众共治的治理体系。

## 第一节　健全法治体系

完善法律法规。积极推进资源环境类法律法规制修订。适时完善水污染防治、环境噪声污染防治、土壤污染防治、生态保护补偿、自然保护区等相关制度。

严格环境执法监督。完善环境执法监督机制，推进联合执法、区域执法、交叉执法，强化执法监督和责任追究。进一步明确环境执法部门行政调查、行政处罚、行政强制等职责，有序整合不同领域、不同部门、不同层次的执法监督力量，推动环境执法力量向基层延伸。

推进环境司法。健全行政执法和环境司法的衔接机制，完善程序衔接、案件移送、申请强制执行等方面规定，加强环保部门与公安机关、人民检察院和人民法院的沟通协调。健全环境案件审理制度。积极配合司法机关做好相关司法解释的制修订工作。

## 第二节　完善市场机制

推行排污权交易制度。建立健全排污权初始分配和交易制度，落实排污权有偿使用制度，推进排污权有偿使用和交易试点，加强排污权交易平台建设。鼓励新建项目污染物排放指标通过交易方式取得，且不得增加本地区污染物排放总量。推行用能预算管理制度，开展用能权有偿使用和交易试点。

发挥财政税收政策引导作用。开征环境保护税。全面推进资源税改革，逐步将资源税扩展到占用各种自然生态空间范畴。落实环境保护、生态建设、新能源开发利用的税收优惠政策。研究制定重点危险废物集中处置设施、场所的退役费用预提政策。

深化资源环境价格改革。完善资源环境价格机制，全面反映市场供求、资源稀缺程度、生态环境损害成本和修复效益等因素。落实调整污水处理费和水资源费征收标准政策，提高垃圾处理费收缴率，完善再生水价格机制。研究完善燃煤电厂环保电价政策，加大高耗能、高耗水、高污染行业差别化电价水价等政策实施力度。

加快环境治理市场主体培育。探索环境治理项目与经营开发项目组合开发模式，健全社会资本投资环境治理回报机制。深化环境服务试点，创新区域环境治理一体化、环保“互联网+”、环保物联网等污染治理与管理模式，鼓励各类投资进入环保市场。废止各类妨碍形成全国统一市场和公平竞争的制度规定，加强环境治理市场信用体系建设，规范市场环境。鼓励推行环境治理依效付费与环境绩效合同服务。

建立绿色金融体系。建立绿色评级体系以及公益性的环境成本核算和影响评估体系，明确贷款人尽职免责要求和环境保护法律责任。鼓励各类金融机构加大绿色信贷发放力度。在环境高风险领域建立环境污染强制责任保险制度。研究设立绿色股票指数和发展相关投资产品。鼓励银行和企业发行绿色债券，鼓励对绿色信贷资产实行证券化。加大风险补偿力度，支持开展排污权、收费权、购买服务协议抵押等担保贷款业务。支持设立市场化运作的各类绿色发展基金。

加快建立多元化生态保护补偿机制。加大对重点生态功能区的转移支付力度，合理提高补偿标准，向生态敏感和脆弱地区、流域倾斜，推进有关转移支付分配与生态保护成效挂钩，探索资金、政策、产业及技术等多元互补方式。完善补偿范围，逐步实现森林、草原、湿地、荒漠、河流、海洋和耕地等重点领域和禁止开发区域、重点生态功能区等重要区域全覆盖。中央财政支持引导建立跨省域的生态受益地区和保护地区、流域上游与下游的横向补偿机制，推进省级区域内横向补偿。在长江、黄河等重要河流探索开展横向生态保护补偿试点。深入推进南水北调中线工程水源区对口支援、新安江水环境生态补偿试点，推动在京津冀水源涵养区、广西广东九洲江、福建广东汀江—韩江、江西广东东江、云南贵州广西广东西江等开展跨地区生态保护补偿试点。到 2017 年，建立京津冀区域生态保护补偿机制，将北京、天津支持河北开展生态建设与环境保护制度化。

## 第三节　落实地方责任

落实政府生态环境保护责任。建立健全职责明晰、分工合理的环境保护责任体系，加强监督检查，推动落实环境保护党政同责、一岗双责。省级人民政府对本行政区域生态环境和资源保护负总责，对区域流域生态环保负相应责任，统筹推进区域环境基本公共服务均等化，市级人民政府强化统筹和综合管理职责，区县人民政府负责执行落实。

改革生态环境保护体制机制。积极推行省以下环保机构监测监察执法垂直管理制度改革试点，加强对地方政府及其相关部门环保履责情况的监督检查。建立区域流域联防联控和城乡协同的治理模式。建立和完善严格监管所有污染物排放的环境保护管理制度。

推进战略和规划环评。在完成京津冀、长三角、珠三角地区及长江经济带、“一带一路”倡议环评基础上，稳步推进省、市两级行政区战略环评。探索开展重大政策环境影响论证试点。严格开展开发建设规划环评，作为规划编制、审批、实施的重要依据。深入开展城市、新区总体规划环评，强化规划环评生态空间保护，完善规划环评会商机制。以产业园区规划环评为重点，推进空间和环境准入的清单管理，探索园区内建设项目环评审批管理改革。加强项目环评与规划环评联动，建设四级环保部门环评审批信息联网系统。地方政府和有关部门要依据战略、规划环评，把空间管制、总量管控和环境准入等要求转化为区域开发和保护的刚性约束。严格规划环评责任追究，加强对地方政府和有关部门规划环评工作开展情况的监督。

编制自然资源资产负债表。探索编制自然资源资产负债表，建立实物量核算账户，建立生态环境价值评估制度，开展生态环境资产清查与核算。实行领导干部自然资源资产离任审计，推动地方领导干部落实自然资源资产管理责任。在完成编制自然资源资产负债表试点基础上，逐步建立健全自然资源资产负债表编制制度，在国家层面探索形成主要自然资源资产价值量核算技术方法。

建立资源环境承载能力监测预警机制。研究制定监测评价、预警指标体系和技术方法，开展资源环境承载能力监测预警与成因解析，对资源消耗和环境容量接近或超过承载能力的地区实行预警提醒和差异化的限制性措施，严格约束开发活动在资源环境承载能力范围内。各省（区、市）应组织开展市、县域资源环境承载能力现状评价，超过承载能力的地区要调整发展规划和产业结构。

实施生态文明绩效评价考核。贯彻落实生态文明建设目标评价考核办法，建立体现生态文明要求的目标体系、考核办法、奖惩机制，把资源消耗、环境损害、生态效益纳入地方各级政府经济社会发展评价体系，对不同区域主体功能定位实行差异化绩效评价考核。

开展环境保护督察。推动地方落实生态环保主体责任，开展环境保护督察，重点检查环境质量呈现恶化趋势的区域流域及整治情况，重点督察地方党委和政府及其有关部门环保不作为、乱作为的情况，重点了解地方落实环境保护党政同责、一岗双责以及严格责任追究等情况，推动地方生态文明建设和环境保护工作，促进绿色发展。

建立生态环境损害责任终身追究制。建立重大决策终身责任追究及责任倒查机制，对在生态环境和资源方面造成严重破坏负有责任的干部不得提拔使用或者转任重要职务，对构成犯罪的依法追究刑事责任。实行领导干部自然资源资产离任审计，对领导干部离任后出现重大生态环境损害并认定其应承担责任的，实行终身追责。

## 第四节　加强企业监管

建立覆盖所有固定污染源的企业排放许可制度。全面推行排污许可，以改善环境质量、防范环境风险为目标，将污染物排放种类、浓度、总量、排放去向等纳入许可证管理范围，企业按排污许可证规定生产、排污。完善污染治理责任体系，环境保护部门对照排污许可证要求对企业排污行为实施监管执法。2017 年底前，完成重点行业及产能过剩行业企业许可证核发，建成全国排污许可管理信息平台。到 2020 年，全国基本完成排污许可管理名录规定行业企业的许可证核发。

激励和约束企业主动落实环保责任。建立企业环境信用评价和违法排污黑名单制度，企业环境违法信息将记入社会诚信档案，向社会公开。建立上市公司环保信息强制性披露机制，对未尽披露义务的上市公司依法予以处罚。实施能效和环保“领跑者”制度，采取财税优惠、荣誉表彰等措施激励企业实现更高标准的环保目标。到 2020 年，分级建立企业环境信用评价体系，将企业环境信用信息纳入全国信用信息共享平台，建立守信激励与失信惩戒机制。

建立健全生态环境损害评估和赔偿制度。推进生态环境损害鉴定评估规范化管理，完善鉴定评估技术方法。2017 年底前，完成生态环境损害赔偿制度改革试点；自 2018 年起，在全国试行生态环境损害赔偿制度；到 2020 年，力争在全国范围内初步建立生态环境损害赔偿制度。

## 第五节 实施全民行动

提高全社会生态环境保护意识。加大生态环境保护宣传教育，组织环保公益活动，开发生态文化产品，全面提升全社会生态环境保护意识。地方各级人民政府、教育主管部门和新闻媒体要依法履行环境保护宣传教育责任，把环境保护和生态文明建设作为践行社会主义核心价值观的重要内容，实施全民环境保护宣传教育行动计划。引导抵制和谴责过度消费、奢侈消费、浪费资源能源等行为，倡导勤俭节约、绿色低碳的社会风尚。鼓励生态文化作品创作，丰富环境保护宣传产品，开展环境保护公益宣传活动。建设国家生态环境教育平台，引导公众践行绿色简约生活和低碳休闲模式。小学、中学、高等学校、职业学校、培训机构等要将生态文明教育纳入教学内容。

推动绿色消费。强化绿色消费意识，提高公众环境行为自律意识，加快衣食住行向绿色消费转变。实施全民节能行动计划，实行居民水、电、气阶梯价格制度，推广节水、节能用品和绿色环保家具、建材等。实施绿色建筑行动计划，完善绿色建筑标准及认证体系，扩大强制执行范围，京津冀地区城镇新建建筑中绿色建筑达到 50%以上。强化政府绿色采购制度，制定绿色产品采购目录，倡导非政府机构、企业实行绿色采购。鼓励绿色出行，改善步行、自行车出行条件，完善城市公共交通服务体系。到 2020 年，城区常住人口 300 万以上城市建成区公共交通占机动化出行比例达到 60%。

强化信息公开。建立生态环境监测信息统一发布机制。全面推进大气、水、土壤等生态环境信息公开，推进监管部门生态环境信息、排污单位环境信息以及建设项目环境影响评价信息公开。各地要建立统一的信息公开平台，健全反馈机制。建立健全环境保护新闻发言人制度。

加强社会监督。建立公众参与环境管理决策的有效渠道和合理机制，鼓励公众对政府环保工作、企业排污行为进行监督。在建设项目立项、实施、后评价等环节，建立沟通协商平台，听取公众意见和建议，保障公众环境知情权、参与权、监督权和表达权。引导新闻媒体，加强舆论监督，充分利用“12369”环保热线和环保微信举报平台。研究推进环境典型案例指导示范制度，推动司法机关强化公民环境诉权的保障，细化环境公益诉讼的法律程序，加强对环境公益诉讼的技术支持，完善环境公益诉讼制度。

## 第六节　提升治理能力

加强生态环境监测网络建设。统一规划、优化环境质量监测点位，建设涵盖大气、水、土壤、噪声、辐射等要素，布局合理、功能完善的全国环境质量监测网络，实现生态环境监测信息集成共享。大气、地表水环境质量监测点位总体覆盖80%左右的区县，人口密集的区县实现全覆盖，土壤环境质量监测点位实现全覆盖。提高大气环境质量预报和污染预警水平，强化污染源追踪与解析，地级及以上城市开展大气环境质量预报。建设国家水质监测预警平台。加强饮用水水源和土壤中持久性、生物富集性以及对人体健康危害大的污染物监测。加强重点流域城镇集中式饮用水水源水质、水体放射性监测和预警。建立天地一体化的生态遥感监测系统，实现环境卫星组网运行，加强无人机遥感监测和地面生态监测。构建生物多样性观测网络。

**专栏6 全国生态环境监测网络建设**

（一）稳步推进环境质量监测事权上收。

对1436个城市大气环境质量自动监测站、96个区域站和16个背景站，2767个国控地表水监测断面、419个近岸海域水环境质量监测点和300个水质自动监测站，40000个土壤环境国家监控点位，承担管理职责，保障运行经费，采取第三方监测服务、委托地方运维管理、直接监测等方式运行，推动环境监测数据联网共享与统一发布。

（二）加快建设生态监测网络。

建立天地一体化的生态遥感监测系统，建立生态功能地面监测站点，加强无人机遥感监测，对重要生态系统服务功能开展统一监测、统一信息公布。建设全国生态保护红线监管平台，建立一批相对固定的生态保护红线监管地面核查点。建立生物多样性观测网络体系，开展重要生态系统和生物类群的常态化监测与观测。新建大气辐射自动监测站400个、土壤辐射监测点163个、饮用水水源地辐射监测点330个。建设森林监测站228个、湿地监测站85个、荒漠监测站108个、生物多样性监测站300个。

加强环境监管执法能力建设。实现环境监管网格化管理，优化配置监管力量，推动环境监管服务向农村地区延伸。完善环境监管执法人员选拔、培训、考核等制度，充实一线执法队伍，保障执法装备，加强现场执法取证能力，加强环境监管执法队伍职业化建设。实施全国环保系统人才双向交流计划，加强中西部地区环境监管执法队伍建设。到2020年，基本实现各级环境监管执法人员资格培训及持证上岗全覆盖，全国县级环境执法机构装备基本满足需求。

加强生态环保信息系统建设。组织开展第二次全国污染源普查，建立完善全国污染源基本单位名录。加强环境统计能力，将小微企业纳入环境统计范围，梳理污染物排放数据，逐步实现各套数据的整合和归真。建立典型生态区基础数据库和信息管理系统。建设和完善全国统一、覆盖全面的实时在线环境监测监控系统。加快生态环境大数据平台建设，实现生态环境质量、污染源排放、环境执法、环评管理、自然生态、核与辐射等数据整合集成、动态更新，建立信息公开和共享平台，启动生态环境大数据建设试点。提高智慧环境管理技术水平，重点提升环境污染治理工艺自动化、智能化技术水平，建立环保数据共享与产品服务业务体系。

**专栏 7 加强生态环境基础调查**

加大基础调查力度，重点开展第二次全国污染源普查、全国危险废物普查、集中式饮用水水源环境保护状况调查、农村集中式饮用水水源环境保护状况调查、地下水污染调查、土壤污染状况详查、环境激素类化学品调查、生物多样性综合调查、外来入侵物种调查、重点区域河流湖泊底泥调查、国家级自然保护区资源环境本底调查、公民生活方式绿色化实践调查。开展全国生态状况变化（2011—2015 年）调查评估、生态风险调查评估、地下水基础环境状况调查评估、公众生态文明意识调查评估、长江流域生态健康调查评估、环境健康调查、监测和风险评估等。

## 第九章　实施一批国家生态环境保护重大工程

“十三五”期间，国家组织实施工业污染源全面达标排放等 25 项重点工程，建立重大项目库，强化项目绩效管理。项目投入以企业和地方政府为主，中央财政予以适当支持。

**专栏 8 环境治理保护重点工程**

（一）工业污染源全面达标排放。

限期改造 50 万蒸吨燃煤锅炉、工业园区污水处理设施。全国地级及以上城市建成区基本淘汰 10 蒸吨以下燃煤锅炉，完成燃煤锅炉脱硫脱硝除尘改造、钢铁行业烧结机脱硫改造、水泥行业脱硝改造。对钢铁、水泥、平板玻璃、造纸、印染、氮肥、制糖等行业中不能稳定达标的企业逐一进行改造。限期改造工业园区污水处理设施。

（二）大气污染重点区域气化。

建设完善京津冀、长三角、珠三角和东北地区天然气输送管道、城市燃气管网、天然气储气库、城市调峰站储气罐等基础设施，推进重点城市“煤改气”工程，替代燃煤锅炉 18.9 万蒸吨。

（三）燃煤电厂超低排放改造。

完成 4.2 亿千瓦机组超低排放改造任务，实施 1.1 亿千瓦机组达标改造，限期淘汰 2000 万千瓦落后产能和不符合相关强制性标准要求的机组。

（四）挥发性有机物综合整治。

开展石化企业挥发性有机物治理，实施有机化工园区、医药化工园区及煤化工基地挥发性有机物综合整治，推进加油站、油罐车、储油库油气回收及综合治理。推动工业涂装和包装印刷行业挥发性有机物综合整治。

（五）良好水体及地下水环境保护。

对江河源头及 378 个水质达到或优于Ⅲ类的江河湖库实施严格保护。实施重要江河湖库入河排污口整治工程。完成重要饮用水水源地达标建设，推进备用水源建设、水源涵养和生态修复，探索建设生物缓冲带。加强地下水保护，对报废矿井、钻井、取水井实施封井回填，开展京津冀晋等区域地下水修复试点。

（六）重点流域海域水环境治理。

针对七大流域及近岸海域水环境突出问题，以 580 个优先控制单元为重点，推进流域水环境保护与综合治理，统筹点源、面源污染防治和河湖生态修复，分类施策，实施流域水环境综合治理工程，加大整治力度，切实改善重点流域海域水环境质量。实施太湖、洞庭湖、滇池、巢湖、鄱阳湖、白洋淀、乌梁素海、呼伦湖、艾比湖等重点湖库水污染综合治理。开展长江中下游、珠三角等河湖内源治理。

续表

| （七）城镇生活污水处理设施全覆盖。<br>以城市黑臭水体整治和 343 个水质需改善控制单元为重点，强化污水收集处理与重污染水体治理。加强城市、县城和重点镇污水处理设施建设，加快收集管网建设，对污水处理厂升级改造，全面达到一级 A 排放标准。推进再生水回用，强化污泥处理处置，提升污泥无害化处理能力。<br>（八）农村环境综合整治。<br>实施农村生活垃圾治理专项行动，推进 13 万个行政村环境综合整治，实施农业废弃物资源化利用示范工程，建设污水垃圾收集处理利用设施，梯次推进农村生活污水治理，实现 90%的行政村生活垃圾得到治理。实施畜禽养殖废弃物污染治理与资源化利用，开展畜禽规模养殖场（小区）污染综合治理，实现 75%以上的畜禽养殖场（小区）配套建设固体废物和污水贮存处理设施。<br>（九）土壤环境治理。<br>组织开展土壤污染详查，开发土壤环境质量风险识别系统。完成 100 个农用地和 100 个建设用地污染治理试点。建设 6 个土壤污染综合防治先行区。开展 1000 万亩受污染耕地治理修复和 4000 万亩受污染耕地风险管控。组织开展化工企业搬迁后污染状况详查，制定综合整治方案，开展治理与修复工程示范，对暂不开发利用的高风险污染地块实施风险管控。全面整治历史遗留尾矿库。实施高风险历史遗留重金属污染地块、河道、废渣污染修复治理工程，完成 31 块历史遗留无主铬渣污染地块治理修复。<br>（十）重点领域环境风险防范。<br>开展生活垃圾焚烧飞灰处理处置，建成区域性废铅蓄电池、废锂电池回收网络。加强有毒有害化学品环境和健康风险评估能力建设，建立化学品危害特性基础数据库，建设国家化学品计算毒理中心和国家化学品测试实验室。建设 50 个针对大型化工园区、集中饮用水水源地等不同类型风险区域的全过程环境风险管理示范区。建设 1 个国家环境应急救援实训基地，具备人员实训、物资储备、成果展示、应急救援、后勤保障、科技研发等核心功能，配套建设环境应急演练系统、环境应急模拟训练场以及网络培训平台。建设国家生态环境大数据平台，研制发射系列化的大气环境监测卫星和环境卫星后续星并组网运行。建设全国及重点区域大气环境质量预报预警平台、国家水质监测预警平台、国家生态保护监控平台。加强中西部地区市县两级、东部欠发达地区县级执法机构的调查取证仪器设备配置。<br>（十一）核与辐射安全保障能力提升。<br>建成核与辐射安全监管技术研发基地，加快建设早期核设施退役及历史遗留放射性废物处理处置工程，建设 5 座中低放射性废物处置场和 1 个高放射性废物处理地下实验室，建设高风险放射源实时监控系统，废旧放射源 100%安全收贮。加强国家核事故应急救援队伍建设。 |
|---|

| **专栏 9 山水林田湖生态工程** |
|---|
| （一）国家生态安全屏障保护修复。<br>推进青藏高原、黄土高原、云贵高原、秦巴山脉、祁连山脉、大小兴安岭和长白山、南岭山地地区、京津冀水源涵养区、内蒙古高原、河西走廊、塔里木河流域、滇桂黔喀斯特地区等关系国家生态安全的核心地区生态修复治理。<br>（二）国土绿化行动。<br>开展大规模植树增绿活动，集中连片建设森林，加强“三北”、沿海、长江和珠江流域等防护林体系建设，加快建设储备林及用材林基地建设，推进退化防护林修复，建设绿色生态保护空间和连接各生态空间的生态廊道。开展农田防护林建设，开展太行山绿化，开展盐碱地、干热河谷造林试点示范，开展山体生态修复。<br>（三）国土综合整治。<br>开展重点流域、海岸带和海岛综合整治，加强矿产资源开发集中地区地质环境治理和生态修复。推进损毁土地、工矿废弃地复垦，修复受自然灾害、大型建设项目破坏的山体、矿山废弃地。加大京杭大运河、黄河明清故道沿线综合治理力度。推进边疆地区国土综合开发、防护和整治。 |

续表

（四）天然林资源保护。

将天然林和可以培育成为天然林的未成林封育地、疏林地、灌木林地全部划入天然林，对难以自然更新的林地通过人工造林恢复森林植被。

（五）新一轮退耕还林还草和退牧还草。

实施具备条件的 25 度以上坡耕地、严重沙化耕地和重要水源地 15—25 度坡耕地退耕还林还草。稳定扩大退牧还草范围，优化建设内容，适当提高中央投资补助标准。实施草原围栏 1000 万公顷、退化草原改良 267 万公顷，建设人工饲草地 33 万公顷、舍饲棚圈（储草棚、青贮窖）30 万户、开展岩溶地区草地治理 33 万公顷、黑土滩治理 7 万公顷、毒害草治理 12 万公顷。

（六）防沙治沙和水土流失综合治理。

实施北方防沙带、黄土高原区、东北黑土区、西南岩溶区以及"一带一路"沿线区域等重点区域水土流失综合防治，以及京津风沙源和石漠化综合治理，推进沙化土地封禁保护、坡耕地综合治理、侵蚀沟整治和生态清洁小流域建设。新增水土流失治理面积 27 万平方公里。

（七）河湖与湿地保护恢复。

加强长江中上游、黄河沿线及贵州草海等自然湿地保护，对功能降低、生物多样性减少的湿地进行综合治理，开展湿地可持续利用示范。加强珍稀濒危水生生物、重要水产种质资源以及产卵场、索饵场、越冬场、洄游通道等重要渔业水域保护。推进京津冀"六河五湖"、湖北"四湖"、钱塘江上游、草海、梁子湖、汾河、滹沱河、红碱淖等重要河湖和湿地生态保护与修复，推进城市河湖生态化治理。

（八）濒危野生动植物抢救性保护。

保护和改善大熊猫、朱鹮、虎、豹、亚洲象、兰科植物、苏铁类、野生稻等珍稀濒危野生动植物栖息地，建设原生境保护区、救护繁育中心和基因库，开展拯救繁育和野化放归。加强野外生存繁衍困难的极小种群、野生植物和极度濒危野生动物拯救。开展珍稀濒危野生动植物种质资源调查、抢救性收集和保存，建设种质资源库（圃）。

（九）生物多样性保护。

开展生物多样性保护优先区域生物多样性调查和评估，建设 50 个生物多样性综合观测站和 800 个观测样区，建立生物多样性数据库及生物多样性评估预警平台、生物物种查验鉴定平台，完成国家级自然保护区勘界确权，60%以上国家级自然保护区达到规范化建设要求，加强生态廊道建设，有步骤地实施自然保护区核心区、缓冲区生态移民，完善迁地保护体系，建设国家生物多样性博物馆。开展生物多样性保护、恢复与减贫示范。

（十）外来入侵物种防治行动。

选择 50 个国家级自然保护区开展典型外来入侵物种防治行动。选择云南、广西和东南沿海省份等外来入侵物种危害严重区域，建立 50 个外来入侵物种防控和资源化利用示范推广区，建设 100 个天敌繁育基地、1000 公里隔离带。建设 300 个口岸物种查验点，提升 50 个重点进境口岸的防范外来物种入侵能力。针对已入侵我国的外来物种进行调查，建立外来入侵物种数据库，构建卫星遥感与地面监测相结合的外来入侵物种监测预警体系。

（十一）森林质量精准提升。

加快推进混交林培育、森林抚育、退化林修复、公益林管护和林木良种培育。精准提升大江大河源头、国有林区（场）和集体林区森林质量。森林抚育 4000 万公顷，退化林修复 900 万公顷。

（十二）古树名木保护。

严格保护古树名木树冠覆盖区域、根系分布区域，科学设置标牌和保护围栏，对衰弱、濒危古树名木采取促进生长、增强树势措施，抢救古树名木 60 万株、复壮 300 万株。

（十三）城市生态修复和生态产品供给。

对城市规划区范围内自然资源和生态空间进行调查评估，综合识别已被破坏、自我恢复能力差、亟需实施修复的区域，开展城市生态修复试点示范。推进绿道绿廊建设，合理规划建设各类公园绿地，加快老旧公园改造，增加生态产品供给。

（十四）生态环境技术创新。

建设一批生态环境科技创新平台，优先推动建设一批专业化环保高新技术开发区。推进水、大气、土壤、生态、风险、智慧环保等重大研究专项，实施京津冀、长江经济带、"一带一路"、东北老工业基地、湘江流域等区域环境质量提升创新工程，实施青藏高原、黄土高原、北方风沙带、西南岩溶区等生态屏障区保护修复创新工程，实施城市废物安全处置与循环利用创新工程、环境风险治理与清洁替代创新工程、智慧环境创新工程。推进环境保护重点实验室、工程技术中心、科学观测站和决策支撑体系建设。建设澜沧江—湄公河水资源合作中心和环境合作中心、"一带一路"信息共享与决策平台。

## 第十章　健全规划实施保障措施

### 第一节　明确任务分工

明确地方目标责任。地方各级人民政府是规划实施的责任主体，要把生态环境保护目标、任务、措施和重点工程纳入本地区国民经济和社会发展规划，制定并公布生态环境保护重点任务和年度目标。各地区对规划实施情况进行信息公开，推动全社会参与和监督，确保各项任务全面完成。

部门协同推进规划任务。有关部门要各负其责，密切配合，完善体制机制，加大资金投入，加大规划实施力度。在大气、水、土壤、重金属、生物多样性等领域建立协作机制，定期研究解决重大问题。环境保护部每年向国务院报告环境保护重点工作进展情况。

### 第二节　加大投入力度

加大财政资金投入。按照中央与地方事权和支出责任划分的要求，加快建立与环保支出责任相适应的财政管理制度，各级财政应保障同级生态环保重点支出。优化创新环保专项资金使用方式，加大对环境污染第三方治理、政府和社会资本合作模式的支持力度。按照山水林田湖系统治理的要求，整合生态保护修复相关资金。

拓宽资金筹措渠道。完善使用者付费制度，支持经营类环境保护项目。积极推行政府和社会资本合作，探索以资源开发项目、资源综合利用等收益弥补污染防治项目投入和社会资本回报，吸引社会资本参与准公益性和公益性环境保护项目。鼓励社会资本以市场化方式设立环境保护基金。鼓励创业投资企业、股权投资企业和社会捐赠资金增加生态环保投入。

### 第三节　加强国际合作

参与国际环境治理。积极参与全球环境治理规则构建，深度参与环境国际公约、核安全国际公约和与环境相关的国际贸易投资协定谈判，承担并履行好同发展中大国相适应的国际责任，并做好履约工作。依法规范境外环保组织在华活动。加大宣传力度，对外讲好中国环保故事。根据对外援助统一部署，加大对外援助力度，创新对外援助方式。

提升国际合作水平。建立完善与相关国家、国际组织、研究机构、民间团体的交流合作机制，搭建对话交流平台，促进生态环保理念、管理制度政策、环保产业技术等方面的国际交流合作，全面提升国际化水平。组织开展一批大气、水、土壤、生物多样性等领域的国际合作项目。落实联合国 2030 年可持续发展议程。加强与世界各国、区域和国际组织在生态环保和核安全领域的对话交流与务实合作。加强南南合作，积极开展生态环保和核安全领域的对外合作。严厉打击化学品非法贸易、固体废物非法越境转移。

### 第四节 推进试点示范

推进国家生态文明试验区建设。以改善生态环境质量、推动绿色发展为目标，以体制创新、制度供给、模式探索为重点，设立统一规范的国家生态文明试验区。积极推进绿色社区、绿色学校、生态工业园区等“绿色细胞”工程。到2017年，试验区重点改革任务取得重要进展，形成若干可操作、有效管用的生态文明制度成果；到2020年，试验区率先建成较为完善的生态文明制度体系，形成一批可在全国复制推广的重大制度成果。

强化示范引领。深入开展生态文明建设示范区创建，提高创建规范化和制度化水平，注重创建的区域平衡性。加强创建与环保重点工作的协调联动，强化后续监督与管理，开展成效评估和经验总结，宣传推广现有的可复制、可借鉴的创建模式。

深入推进重点政策制度试点示范。开展农村环境保护体制机制综合改革与创新试点。试点划分环境质量达标控制区和未达标控制区，分别按照排放标准和质量约束实施污染源监管和排污许可。推进环境审计、环境损害赔偿、环境服务业和政府购买服务改革试点，强化政策支撑和监管，适时扩大环境污染第三方治理试点地区、行业范围。开展省级生态环境保护综合改革试点。

### 第五节 严格评估考核

环境保护部要会同有关部门定期对各省（区、市）环境质量改善、重点污染物排放、生态环境保护重大工程进展情况进行调度，结果向社会公开。整合各类生态环境评估考核，在2018年、2020年底，分别对本规划执行情况进行中期评估和终期考核，评估考核结果向国务院报告，向社会公布，并作为对领导班子和领导干部综合考核评价的重要依据。

## 3.15 《国务院“十三五”控制温室气体排放工作方案》

（2016年10月27日国务院发布，国发〔2016〕61号，全文如下）

为加快推进绿色低碳发展，确保完成“十三五”规划纲要确定的低碳发展目标任务，推动我国二氧化碳排放2030年左右达到峰值并争取尽早达峰，特制订本工作方案。

### 一、总体要求

（一）指导思想。全面贯彻党的十八大和十八届三中、四中、五中、六中全会精神，紧紧围绕统筹推进“五位一体”总体布局和协调推进“四个全面”战略布局，牢固树立创新、协调、绿色、开放、共享的发展理念，按照党中央、国务院决策部署，统筹国内国际两个大局，顺应绿色低碳发展国际潮流，把低碳发展作为我国经济社会发展的重大战略和生态文明建设的重要途径，采取积极措施，有效控制温室气体排放。加快科技创新和制度创新，健全激励和约束机制，发挥市场配置资源的决定性作用和更好发挥政府作用，加强碳排放和大气污染物排放协同控制，强化低碳引领，推动能源革命和产业革命，推动供给侧结构性改革和消费端转型，推动区域协调发展，深度参与全球气候治理，为促进我国经济社会可持续发展和维护全球生态安全作出新贡献。

（二）主要目标。到 2020 年，单位国内生产总值二氧化碳排放比 2015 年下降 18%，碳排放总量得到有效控制。氢氟碳化物、甲烷、氧化亚氮、全氟化碳、六氟化硫等非二氧化碳温室气体控排力度进一步加大。碳汇能力显著增强。支持优化开发区域碳排放率先达到峰值，力争部分重化工业 2020 年左右实现率先达峰，能源体系、产业体系和消费领域低碳转型取得积极成效。全国碳排放权交易市场启动运行，应对气候变化法律法规和标准体系初步建立，统计核算、评价考核和责任追究制度得到健全，低碳试点示范不断深化，减污减碳协同作用进一步加强，公众低碳意识明显提升。

## 二、低碳引领能源革命

（一）加强能源碳排放指标控制。实施能源消费总量和强度双控，基本形成以低碳能源满足新增能源需求的能源发展格局。到 2020 年，能源消费总量控制在 50 亿吨标准煤以内，单位国内生产总值能源消费比 2015 年下降 15%，非化石能源比重达到 15%。大型发电集团单位供电二氧化碳排放控制在 550 克二氧化碳/千瓦时以内。

（二）大力推进能源节约。坚持节约优先的能源战略，合理引导能源需求，提升能源利用效率。严格实施节能评估审查，强化节能监察。推动工业、建筑、交通、公共机构等重点领域节能降耗。实施全民节能行动计划，组织开展重点节能工程。健全节能标准体系，加强能源计量监管和服务，实施能效领跑者引领行动。推行合同能源管理，推动节能服务产业健康发展。

（三）加快发展非化石能源。积极有序推进水电开发，安全高效发展核电，稳步发展风电，加快发展太阳能发电，积极发展地热能、生物质能和海洋能。到 2020 年，力争常规水电装机达到 3.4 亿千瓦，风电装机达到 2 亿千瓦，光伏装机达到 1 亿千瓦，核电装机达到 5800 万千瓦，在建容量达到 3000 万千瓦以上。加强智慧能源体系建设，推行节能低碳电力调度，提升非化石能源电力消纳能力。

（四）优化利用化石能源。控制煤炭消费总量，2020 年控制在 42 亿吨左右。推动雾霾严重地区和城市在 2017 年后继续实现煤炭消费负增长。加强煤炭清洁高效利用，大幅削减散煤利用。加快推进居民采暖用煤替代工作，积极推进工业窑炉、采暖锅炉“煤改气”，大力推进天然气、电力替代交通燃油，积极发展天然气发电和分布式能源。在煤基行业和油气开采行业开展碳捕集、利用和封存的规模化产业示范，控制煤化工等行业碳排放。积极开发利用天然气、煤层气、页岩气，加强放空天然气和油田伴生气回收利用，到2020年天然气占能源消费总量比重提高到10%左右。

## 三、打造低碳产业体系

（一）加快产业结构调整。将低碳发展作为新常态下经济提质增效的重要动力，推动产业结构转型升级。依法依规有序淘汰落后产能和过剩产能。运用高新技术和先进适用技术改造传统产业，延伸产业链、提高附加值，提升企业低碳竞争力。转变出口模式，严格控制“两高一资”产品出口，着力优化出口结构。加快发展绿色低碳产业，打造绿色低碳供应链。积极发展战略性新兴产业，大力发展服务业，2020年战略性新兴产业增加值占国内生产总值的比重力争达到15%，服务业增加值占国内生产总值的比重达到56%。

（二）控制工业领域排放。2020年单位工业增加值二氧化碳排放量比2015年下降22%，工业领域二氧化碳排放总量趋于稳定，钢铁、建材等重点行业二氧化碳排放总量得到有效控制。积极推广低碳新工艺、新技术，加强企业能源和碳排放管理体系建设，强化企业碳排放管理，主要高耗能产品单位产品碳排放达到国际先进水平。实施低碳标杆引领计划，推动重点行业企业开展碳排放对标活动。积极控制工业过程温室气体排放，制定实施控制氢氟碳化物排放行动方案，有效控制三氟甲烷，基本实现达标排放，“十三五”期间累计减排二氧化碳当量11亿吨以上，逐步减少二氟一氯甲烷受控用途的生产和使用，到2020年在基准线水平（2010年产量）上产量减少35%。推进工业领域碳捕集、利用和封存试点示范，并做好环境风险评价。

（三）大力发展低碳农业。坚持减缓与适应协同，降低农业领域温室气体排放。实施化肥使用量零增长行动，推广测土配方施肥，减少农田氧化亚氮排放，到2020年实现农田氧化亚氮排放达到峰值。控制农田甲烷排放，选育高产低排放良种，改善水分和肥料管理。实施耕地质量保护与提升行动，推广秸秆还田，增施有机肥，加强高标准农田建设。因地制宜建设畜禽养殖场大中型沼气工程。控制畜禽温室气体排放，推进标准化规模养殖，推进畜禽废弃物综合利用，到2020年规模化养殖场、养殖小区配套建设废弃物处理设施比例达到75%以上。开展低碳农业试点示范。

（四）增加生态系统碳汇。加快造林绿化步伐，推进国土绿化行动，继续实施天然林保护、退耕还林还草、三北及长江流域防护林体系建设、京津风沙源治理、石漠化综合治理等重点生态工程；全面加强森林经营，实施森林质量精准提升工程，着力增加森林碳汇。强化森林资源保护和灾害防控，减少森林碳排放。到2020年，森林覆盖率达到23.04%，森林蓄积量达到165亿立方米。加强湿地保护与恢复，稳定并增强湿地固碳能力。推进退牧还草等草原生态保护建设工程，推行禁牧休牧轮牧和草畜平衡制度，加强草原灾害防治，积极增加草原碳汇，到2020年草原综合植被盖度达到56%。探索开展海洋等生态系统碳汇试点。

## 四、推动城镇化低碳发展

（一）加强城乡低碳化建设和管理。在城乡规划中落实低碳理念和要求，优化城市功能和空间布局，科学划定城市开发边界，探索集约、智能、绿色、低碳的新型城镇化模式，开展城市碳排放精细化管理，鼓励编制城市低碳发展规划。提高基础设施和建筑质量，防止大拆大建。推进既有建筑节能改造，强化新建建筑节能，推广绿色建筑，到2020年城镇绿色建筑占新建建筑比重达到50%。强化宾馆、办公楼、商场等商业和公共建筑低碳化运营管理。在农村地区推动建筑节能，引导生活用能方式向清洁低碳转变，建设绿色低碳村镇。因地制宜推广余热利用、高效热泵、可再生能源、分布式能源、绿色建材、绿色照明、屋顶墙体绿化等低碳技术。推广绿色施工和住宅产业化建设模式。积极开展绿色生态城区和零碳排放建筑试点示范。

（二）建设低碳交通运输体系。推进现代综合交通运输体系建设，加快发展铁路、水运等低碳运输方式，推动航空、航海、公路运输低碳发展，发展低碳物流，到2020年，营运货车、营运客车、营运船舶单位运输周转量二氧化碳排放比2015年分别下降8%、2.6%、7%，城市客运单位客运量二氧化碳排放比2015年下降12.5%。完善公交优先的城市交通运输体系，发展城市轨道交通、智能交通和慢行交通，鼓励绿色出行。鼓励使用节能、清洁能源和新能源运输工具，完善配套基础设施建设，到2020年，纯电动汽车和插电式混合动力汽车生产能力达到200万辆、累计产销量超过500万辆。严格实施乘用车燃料消耗量限值标准，提高重型商用车燃料消耗量限值标准，研究新车碳排放标准。深入实施低碳交通示范工程。

（三）加强废弃物资源化利用和低碳化处置。创新城乡社区生活垃圾处理理念，合理布局便捷回收设施，科学配置社区垃圾收集系统，在有条件的社区设立智能型自动回收机，鼓励资源回收利用企业在社区建立分支机构。建设餐厨垃圾等社区化处理设施，提高垃圾社区化处理率。鼓励垃圾分类和生活用品的回收再利用。推进工业垃圾、建筑垃圾、污水处理厂污泥等废弃物无害化处理和资源化利用，在具备条件的地区鼓励发展垃圾焚烧发电等多种处理利用方式，有效减少全社会的物耗和碳排放。开展垃圾填埋场、污水处理厂甲烷收集利用及与常规污染物协同处理工作。

（四）倡导低碳生活方式。树立绿色低碳的价值观和消费观，弘扬以低碳为荣的社会新风尚。积极践行低碳理念，鼓励使用节能低碳节水产品，反对过度包装。提倡低碳餐饮，推行“光盘行动”，遏制食品浪费。倡导低碳居住，推广普及节水器具。倡导“135”绿色低碳出行方式（1 公里以内步行，3 公里以内骑自行车，5 公里左右乘坐公共交通工具），鼓励购买小排量汽车、节能与新能源汽车。

## 五、加快区域低碳发展

（一）实施分类指导的碳排放强度控制。综合考虑各省（区、市）发展阶段、资源禀赋、战略定位、生态环保等因素，分类确定省级碳排放控制目标。“十三五”期间，北京、天津、河北、上海、江苏、浙江、山东、广东碳排放强度分别下降 20.5%，福建、江西、河南、湖北、重庆、四川分别下降 19.5%，山西、辽宁、吉林、安徽、湖南、贵州、云南、陕西分别下降 18%，内蒙古、黑龙江、广西、甘肃、宁夏分别下降 17%，海南、西藏、青海、新疆分别下降 12%。

（二）推动部分区域率先达峰。支持优化开发区域在 2020 年前实现碳排放率先达峰。鼓励其他区域提出峰值目标，明确达峰路线图，在部分发达省市研究探索开展碳排放总量控制。鼓励“中国达峰先锋城市联盟”城市和其他具备条件的城市加大减排力度，完善政策措施，力争提前完成达峰目标。

（三）创新区域低碳发展试点示范。选择条件成熟的限制开发区域和禁止开发区域、生态功能区、工矿区、城镇等开展近零碳排放区示范工程，到 2020 年建设 50 个示范项目。以碳排放峰值和碳排放总量控制为重点，将国家低碳城市试点扩大到 100 个城市。探索产城融合低碳发展模式，将国家低碳城（镇）试点扩大到 30 个城（镇）。深化国家低碳工业园区试点，将试点扩大到 80 个园区，组织创建 20 个国家低碳产业示范园区。推动开展 1000 个左右低碳社区试点，组织创建 100 个国家低碳示范社区。组织开展低碳商业、低碳旅游、低碳企业试点。以投资政策引导、强化金融支持为重点，推动开展气候投融资试点工作。做好各类试点经验总结和推广，形成一批各具特色的低碳发展模式。

（四）支持贫困地区低碳发展。根据区域主体功能，确立不同地区扶贫开发思路。将低碳发展纳入扶贫开发目标任务体系，制定支持贫困地区低碳发展的差别化扶持政策和评价指标体系，形成适合不同地区的差异化低碳发展模式。分片区制定贫困地区产业政策，加快特色产业发展，避免盲目接收高耗能、高污染产业转移。建立扶贫与低碳发展联动工作机制，推动发达地区与贫困地区开展低碳产业和技术协作。推进“低碳扶贫”，倡导企业与贫困村结对开展低碳扶贫活动。鼓励大力开发贫困地区碳减排项目，推动贫困地区碳减排项目进入国内外碳排放权交易市场。改进扶贫资金使用方式和配置模式。

## 六、建设和运行全国碳排放权交易市场

（一）建立全国碳排放权交易制度。出台《碳排放权交易管理条例》及有关实施细则，各地区、各部门根据职能分工制定有关配套管理办法，完善碳排放权交易法规体系。建立碳排放权交易市场国家和地方两级管理体制，将有关工作责任落实至地市级人民政府，完善部门协作机制，各地区、各部门和中央企业集团根据职责制定具体工作实施方案，明确责任目标，落实专项资金，建立专职工作队伍，完善工作体系。制定覆盖石化、化工、建材、钢铁、有色、造纸、电力和航空等 8 个工业行业中年能耗 1 万吨标准煤以上企业的碳排放权总量设定与配额分配方案，实施碳排放配额管控制度。对重点汽车生产企业实行基于新能源汽车生产责任的碳排放配额管理。

（二）启动运行全国碳排放权交易市场。在现有碳排放权交易试点交易机构和温室气体自愿减排交易机构基础上，根据碳排放权交易工作需求统筹确立全国交易机构网络布局，各地区根据国家确定的配额分配方案对本行政区域内重点排放企业开展配额分配。推动区域性碳排放权交易体系向全国碳排放权交易市场顺利过渡，建立碳排放配额市场调节和抵消机制，建立严格的市场风险预警与防控机制，逐步健全交易规则，增加交易品种，探索多元化交易模式，完善企业上线交易条件，2017 年启动全国碳排放权交易市场。到 2020 年力争建成制度完善、交易活跃、监管严格、公开透明的全国碳排放权交易市场，实现稳定、健康、持续发展。

（三）强化全国碳排放权交易基础支撑能力。建设全国碳排放权交易注册登记系统及灾备系统，建立长效、稳定的注册登记系统管理机制。构建国家、地方、企业三级温室气体排放核算、报告与核查工作体系，建设重点企业温室气体排放数据报送系统。整合多方资源培养壮大碳交易专业技术支撑队伍，编制统一培训教材，建立考核评估制度，构建专业咨询服务平台，鼓励有条件的省（区、市）建立全国碳排放权交易能力培训中心。组织条件成熟的地区、行业、企业开展碳排放权交易试点示范，推进相关国际合作。持续开展碳排放权交易重大问题跟踪研究。

## 七、加强低碳科技创新

（一）加强气候变化基础研究。加强应对气候变化基础研究、技术研发和战略政策研究基地建设。深化气候变化的事实、过程、机理研究，加强气候变化影响与风险、减缓与适应的基础研究。加强大数据、云计算等互联网技术与低碳发展融合研究。加强生产消费全过程碳排放计量、核算体系及控排政策研究。开展低碳发展与经济社会、资源环境的耦合效应研究。编制国家应对气候变化科技发展

专项规划，评估低碳技术研究进展。编制第四次气候变化国家评估报告。积极参与政府间气候变化专门委员会（IPCC）第六次评估报告相关研究。

（二）加快低碳技术研发与示范。研发能源、工业、建筑、交通、农业、林业、海洋等重点领域经济适用的低碳技术。建立低碳技术孵化器，鼓励利用现有政府投资基金，引导创业投资基金等市场资金，加快推动低碳技术进步。

（三）加大低碳技术推广应用力度。定期更新国家重点节能低碳技术推广目录、节能减排与低碳技术成果转化推广清单。提高核心技术研发、制造、系统集成和产业化能力，对减排效果好、应用前景广阔的关键产品组织规模化生产。加快建立政产学研用有效结合机制，引导企业、高校、科研院所建立低碳技术创新联盟，形成技术研发、示范应用和产业化联动机制。增强大学科技园、企业孵化器、产业化基地、高新区对低碳技术产业化的支持力度。在国家低碳试点和国家可持续发展创新示范区等重点地区，加强低碳技术集中示范应用。

## 八、强化基础能力支撑

（一）完善应对气候变化法律法规和标准体系。推动制订应对气候变化法，适时修订完善应对气候变化相关政策法规。研究制定重点行业、重点产品温室气体排放核算标准、建筑低碳运行标准、碳捕集利用与封存标准等，完善低碳产品标准、标识和认证制度。加强节能监察，强化能效标准实施，促进能效提升和碳减排。

（二）加强温室气体排放统计与核算。加强应对气候变化统计工作，完善应对气候变化统计指标体系和温室气体排放统计制度，强化能源、工业、农业、林业、废弃物处理等相关统计，加强统计基础工作和能力建设。加强热力、电力、煤炭等重点领域温室气体排放因子计算与监测方法研究，完善重点行业企业温室气体排放核算指南。定期编制国家和省级温室气体排放清单，实行重点企（事）业单位温室气体排放数据报告制度，建立温室气体排放数据信息系统。完善温室气体排放计量和监测体系，推动重点排放单位健全能源消费和温室气体排放台账记录。逐步建立完善省市两级行政区域能源碳排放年度核算方法和报告制度，提高数据质量。

（三）建立温室气体排放信息披露制度。定期公布我国低碳发展目标实现及政策行动进展情况，建立温室气体排放数据信息发布平台，研究建立国家应对气候变化公报制度。推动地方温室气体排放数据信息公开。推动建立企业温室气体排放信息披露制度，鼓励企业主动公开温室气体排放信息，国有企业、上市公司、纳入碳排放权交易市场的企业要率先公布温室气体排放信息和控排行动措施。

（四）完善低碳发展政策体系。加大中央及地方预算内资金对低碳发展的支持力度。出台综合配套政策，完善气候投融资机制，更好发挥中国清洁发展机制基金作用，积极运用政府和社会资本合作（PPP）模式及绿色债券等手段，支持应对气候变化和低碳发展工作。发挥政府引导作用，完善涵盖节能、环保、低碳等要求的政府绿色采购制度，开展低碳机关、低碳校园、低碳医院等创建活动。研究有利于低碳发展的税收政策。加快推进能源价格形成机制改革，规范并逐步取消不利于节能减碳的化石能源补贴。完善区域低碳发展协作联动机制。

（五）加强机构和人才队伍建设。编制应对气候变化能力建设方案，加快培养技术研发、产业管理、国际合作、政策研究等各类专业人才，积极培育第三方服务机构和市场中介组织，发展低碳产业联盟和社会团体，加强气候变化研究后备队伍建设。积极推进应对气候变化基础研究、技术研发等各领域的国际合作，加强人员国际交流，实施高层次人才培养和引进计划。强化应对气候变化教育教学内容，开展“低碳进课堂”活动。加强对各级领导干部、企业管理者等培训，增强政策制定者和企业家的低碳战略决策能力。

## 九、广泛开展国际合作

（一）深度参与全球气候治理。积极参与落实《巴黎协定》相关谈判，继续参与各种渠道气候变化对话磋商，坚持“共同但有区别的责任”原则、公平原则和各自能力原则，推动《联合国气候变化框架公约》的全面、有效、持续实施，推动建立广泛参与、各尽所能、务实有效、合作共赢的全球气候治理体系，推动落实联合国《2030年可持续发展议程》，为我国低碳转型提供良好的国际环境。

（二）推动务实合作。加强气候变化领域国际对话交流，深化与各国的合作，广泛开展与国际组织的务实合作。积极参与国际气候和环境资金机构治理，利用相关国际机构优惠资金和先进技术支持国内应对气候变化工作。深入务实推进应对气候变化南南合作，设立并用好中国气候变化南南合作基金，支持发展中国家提高应对气候变化和防灾减灾能力。继续推进清洁能源、防灾减灾、生态保护、气候适应型农业、低碳智慧型城市建设等领域国际合作。结合实施“一带一路”倡议、国际产能和装备制造合作，促进低碳项目合作，推动海外投资项目低碳化。

（三）加强履约工作。做好《巴黎协定》国内履约准备工作。按时编制和提交国家信息通报和两年更新报，参与《联合国气候变化框架公约》下的国际磋商和分析进程。加强对国家自主贡献的评估，积极参与2018年促进性对话。研究并向联合国通报我国本世纪中叶长期温室气体低排放发展战略。

## 十、强化保障落实

（一）加强组织领导。发挥好国家应对气候变化领导小组协调联络办公室的统筹协调和监督落实职能。各省（区、市）要将大幅度降低二氧化碳排放强度纳入本地区经济社会发展规划、年度计划和政府工作报告，制定具体工作方案，建立完善工作机制，逐步健全控制温室气体排放的监督和管理体制。各有关部门要根据职责分工，按照相关专项规划和工作方案，切实抓好落实。

（二）强化目标责任考核。要加强对省级人民政府控制温室气体排放目标完成情况的评估、考核，建立责任追究制度。各有关部门要建立年度控制温室气体排放工作任务完成情况的跟踪评估机制。考核评估结果向社会公开，接受舆论监督。建立碳排放控制目标预测预警机制，推动各地方、各部门落实低碳发展工作任务。

（三）加大资金投入。各地区、各有关部门要围绕实现“十三五”控制温室气体排放目标，统筹各种资金来源，切实加大资金投入，确保本方案各项任务的落实。

（四）做好宣传引导。加强应对气候变化国内外宣传和科普教育，利用好全国低碳日、联合国气候变化大会等重要节点和新媒体平台，广泛开展丰富多样的宣传活动，提升全民低碳意识。加强应对气候变化传播培训，提升媒体从业人员报道的专业水平。建立应对气候变化公众参与机制，在政策制定、重大项目工程决策等领域，鼓励社会公众广泛参与，营造积极应对气候变化的良好社会氛围。

## 3.16 《“十三五”国家战略性新兴产业发展规划》

（2016 年 11 月 29 日国务院发布，国发〔2016〕67 号，摘录如下）

指导思想：按照“五位一体”总体布局和“四个全面”战略布局要求，积极适应把握引领经济发展新常态，牢固树立和贯彻落实创新、协调、绿色、开放、共享的发展理念，紧紧把握全球新一轮科技革命和产业变革重大机遇，培育发展新动能，推进供给侧结构性改革，构建现代产业体系，提升创新能力，深化国际合作，进一步发展壮大新一代信息技术、高端装备、新材料、生物、新能源汽车、新能源、节能环保、数字创意等战略性新兴产业，推动更广领域新技术、新产品、新业态、新模式蓬勃发展，建设制造强国，发展现代服务业，为全面建成小康社会提供有力支撑。

**具体内容中：推动新能源汽车、新能源和节能环保产业快速壮大，构建可持续发展新模式。**

把握全球能源变革发展趋势和我国产业绿色转型发展要求，着眼生态文明建设和应对气候变化，以绿色低碳技术创新和应用为重点，引导绿色消费，推广绿色产品，大幅提升新能源汽车和新能源的应用比例，全面推进高效节能、先进环保和资源循环利用产业体系建设，推动新能源汽车、新能源和节能环保等绿色低碳产业成为支柱产业，到 2020 年，产值规模达到 10 万亿元以上。

（1）实现新能源汽车规模应用，全面提升电动汽车整车品质与性能、建设具有全球竞争力的动力电池产业链、系统推进燃料电池汽车研发与产业化、加速构建规范便捷的基础设施体系。

（2）推动新能源产业发展，推动核电安全高效发展、促进风电优质高效开发利用、推动太阳能多元化规模化发展、积极推动多种形式的新能源综合利用、大力发展“互联网+”智慧能源、加快形成适应新能源高比例发展的制度环境。

（3）大力发展高效节能产业，大力提升高效节能装备技术及应用水平、大力推进节能技术系统集成及示范应用、做大做强节能服务产业。

（4）加快发展先进环保产业，提升污染防治技术装备能力、加强先进适用环保技术装备推广应用和集成创新、积极推广应用先进环保产品、提升环境综合服务能力。

（5）深入推进资源循环利用，大力推动大宗固体废弃物和尾矿综合利用、促进“城市矿产”开发和低值废弃物利用、加强农林废弃物回收利用、积极开展新品种废弃物循环利用、大力推动海水资源综合利用、发展再制造产业、健全资源循环利用产业体系。

## 3.17 《生态文明建设目标评价考核办法》

（2016年12月22日中共中央办公厅、国务院办公厅发布，全文如下）

### 第一章 总 则

第一条 为了贯彻落实党的十八大和十八届三中、四中、五中、六中全会精神，加快绿色发展，推进生态文明建设，规范生态文明建设目标评价考核工作，根据有关党内法规和国家法律法规，制定本办法。

第二条 本办法适用于对各省、自治区、直辖市党委和政府生态文明建设目标的评价考核。

第三条 生态文明建设目标评价考核实行党政同责，地方党委和政府领导成员生态文明建设一岗双责，按照客观公正、科学规范、突出重点、注重实效、奖惩并举的原则进行。

第四条 生态文明建设目标评价考核在资源环境生态领域有关专项考核的基础上综合开展，采取评价和考核相结合的方式，实行年度评价、五年考核。

评价重点评估各地区上一年度生态文明建设进展总体情况，引导各地区落实生态文明建设相关工作，每年开展1次。考核主要考查各地区生态文明建设重点目标任务完成情况，强化省级党委和政府生态文明建设的主体责任，督促各地区自觉推进生态文明建设，每个五年规划期结束后开展1次。

### 第二章 评 价

第五条 生态文明建设年度评价（以下简称年度评价）工作由国家统计局、国家发展改革委、环境保护部会同有关部门组织实施。

第六条　年度评价按照绿色发展指标体系实施，主要评估各地区资源利用、环境治理、环境质量、生态保护、增长质量、绿色生活、公众满意程度等方面的变化趋势和动态进展，生成各地区绿色发展指数。

绿色发展指标体系由国家统计局、国家发展和改革委员会、环境保护部会同有关部门制定，可以根据国民经济和社会发展规划纲要以及生态文明建设进展情况作相应调整。

第七条　年度评价应当在每年8月底前完成。

第八条　年度评价结果应当向社会公布，并纳入生态文明建设目标考核。

## 第三章　考　　核

第九条　生态文明建设目标考核（以下简称目标考核）工作由国家发展和改革委员会、环境保护部、中央组织部牵头，会同财政部、国土资源部、水利部、农业部、国家统计局、国家林业局、国家海洋局等部门组织实施。

第十条　目标考核内容主要包括国民经济和社会发展规划纲要中确定的资源环境约束性指标，以及党中央、国务院部署的生态文明建设重大目标任务完成情况，突出公众的获得感。考核目标体系由国家发展和改革委员会、环境保护部会同有关部门制定，可以根据国民经济和社会发展规划纲要以及生态文明建设进展情况作相应调整。

有关部门应当根据国家生态文明建设的总体要求，结合各地区经济社会发展水平、资源环境禀赋等因素，将考核目标科学合理分解落实到各省、自治区、直辖市。

第十一条　目标考核在五年规划期结束后的次年开展，并于9月底前完成。各省、自治区、直辖市党委和政府应当对照考核目标体系开展自查，在五年规划期结束次年的6月底前，向党中央、国务院报送生态文明建设目标任务完成情况自查报告，并抄送考核牵头部门。资源环境生态领域有关专项考核的实施部门应当在五年规划期结束次年的6月底前，将五年专项考核结果送考核牵头部门。

第十二条　目标考核采用百分制评分和约束性指标完成情况等相结合的方法，考核结果划分为优秀、良好、合格、不合格四个等级。考核牵头部门汇总各地区考核实际得分以及有关情况，提出考核等级划分、考核结果处理等建议，并结合领导干部自然资源资产离任审计、领导干部环境保护责任离任审计、环境保护督察等结果，形成考核报告。

考核等级划分规则由考核牵头部门根据实际情况另行制定。

第十三条　考核报告经党中央、国务院审定后向社会公布，考核结果作为各省、自治区、直辖市党政领导班子和领导干部综合考核评价、干部奖惩任免的重要依据。

对考核等级为优秀、生态文明建设工作成效突出的地区，给予通报表扬；对考核等级为不合格的地区，进行通报批评，并约谈其党政主要负责人，提出限期整改要求；对生态环境损害明显、责任事件多发地区的党政主要负责人和相关负责人（含已经调离、提拔、退休的），按照《党政领导干部生态环境损害责任追究办法（试行）》等规定，进行责任追究。

## 第四章 实 施

第十四条 国家发展和改革委员会、环境保护部、中央组织部会同国家统计局等部门建立生态文明建设目标评价考核部际协作机制，研究评价考核工作重大问题，提出考核等级划分、考核结果处理等建议，讨论形成考核报告，报请党中央、国务院审定。

第十五条 生态文明建设目标评价考核采用有关部门组织开展专项考核认定的数据、相关统计和监测数据，以及自然资源资产负债表数据成果，必要时评价考核牵头部门可以对专项考核等数据作进一步核实。

因重大自然灾害等非人为因素导致有关考核目标未完成的，经主管部门核实后，对有关地区相关考核指标得分进行综合判定。

第十六条 有关部门和各地区应当切实加强生态文明建设领域统计和监测的人员、设备、科研、信息平台等基础能力建设，加大财政支持力度，增加指标调查频率，提高数据的科学性、准确性和一致性。

## 第五章 监 督

第十七条 参与评价考核工作的有关部门和机构应当严格执行工作纪律，坚持原则、实事求是，确保评价考核工作客观公正、依规有序开展。各省、自治区、直辖市不得篡改、伪造或者指使篡改、伪造相关统计和监测数据，对于存在上述问题并被查实的地区，考核等级确定为不合格。对徇私舞弊、瞒报谎报、篡改数据、伪造资料等造成评价考核结果失真失实的，由纪检监察机关和组织（人事）部门按照有关规定严肃追究有关单位和人员责任；涉嫌犯罪的，依法移送司法机关处理。

第十八条 有关地区对考核结果和责任追究决定有异议的，可以向作出考核结果和责任追究决定的机关和部门提出书面申诉，有关机关和部门应当依据相关规定受理并进行处理。

## 第六章 附 则

第十九条 各省、自治区、直辖市党委和政府可以参照本办法，结合本地区实际，制定针对下一级党委和政府的生态文明建设目标评价考核办法。

第二十条 本办法由国家发展和改革委员会、环境保护部、中央组织部、国家统计局商有关部门负责解释。

第二十一条 本办法自 2016 年 12 月 2 日起施行。

## 3.18 《中华人民共和国环境保护税法》

（2016年12月25日第十二届全国人民代表大会常务委员会第二十五次会议通过，全文如下）

### 第一章 总 则

第一条 为了保护和改善环境，减少污染物排放，推进生态文明建设，制定本法。

第二条 在中华人民共和国领域和中华人民共和国管辖的其他海域，直接向环境排放应税污染物的企业事业单位和其他生产经营者为环境保护税的纳税人，应当依照本法规定缴纳环境保护税。

第三条 本法所称应税污染物，是指本法所附《环境保护税税目税额表》、《应税污染物和当量值表》规定的大气污染物、水污染物、固体废物和噪声。

第四条 有下列情形之一的，不属于直接向环境排放污染物，不缴纳相应污染物的环境保护税：

（一）企业事业单位和其他生产经营者向依法设立的污水集中处理、生活垃圾集中处理场所排放应税污染物的；

（二）企业事业单位和其他生产经营者在符合国家和地方环境保护标准的设施、场所贮存或者处置固体废物的。

第五条 依法设立的城乡污水集中处理、生活垃圾集中处理场所超过国家和地方规定的排放标准向环境排放应税污染物的，应当缴纳环境保护税。

企业事业单位和其他生产经营者贮存或者处置固体废物不符合国家和地方环境保护标准的，应当缴纳环境保护税。

第六条 环境保护税的税目、税额，依照本法所附《环境保护税税目税额表》执行。

应税大气污染物和水污染物的具体适用税额的确定和调整，由省、自治区、直辖市人民政府统筹考虑本地区环境承载能力、污染物排放现状和经济社会生态发展目标要求，在本法所附《环境保护税税目税额表》规定的税额幅度内提出，报同级人民代表大会常务委员会决定，并报全国人民代表大会常务委员会和国务院备案。

### 第二章 计税依据和应纳税额

第七条 应税污染物的计税依据，按照下列方法确定：

（一）应税大气污染物按照污染物排放量折合的污染当量数确定；

（二）应税水污染物按照污染物排放量折合的污染当量数确定；

（三）应税固体废物按照固体废物的排放量确定；

（四）应税噪声按照超过国家规定标准的分贝数确定。

第八条　应税大气污染物、水污染物的污染当量数，以该污染物的排放量除以该污染物的污染当量值计算。每种应税大气污染物、水污染物的具体污染当量值，依照本法所附《应税污染物和当量值表》执行。

第九条　每一排放口或者没有排放口的应税大气污染物，按照污染当量数从大到小排序，对前三项污染物征收环境保护税。

每一排放口的应税水污染物，按照本法所附《应税污染物和当量值表》，区分第一类水污染物和其他类水污染物，按照污染当量数从大到小排序，对第一类水污染物按照前五项征收环境保护税，对其他类水污染物按照前三项征收环境保护税。

省、自治区、直辖市人民政府根据本地区污染物减排的特殊需要，可以增加同一排放口征收环境保护税的应税污染物项目数，报同级人民代表大会常务委员会决定，并报全国人民代表大会常务委员会和国务院备案。

第十条　应税大气污染物、水污染物、固体废物的排放量和噪声的分贝数，按照下列方法和顺序计算：

（一）纳税人安装使用符合国家规定和监测规范的污染物自动监测设备的，按照污染物自动监测数据计算；

（二）纳税人未安装使用污染物自动监测设备的，按照监测机构出具的符合国家有关规定和监测规范的监测数据计算；

（三）因排放污染物种类多等原因不具备监测条件的，按照国务院环境保护主管部门规定的排污系数、物料衡算方法计算；

（四）不能按照本条第一项至第三项规定的方法计算的，按照省、自治区、直辖市人民政府环境保护主管部门规定的抽样测算的方法核定计算。

第十一条　环境保护税应纳税额按照下列方法计算：

（一）应税大气污染物的应纳税额为污染当量数乘以具体适用税额；

（二）应税水污染物的应纳税额为污染当量数乘以具体适用税额；

（三）应税固体废物的应纳税额为固体废物排放量乘以具体适用税额；

（四）应税噪声的应纳税额为超过国家规定标准的分贝数对应的具体适用税额。

## 第三章　税 收 减 免

第十二条　下列情形，暂予免征环境保护税：

（一）农业生产（不包括规模化养殖）排放应税污染物的；

（二）机动车、铁路机车、非道路移动机械、船舶和航空器等流动污染源排放应税污染物的；

（三）依法设立的城乡污水集中处理、生活垃圾集中处理场所排放相应应税污染物，不超过国家和地方规定的排放标准的；

（四）纳税人综合利用的固体废物，符合国家和地方环境保护标准的；

（五）国务院批准免税的其他情形。

前款第五项免税规定，由国务院报全国人民代表大会常务委员会备案。

第十三条　纳税人排放应税大气污染物或者水污染物的浓度值低于国家和地方规定的污染物排放标准百分之三十的，减按百分之七十五征收环境保护税。纳税人排放应税大气污染物或者水污染物的浓度值低于国家和地方规定的污染物排放标准百分之五十的，减按百分之五十征收环境保护税。

## 第四章　征 收 管 理

第十四条　环境保护税由税务机关依照《中华人民共和国税收征收管理法》和本法的有关规定征收管理。

环境保护主管部门依照本法和有关环境保护法律法规的规定负责对污染物的监测管理。

县级以上地方人民政府应当建立税务机关、环境保护主管部门和其他相关单位分工协作工作机制，加强环境保护税征收管理，保障税款及时足额入库。

第十五条　环境保护主管部门和税务机关应当建立涉税信息共享平台和工作配合机制。

环境保护主管部门应当将排污单位的排污许可、污染物排放数据、环境违法和受行政处罚情况等环境保护相关信息，定期交送税务机关。

税务机关应当将纳税人的纳税申报、税款入库、减免税额、欠缴税款以及风险疑点等环境保护税涉税信息，定期交送环境保护主管部门。

第十六条　纳税义务发生时间为纳税人排放应税污染物的当日。

第十七条　纳税人应当向应税污染物排放地的税务机关申报缴纳环境保护税。

第十八条　环境保护税按月计算，按季申报缴纳。不能按固定期限计算缴纳的，可以按次申报缴纳。

纳税人申报缴纳时，应当向税务机关报送所排放应税污染物的种类、数量，大气污染物、水污染物的浓度值，以及税务机关根据实际需要要求纳税人报送的其他纳税资料。

第十九条　纳税人按季申报缴纳的，应当自季度终了之日起十五日内，向税务机关办理纳税申报并缴纳税款。纳税人按次申报缴纳的，应当自纳税义务发生之日起十五日内，向税务机关办理纳税申报并缴纳税款。

纳税人应当依法如实办理纳税申报，对申报的真实性和完整性承担责任。

第二十条　税务机关应当将纳税人的纳税申报数据资料与环境保护主管部门交送的相关数据资料进行比对。

税务机关发现纳税人的纳税申报数据资料异常或者纳税人未按照规定期限办理纳税申报的，可以提请环境保护主管部门进行复核，环境保护主管部门应当自收到税务机关的数据资料之日起十五日内向税务机关出具复核意见。税务机关应当按照环境保护主管部门复核的数据资料调整纳税人的应纳税额。

第二十一条　依照本法第十条第四项的规定核定计算污染物排放量的，由税务机关会同环境保护主管部门核定污染物排放种类、数量和应纳税额。

第二十二条　纳税人从事海洋工程向中华人民共和国管辖海域排放应税大气污染物、水污染物或者固体废物，申报缴纳环境保护税的具体办法，由国务院税务主管部门会同国务院海洋主管部门规定。

第二十三条　纳税人和税务机关、环境保护主管部门及其工作人员违反本法规定的，依照《中华人民共和国税收征收管理法》、《中华人民共和国环境保护法》和有关法律法规的规定追究法律责任。

第二十四条　各级人民政府应当鼓励纳税人加大环境保护建设投入，对纳税人用于污染物自动监测设备的投资予以资金和政策支持。

**第五章　附　则**

第二十五条　本法下列用语的含义：

（一）污染当量，是指根据污染物或者污染排放活动对环境的有害程度以及处理的技术经济性，衡量不同污染物对环境污染的综合性指标或者计量单位。同一介质相同污染当量的不同污染物，其污染程度基本相当。

（二）排污系数，是指在正常技术经济和管理条件下，生产单位产品所应排放的污染物量的统计平均值。

（三）物料衡算，是指根据物质质量守恒原理对生产过程中使用的原料、生产的产品和产生的废物等进行测算的一种方法。

第二十六条　直接向环境排放应税污染物的企业事业单位和其他生产经营者，除依照本法规定缴纳环境保护税外，应当对所造成的损害依法承担责任。

第二十七条　自本法施行之日起，依照本法规定征收环境保护税，不再征收排污费。

第二十八条　本法自 2018 年 1 月 1 日起施行。

## 3.19　《关于推进绿色“一带一路”建设的指导意见》

（2017 年 4 月 26 日中华人民共和国环境保护部、外交部、发展和改革委员会和商务部发布，环国际〔2017〕58 号，全文如下）

推进“一带一路”建设工作领导小组各成员单位：

丝绸之路经济带和 21 世纪海上丝绸之路（以下简称“一带一路”）建设，是党中央、国务院着力构建更全面、更深入、更多元的对外开放格局，审时度势提出的重大倡议，对于我国加快形成崇尚创新、注重协调、倡导绿色、厚植开放、推进共享的机制和环境具有重要意义。为深入落实《推动共建丝绸之路经济带和21世纪海上丝绸之路的愿景与行动》，在“一带一路”建设中突出生态文明理念，推动绿色发展，加强生态环境保护，共同建设绿色丝绸之路，现提出以下意见。

## 一、重要意义

（一）推进绿色“一带一路”建设是分享生态文明理念、实现可持续发展的内在要求。绿色“一带一路”建设以生态文明与绿色发展理念为指导，坚持资源节约和环境友好原则，提升政策沟通、设施联通、贸易畅通、资金融通、民心相通（以下简称“五通”）的绿色化水平，将生态环保融入“一带一路”建设的各方面和全过程。推进绿色“一带一路”建设，加强生态环境保护，有利于增进沿线各国政府、企业和公众的相互理解和支持，分享我国生态文明和绿色发展理念与实践，提高生态环境保护能力，防范生态环境风险，促进沿线国家和地区共同实现2030年可持续发展目标，为“一带一路”建设提供有力的服务、支撑和保障。

（二）推进绿色“一带一路”建设是参与全球环境治理、推动绿色发展理念的重要实践。绿色发展成为各国共同追求的目标和全球治理的重要内容。推进绿色“一带一路”建设，是顺应和引领绿色、低碳、循环发展国际潮流的必然选择，是增强经济持续健康发展动力的有效途径。推进绿色“一带一路”建设，应将资源节约和环境友好原则融入国际产能和装备制造合作全过程，促进企业遵守相关环保法律法规和标准，促进绿色技术和产业发展，提高我国参与全球环境治理的能力。

（三）推进绿色“一带一路”建设是服务打造利益共同体、责任共同体和命运共同体的重要举措。全球和区域生态环境挑战日益严峻，良好生态环境成为各国经济社会发展的基本条件和共同需求，防控环境污染和生态破坏是各国的共同责任。推进绿色“一带一路”建设，有利于务实开展合作，推进绿色投资、绿色贸易和绿色金融体系发展，促进经济发展与环境保护双赢，服务于打造利益共同体、责任共同体和命运共同体的总体目标。

## 二、总体要求

（一）总体思路

按照党中央和国务院决策部署，以和平合作、开放包容、互学互鉴、互利共赢的“丝绸之路”精神为指引，牢固树立创新、协调、绿色、开放、共享发展理念，坚持各国共商、共建、共享，遵循平等、追求互利，全面推进“五通”绿色化进程，建设生态环保交流合作、风险防范和服务支撑体系，搭建沟通对话、信息支撑、产业技术合作平台，推动构建政府引导、企业推动、民间促进的立体合作格局，为推动绿色“一带一路”建设作出积极贡献。

（二）基本原则

——理念先行，合作共享。突出生态文明和绿色发展理念，注重生态环保与社会、经济发展相融合，积极与沿线国家或地区相关战略、规划开展对接，加强生态环保政策对话，丰富合作机制和交流平台，促进绿色发展成果共享。

——绿色引领，环保支撑。推动形成多渠道、多层面生态环保立体合作模式，加强政企统筹，鼓励行业和企业采用更先进、环境更友好的标准，提高绿色竞争力，引领绿色发展。

——依法依规，防范风险。推动企业遵守国际经贸规则和所在国生态环保法律法规、政策和标准，高度重视当地民众生态环保诉求，加强企业信用制度建设，防范生态环境风险，保障生态环境安全。

——科学统筹，有序推进。加强部门统筹和上下联动，根据生态环境承载力，推动形成产能和装备制造业合作的科学布局；依托重要合作机制，选择重点国别、重点领域有序推进绿色“一带一路”建设。

（三）主要目标

根据生态文明建设、绿色发展和沿线国家可持续发展要求，构建互利合作网络、新型合作模式、多元合作平台，力争用3-5年时间，建成务实高效的生态环保合作交流体系、支撑与服务平台和产业技术合作基地，制定落实一系列生态环境风险防范政策和措施，为绿色“一带一路”建设打好坚实基础；用5-10年时间，建成较为完善的生态环保服务、支撑、保障体系，实施一批重要生态环保项目，并取得良好效果。

## 三、主要任务

（一）全面服务“五通”，促进绿色发展，保障生态环境安全

1. 突出生态文明理念，加强生态环保政策沟通，促进民心相通。按照“一带一路”建设总体要求，围绕生态文明建设、可持续发展目标以及相关环保要求，统筹国内国际现有合作机制，发挥生态环保国际合作窗口作用，加强与沿线国家或地区生态环保战略和规划对接，构建合作交流体系；充分发挥传统媒体和新媒体作用，宣传生态文明和绿色发展理念、法律法规、政策标准、技术实践，讲好中国环保故事；支持环保社会组织与沿线国家相关机构建立合作伙伴关系，联合开展形式多样的生态环保公益活动，形成共建绿色“一带一路”的良好氛围，促进民心相通。

2. 做好基础工作，优化产能布局，防范生态环境风险。了解项目所在地的生态环境状况和相关环保要求，识别生态环境敏感区和脆弱区，开展综合生态环境

影响评估，合理布局产能合作项目；加强环境应急预警领域的合作交流，提升生态环境风险防范能力，为"一带一路"建设提供生态环境安全保障。

3. 推进绿色基础设施建设，强化生态环境质量保障。制定基础设施建设的环保标准和规范，加大对"一带一路"沿线重大基础设施建设项目的生态环保服务与支持，推广绿色交通、绿色建筑、清洁能源等行业的节能环保标准和实践，推动水、大气、土壤、生物多样性等领域环境保护，促进环境基础设施建设，提升绿色化、低碳化建设和运营水平。

4. 推进绿色贸易发展，促进可持续生产和消费。研究制定政策措施和相关标准规范，促进绿色贸易发展。将环保要求融入自由贸易协定，做好环境与贸易相关协定谈判和实施；提高环保产业开放水平，扩大绿色产品和服务的进出口；加快绿色产品评价标准的研究与制定，推动绿色产品标准体系构建，加强国际交流与合作，推广中国绿色产品标准，减少绿色贸易壁垒。加强绿色供应链管理，推进绿色生产、绿色采购和绿色消费，加强绿色供应链国际合作与示范，带动产业链上下游采取节能环保措施，以市场手段降低生态环境影响。

5. 加强对外投资的环境管理，促进绿色金融体系发展。推动制定和落实防范投融资项目生态环保风险的政策和措施，加强对外投资的环境管理，促进企业主动承担环境社会责任，严格保护生物多样性和生态环境；推动我国金融机构、中国参与发起的多边开发机构以及相关企业采用环境风险管理的自愿原则，支持绿色"一带一路"建设；积极推动绿色产业发展和生态环保合作项目落地。

（二）加强绿色合作平台建设，提供全面支撑与服务

1. 加强环保合作机制和平台建设，完善国际环境治理体系。以绿色"一带一路"建设为统领，统筹并充分发挥现有双边、多边环保国际合作机制，构建环保合作网络，创新环保国际合作模式，建设政府、智库、企业、社会组织和公众共同参与的多元合作平台，强化中国-东盟、上海合作组织、澜沧江—湄公河、亚信、欧亚、中非合作论坛、中国-阿拉伯等合作机制作用，推动六大经济走廊的环保合作平台建设，扩大与相关国际组织和机构合作，推动国际环境治理体系改革。

2. 加强生态环保标准与科技创新合作，引领绿色发展。建设绿色技术银行，加强绿色、先进、适用技术在"一带一路"沿线发展中国家转移转化。鼓励相关行业协会制定发布与国际标准接轨的行业生态环保标准、规范及指南，促进先进生态环保技术的联合研发、推广和应用。加强环保科技人员交流，推动科研机构、智库之间联合构建科学研究和技术研发平台，为绿色"一带一路"建设提供智力支持。

3. 推进环保信息共享和公开，提供综合信息支撑与保障。加强环保大数据建设，发挥国家空间和信息基础设施作用，加强环境信息共享，合作建设绿色"一带一路"生态环保大数据服务平台，推动环保法律法规、政策标准与实践经验交

流与分享，加强部门间统筹合作与项目生态环保信息共享与公开，提升对境外项目生态环境风险评估与防范的咨询服务能力，推动生态环保信息产品、技术和服务合作，为绿色“一带一路”建设提供综合环保信息支持与保障。

（三）制定完善政策措施，加强政企统筹，保障实施效果

1. 加大对外援助支持力度，推动绿色项目落地实施。以生态环保、污染防治、环保技术与产业、人员培训与交流等为重点领域，优先开展节能减排、生态环保等基础设施及能力建设项目，探索在境外设立生态环保合作中心。发挥南南合作援助基金作用，支持社会组织开展形式多样的生态环保类项目，服务“一带一路”建设。

2. 强化企业行为绿色指引，鼓励企业采取自愿性措施。鼓励环保企业开拓沿线国家市场，引导优势环保产业集群式“走出去”，借鉴我国的国家生态工业示范园区建设标准，探索与沿线国家共建生态环保园区的创新合作模式。落实《对外投资合作环境保护指南》，推动企业自觉遵守当地环保法律法规、标准和规范，履行环境社会责任，发布年度环境报告；鼓励企业优先采用低碳、节能、环保、绿色的材料与技术工艺；加强生物多样性保护，优先采取就地、就近保护措施，做好生态恢复；引导企业加大应对气候变化领域重大技术的研发和应用。

3. 加强政企统筹，发挥企业主体作用。研究制定相关文件，规范指导相关企业在“一带一路”建设过程中履行环境社会责任。完善企业对外投资审查机制，有关行业协会、商会要建立企业海外投资行为准则，通过行业自律引导企业规范环境行为。

（四）发挥地方优势，加强能力建设，促进项目落地

1. 发挥区位优势，明确定位与合作方向。充分发挥各地在“一带一路”建设中区位优势，明确各自定位。加快在有条件的地方建设“一带一路”环境技术创新和转移中心以及环保技术和产业合作示范基地，建设面向东盟、中亚、南亚、中东欧、阿拉伯、非洲等国家的环保技术和产业合作示范基地；推动和支持环保工业园区、循环经济工业园区、主要工业行业、环保企业提升国际化水平，推动长江经济带、环渤海、珠三角、中原城市群等支持环保技术和产业合作项目落地，支撑绿色“一带一路”建设。

2. 加大统筹协调和支持力度，加强环保能力建设。推动绿色“一带一路”建设融入地方社会、经济发展规划、计划，科学规划产业空间布局，制定严格的环保制度，推动地方产业转型升级和经济绿色发展。重点加强黑龙江、内蒙古、吉林、新疆、云南、广西等边境地区环境监管和治理能力建设，推动江苏、广东、陕西、福建等“一带一路”沿线省份提升绿色发展水平；鼓励各地积极参加双多边环保合作，推动建立省级、市级国际合作伙伴关系，积极创新合作模式，推动形成上下联动、政企统筹、智库支撑的良好局面。

## 四、组织保障

（一）加强组织协调。建立健全综合协调和落实机制，加强政府部门之间、中央和地方之间、政府与企业及公众之间多层次、多渠道的沟通交流与良性互动，分工负责，统筹推进，细化工作方案，确保有关部署和举措落实到各部门、各地方以及每个项目执行单位和企业。

（二）强化资金保障。鼓励符合条件的“一带一路”绿色项目按程序申请国家绿色发展基金、中国政府和社会资本合作（PPP）融资支持基金等现有资金（基金）支持。发挥国家开发银行、进出口银行等现有金融机构引导作用，形成中央投入、地方配套和社会资金集成使用的多渠道投入体系和长效机制。发挥政策性金融机构的独特优势，引导、带动各方资金，共同为绿色“一带一路”建设造血输血。继续通过现有国际多双边合作机构和基金，如丝路基金、南南合作援助基金、中国-东盟合作基金、中国-中东欧投资合作基金、中国-东盟海上合作基金、亚洲区域合作专项资金、澜沧江-湄公河合作专项基金等对“一带一路”绿色项目给予积极支持。

（三）加强人才队伍建设。构建绿色“一带一路”智力支撑体系，建设“绿色丝绸之路”新型智库；创新、完善人才培养机制，重点培养具有国际视野、掌握国际规则、熟悉环保业务的复合型人才，提高对绿色“一带一路”建设的人才支持力度。

## 3.20 《山东省企业环境信用评价办法》

（2016 年 10 月 27 日山东省环境保护厅发布，鲁环发〔2016〕204 号，全文如下）

第一条 为规范企业环境信用评价工作，落实企业环境保护主体责任，依据《中华人民共和国环境保护法》、《企业信息公示暂行条例》等法律、行政法规，结合本省实际，制定本办法。

第二条 本省行政区域内企业环境信用评价适用本办法。

第三条 本办法所称企业环境信用评价，是指环保部门依据企业环境违法违规行为信息，对企业环境信用进行评价，向社会公开评价结果的环境监督管理活动。

本办法所称企业环境违法违规行为，是指企业在生产经营活动中未遵守环保法律、法规、规章、规范性文件、环境标准和未履行其环保责任等方面的现象。

第四条 省环保厅负责制定企业环境违法违规行为记分标准，建立企业环境信用评价信息管理系统，组织全省企业环境信用评价工作。

设区的市环保局负责本辖区企业环境信用评价工作。

第五条　企业环境信用评价采取环境违法违规行为年度记分制。当年无记分记录的企业为环境信用绿标企业，以绿牌标识；当年有记分记录、累计记分 11 分以下的企业为环境信用黄标企业，以黄牌标识；当年累计记分 12 分以上的企业为环境信用红标企业，以红牌标识。

第六条　环保部门应当在企业环境违法违规行为作出行政处罚处理决定后，立即将企业环境违法违规行为、行政处罚处理决定、整改要求与期限等信息录入企业环境信用评价信息管理系统，按照企业环境违法违规行为记分标准作出相应的记分，并及时将行政处罚处理决定和企业环境信用评价信息管理系统登录须知送达企业。

对企业在本办法施行之日前、尚未完成整改的环境违法违规行为，环保部门应当在本办法施行之日后十五个工作日内，按照前款有关规定办理。

第七条　企业可以自行登录企业环境信用评价信息管理系统，查询其环境违法违规行为信息和记分情况。

第八条　企业对环境违法违规行为信息和记分有异议的，应当向作出记分的环保部门书面提出异议，并提供相关证据和材料。

第九条　环保部门应当在收到企业异议之日起五个工作日内进行复核，并将复核意见书面告知企业。复核需要现场核查、监测或者鉴定的，所需时间不计入复核期间。

第十条　受到环境行政处罚处理的企业应当按照环保部门整改要求，整改其环境违法违规行为；整改完成后，向作出记分的环保部门提交整改报告及相关证明材料。

第十一条　环保部门应当在收到企业环境违法违规行为整改报告之日起五个工作日内对其整改情况进行核实，核实需要监测或者鉴定的，所需时间不计入核实期间。核实后，将企业整改信息录入企业环境信用评价信息管理系统，对一次性记 11 分以下的环境违法违规行为，核销其相应的记分；对一次性记 12 分的环境违法违规行为，保留其相应的记分，下年度予以核销。

第十二条　企业当年度尚未完成整改的环境违法违规行为信息和记分应当转入下一年度记录。

第十三条　对环境信用绿标企业，环保部门可以适当减少现场检查频次，支持参加环保评先评优活动。

第十四条　对环境信用黄标企业，环保部门应当适当增加现场检查频次，限制参加环保评先评优活动。

第十五条　对环境信用红标企业，环保部门应当将其列入重点监管对象，对适用于限制生产、停产整治的，依法责令其限制生产、停产整治；对适用于停业、关闭的，依法报经有批准权的人民政府批准，责令其停业、关闭。

第十六条　环保部门应当在其官方网站上公开企业环境信用记分实时情况和年度评价结果，接受社会监督。

省环保厅应当定期将企业环境违法违规信息和环境信用年度评价结果通报省发展改革委、省经济和信息化委、省工商局、省质检局、省国资委、中国人民银行济南分行、山东银监局、山东证监局、山东保监局等有关部门和机构。

第十七条　本办法由省环保厅负责解释。

第十八条　本办法自 2017 年 3 月 1 日起施行，有效期为 5 年。

**山东省企业环境违法违规行为记分标准**

<table>
<tr><th>序号</th><th colspan="2">环境违法违规行为处罚处理类别</th><th>记分值</th></tr>
<tr><td>1</td><td colspan="2">警告</td><td>1</td></tr>
<tr><td>2</td><td colspan="2">责令改正或者限期改正</td><td>1</td></tr>
<tr><td rowspan="5">3</td><td rowspan="5">罚款</td><td>罚款 1 万以下</td><td>1</td></tr>
<tr><td>罚款 1 万及以上、5 万以上</td><td>2</td></tr>
<tr><td>罚款 5 万及以上、10 万以下</td><td>3</td></tr>
<tr><td>罚款 10 万及以上、20 万以下</td><td>4</td></tr>
<tr><td>罚款 20 万及以上</td><td>6</td></tr>
<tr><td rowspan="3">4</td><td rowspan="3">责令停止建设</td><td>登记表类建设项目</td><td>3</td></tr>
<tr><td>报告表类建设项目</td><td>6</td></tr>
<tr><td>报告书类建设项目</td><td>12</td></tr>
<tr><td>5</td><td colspan="2">责令限制生产</td><td>6</td></tr>
<tr><td>6</td><td colspan="2">责令停产整治</td><td>12</td></tr>
<tr><td>7</td><td colspan="2">实施查封、扣押</td><td>6</td></tr>
<tr><td>8</td><td colspan="2">没收违法所得、没收非法财物</td><td>6</td></tr>
<tr><td>9</td><td colspan="2">暂扣许可证或者其他具有许可性质的证件</td><td>6</td></tr>
<tr><td>10</td><td colspan="2">吊销许可证或者其他具有许可性质的证件</td><td>12</td></tr>
<tr><td>11</td><td colspan="2">移送适用行政拘留的环境违法案件</td><td>12</td></tr>
<tr><td>12</td><td colspan="2">移送涉嫌环境犯罪案件</td><td>12</td></tr>
</table>

# 主要参考文献


毕茜，于连超. 2016. 环境税的企业绿色投资效应研究——基于面板分位数回归的实证研究. 中国人口·资源与环境，26（3）：76-82.

曹洪军，陈好孟. 2010. 不确定环境下我国绿色信贷交易行为的博弈分析. 金融理论与实践，（2）：17-22.

陈海若. 2010. 绿色信贷研究综述与展望. 金融理论与实践，（8）：90-93.

陈宏辉，贾生华. 2003. 企业社会责任观的演进与发展：基于综合性社会契约的理解. 中国工业经济，（12）：85-92.

丁祖荣，陈舜友，李娟. 2008. 绿色管理内涵拓展及其构建. 科技进步与对策，25（9）：14-17.

高汉祥，郑济孝. 2010. 公司治理与企业社会责任：同源、分流与融合. 会计研究，（6）：32-36.

胡鞍钢，周绍杰. 2014. 绿色发展：功能界定、机制分析与发展战略. 中国人口·资源与环境，24（1）：14-20.

胡鞍钢. 2009. 绿色现代化：中国未来的选择. 学术月刊，（10）：73-78.

胡美琴，骆守俭. 2008. 企业绿色管理战略选择——基于制度压力与战略反应的视角. 工业技术经济，27（2）：11-14.

胡美琴，骆守俭. 2009. 基于制度与技术情境的企业绿色管理战略研究. 中国人口资源与环境，19（6）：75-79.

黄珺，周春娜. 2012. 股权结构、管理层行为对环境信息披露影响的实证研究——来自沪市重污染行业的经验证据. 中国软科学，（1）：133-143.

黄晓春. 2014. 非协同治理与策略性对应——社会组织自主性研究的一个理论框架. 社会学研究，（6）：99-123.

纪莺莺. 2013. 当代中国的社会组织：理论视角与经验研究. 社会学研究，（5）：219-241.

贾生华，郑海东. 2007. 企业社会责任：从单一视角到协同视角. 浙江大学学报（人文社会科学版），37（2）：79-87.

蒋洪伟，韩文秀. 2000. 绿色供应链管理：企业经营管理的趋势. 中国人口·资源与环境，10（4）：90-92.

颉茂华，刘艳霞，王晶. 2013. 企业环境管理信息披露现状、评价与建议——基于72家上市公司2010年报环境管理信息披露的分析. 中国人口·资源与环境，23（2）：136-141.

李碧珍. 2006. 企业社会责任缺失：现状、根源、对策——以构建和谐社会为视角的解读. 企业经济，（6）：12-15.

李姝，谢晓嫣. 2014. 民营企业的社会责任、政治关联与债务融资——来自中国资本市场的经验证据. 南开管理评论，17（6）：30-40.

李维安，徐建，姜广省. 2017. 绿色治理准则：实现人与自然的包容性发展. 南开管理评论，20（5）：23-28.

李维安. 2009. “绿色管理”：后金融危机时代管理新趋势. 南开管理评论，（6）：1.
李维安. 2013. 非营利组织管理学. 北京：高等教育出版社.
李维安. 2015. 社会组织治理转型：从行政型到社会型. 南开管理评论，（4）：1.
李维安. 2016. 绿色治理：超越国别的治理观. 南开管理评论，（6）：1.
李伟阳，肖红军. 2011. 企业社会责任的逻辑. 中国工业经济，（10）：87-97.
李卫宁，吴坤津. 2013. 企业利益相关者、绿色管理行为与企业绩效. 科学学与科学技术管理，34（5）：89-96.
李晓西，赵峥，李卫锋. 2015. 完善国家生态治理体系和治理能力现代化的四大关系——基于实地调研及微观数据的分析. 管理世界，（5）：1-5.
李怡娜，叶飞. 2011. 制度压力、绿色环保创新实践与企业绩效关系——基于新制度主义理论和生态现代化理论视角. 科学学研究，（12）：1884-1893.
厉以宁，朱善利，罗来军，等. 2017. 低碳发展作为宏观经济目标的理论探讨——基于中国情形. 管理世界，（6）：1-8.
立清，燕凌. 2005. 企业社会责任研究. 北京：人民出版社.
刘林艳，宋华. 2012. “绿色”公司作用于企业绩效吗?——基于美国和中国的一项对比研究. 科学学与科学技术管理，33（2）：104-114.
刘亚莉，王新，魏倩. 2013. 慈善组织财务信息披露质量的影响因素与后果研究. 会计研究，（1）：76-83.
罗文恩，周延风. 2010. 中国慈善组织市场化研究——背景、模式与路径. 管理世界，（12）：65-89.
马骏. 2015. 论构建中国绿色金融体系. 金融论坛，（5）：18-27.
欧阳瑞. 2005. 从生态经济学的发展谈绿色金融. 金融与经济，（6）：54-55.
皮尔斯 D，等. 1996. 绿色经济的蓝图. 何晓军，译. 北京：北京师范大学出版社.
庆华. 2004. 绿色供应链管理. 北京：化学工业出版社.
任辉. 2009. 环境保护，可持续发展与绿色金融体系构建. 现代经济探讨，（10）：85-88.
沈灏，魏泽龙，苏中锋. 2010. 绿色管理研究前沿探析与未来展望. 外国经济与管理，（11）：18-25.
沈红波，谢越，陈峥嵘. 2012. 企业的环境保护、社会责任及其市场效应——基于紫金矿业环境污染事件的案例研究. 中国工业经济，（1）：141-151.
沈洪涛，黄珍，郭肪汝. 2014. 告白还是辩白——企业环境表现与环境信息披露关系研究. 南开管理评论，17（2）：56-63.
沈奇泰松，葛笑春，宋程成. 2014. 合法性视角下制度压力对CSR的影响机制研究. 科研管理，35（1）：123-130.
石军伟，胡立君，付海艳. 2009. 企业社会责任，社会资本与组织竞争优势：一个战略互动视角——基于中国转型期经验的实证研究. 中国工业经济，（11）：87-98.
舒绍福. 2016. 绿色发展的环境政策革新：国际镜鉴与启示. 改革，（3）：102-109.
宋建波，李爱华. 2010. 企业社会责任的公司治理因素研究. 财经问题研究，（5）：23-29.
宋建波，盛春艳. 2009. 基于利益相关者的企业社会责任评价研究——以制造业上市公司为例. 中国软科学，（10）：153-163.
孙文祥，王武魁. 2002. 绿色管理——企业可持续发展的必然选择. 北京林业大学学报（社会科学版），1（1）：62-66.
唐国平，李龙会，吴德军. 2013. 环境管制、行业属性与企业环保投资. 会计研究，（6）：83-89.

汪波，白彦壮，李敏. 2004. 企业可持续发展的绿色供应链管理研究. 科学管理研究，22（1）：5-9.

汪应洛，王能民，孙林岩. 2003. 绿色供应链管理的基本原理. 中国工程科学，5（11）：82-87.

王名，贾西津. 2002. 中国 NGO 的发展分析. 管理世界，（9）：30-45.

王能民，孙林岩，汪应洛. 2005. 绿色供应链管理. 北京：清华大学出版社.

王能民，汪应洛，杨彤. 2007. 绿色供应链管理的研究进展及趋势. 管理工程学报，21（2）：118-122.

王书斌，徐盈之. 2015. 环境规制与雾霾脱钩效应——基于企业投资偏好的视角. 中国工业经济，（4）：18-30.

王晓岭，武春友，于文嵩. 2015. 绿色增长驱动因素的国际比较研究——基于“20 国集团（G20）”面板数据的实证检验. 北京理工大学学报（社会科学版），17（6）：12-20.

王晓巍，陈慧. 2011. 基于利息相关者的企业社会责任与企业价值关系研究. 管理科学，24（6）：29-37.

吴德军，唐国平. 2012. 环境会计与企业社会责任研究——中国会计学会环境会计专业委员会 2011 年年会综述. 会计研究，（1）：93-96.

武春友，朱庆华，耿勇. 2001. 绿色供应链管理与企业可持续发展. 中国软科学，（3）：67-70.

薛军堂，王嘉. 2008. 基于绿色管理视角的政府管理创新. 科技管理研究，28（6）：22-24.

薛求知，高广阔. 2004. 跨国公司生态态度和绿色管理行为的实证分析——以上海部分跨国公司为例. 管理世界，（6）：106-112.

薛求知，李茜. 2012. 跨国公司绿色管理研究脉络梳理. 经济管理，（12）：184-193.

严若森. 2010. 中国非营利组织的政府性异化及其适应性治理. 管理世界，（7）：167-168.

杨俊，邵汉华，胡军. 2010. 中国环境效率评价及其影响因素实证研究. 中国人口·资源与环境，20（2）：49-55.

杨立华. 2007. 构建多元协作性社区治理机制解决集体行动困境——一个“产品-制度”分析（PIA）框架. 公共管理学报，4（2）：6-23.

于飞. 2008. 浅谈“绿色信贷”与环境风险管理. 经营管理者，（9）：73-76.

原毅军，孔繁彬. 2015. 中国地方财政环保支出、企业环保投资与工业技术升级. 中国软科学，（5）：139-148.

曾贤刚. 2011. 中国区域环境效率及其影响因素. 经济理论与经济管理，（10）：103-110.

张兵生. 2007. 政府绿色管理：基本依据，构建路径和战略着力点. 中国行政管理，（4）：8-11.

张成，陆旸，郭路，等. 2011. 环境规制强度和生产技术进步. 经济研究，（2）：113-124.

张功富. 2013. 政府干预、环境污染与企业环保投资. 经济与管理研究，（9）：38-44.

赵曙明. 2009. 企业社会责任的要素、模式与战略最新研究综述. 外国经济与管理，31（1）：2-8.

郑迎飞，赵旭. 2002. 我国企业的环保战略选择——绿色供应链管理. 环境保护，（6）：42-44.

周中胜，何德旭，李正. 2012. 制度环境与企业社会责任履行：来自中国上市公司的经验证据. 中国软科学，（10）：59-68.

朱庆华，窦一杰. 2007. 绿色供应链中政府与核心企业进化博弈模型. 系统工程理论与实践，12（12）：85-89.

朱庆华，窦一杰. 2011. 基于政府补贴分析的绿色供应链管理博弈模型. 管理科学学报，14（6）：86-95.

朱庆华，赵清华. 2005. 绿色供应链管理及其绩效评价研究述评. 科研管理，26（4）：93-98.
朱有明，杨金石. 2016. 中国社会组织协同治理模式研究. 上海：上海交通大学出版社.
邹伟进，裴宏伟，王进. 2014. 基于委托代理模型的企业环境行为研究. 中国人口 · 资源与环境，24（163）：60-63.
Bansal P R，Roth K B P. 2000. Why companies go green：A model of ecological responsiveness. Academy of Management Journal，43（4）：717-736.
Bansal P. 2005. Building sustainable value through fiscal and social responsibility. IVEY Business Journal，1（11）：1-8.
Buysse K，Verbeke A. 2003. Proactive environmental strategies：A stakeholder management perspective. Strategic Management Journal，24（5）：453-470.
Buysse K，Verbeke A. 2003. Proactive environmental strategies：A stakeholder management perspective. Strategic Management Journal，24（5）：435-470.
Calza F，Profumo G，Tutore I. 2016. Corporate ownership and environmental proactivity. Business Strategy & the Environment，25（6）：369-389.
Carver J. 1990. Boards that Make A Difference：A New Design for Leadership in Nonprofit and Public Organization. San Francisco：Jossey-Bass.
Christmann P. 2000. Effects of “best practices” of environmental management on cost advantage：The role of complementary assets. Academy of Management Journal，43（4）：663-680.
Clyde E H, Brain H. 2006. Innovation in non-profit and for-profit organizations：Visionary，strategic，and financial considerations. Journal of Change Management，6（1）：53-65.
Darnall N，Henriques I，Sadorsky P. 2010. Adopting proactive environmental strategy：The influence of stakeholders and firm size. Journal of Management Studies，47（6）：1072-1094.
Dees J G. 1998. Enterprising nonprofit. Harvard Business Review，76（1）：55-67.
Fineman S，Clarke K. 1996. Green stakeholders：Industry interpretations and response. Journal of Management Studies，33（6）：715-730.
Freeman R E，Evan W M. 1990. Corporate governance：A stakeholder interpretation. Journal of Behavioral Economics，19（4）：337-359.
Goldsmith S，Eggers W D. 2005. Governing by Network：The New Shape of the Public Sector. Cambridge：Harvard University.
GRI. 2006. Sustainability Reporting Guidelines-G3 Sustainability Reporting Guidelines. Amsterdam.
Hart S L. 1995. A natural-resource-based view of the firm. Academy of Management Review，20（4）：986-1014.
Henriques I，Sodorsky P. 1999. The relationship between environmental commitment and managerial perceptions of stakeholder importance. Academy of Management Journal，42（1）：87-99.
Ilinitch A Y，Soderstrom N S，Thomas T E. 1998. Measuring corporate environmental performance. Journal of Accounting and Public Policy，（17）：383-408.
Ilinitch A Y，Soderstrom N S，Thomas T E. 2008. Revising the relation between environmental perforamnce and environmental disclosure：An empirical analysis. Accounting，Organization，and Society，（1）：201-226.
ISO. 1995. ISO 14031：Environmental Performance Evaluation：Guidelines. Geneva.

Jennings P D，Zandbergen P A. 1995. Ecologically sustain able organizations：An institutional approach. Academy of Management Review，4（20）：1015-1052.

Jensen M C，Meckling W H. 1976. Theory of the firm：Managerial behavior，agency costs and ownership structure. Journal of Financial Economics，3：305-360.

Jensen M C. 1987. The Takeover Controversy：The Restructuring of Corporate America. Social Science Electronic Publishing.

Klassen R D，McLaughlin C P. 1996. The impact of environmental management on firm performance. Management Science，42（8）：1199-1214.

Klassen R D，Whybark D C. 1999. The impact of environmental technologies on manufacturing performance. Academy of Management Journal，42（6）：599-615.

Kuntz L，Pulm J，Wittland M. 2014. Hospital governance and the structure of german hospital supervisory boards. Gesundheitswesen，76（6）：392-398.

Mcwilliams A，Siegel D. 2000. Corporate social responsibility and financial performance：Correlation or misspecification?. Strategic Management Journal，21（5）：603-609.

Melnyk S A，Sroufe R P，Calantone R. 2003. Assessing the impact of environmental management systems on corporate and environmental performance. Journal of Operations Management，21（3）：329-351.

OECD. 2012. Towards Green Growth：Monitoring Progress-OECD Indicators.

Ostrom E. 1990. Governing The Commons：The Evolution Of Institutions For Collective Action.

Peng P. 2007. Harmony Between Human Being and Nature，Dao Obeys Nature——Analyze the Philosophic Thinking and the Cultural Spirit that Implicate in the Classical Landscape Gardening Art and The Enlightenment to the Modern Design. Art & Design.

Post C，Rahman N，Rubow E. 2011. Green governance：Boards of directors' composition and environmental corporate social responsibility. Business & Society，50（1）：189-223.

Provan K G，Milward H B. 2001. Do Networks really work? A framework for evaluating public-sector organizational networks. Public Administration Review，61（4）：414-423.

Puyvelde S V，Caers R，Bois C D. 2012. The governance of nonprofit organizations：Integrating agency theory with stakeholder and stewardship theories. Nonprofit and Voluntary Sector Quarterly，41（3）：431-451.

Rogers E M. 2003. Diffusion of Innovations. 5th ed. New York：Free Press.

Rugman A M，Verbeke A. 1998. Corporate strategy and international environmental policy. Journal of International Business Studies，29（4）：819-833.

Sarkisa J，Gonzalez-Torreb P，Adenso-Diazb B. 2010. Stakeholder pressure and the adoption of environmental practices：The mediating effect of training. Journal of Operations Management，28（2）：163-176.

Schmidheiny S. 1992. Changing Course：A Global Business Perspective on Development and the Environment. Massachusetts：MIT Press.

Sharma S，Verdenburg H. 1998. Proactive corporate environmental strategy and the development of competitively valuable organizational capabilities. Strategic Management Journal，8（19）：729-753.

Shrivastava P，Hart S. 1995. Creating sustainable corporations. Business Strategy and Environment，4（3）：154-165.

Smart B. 1992. Beyond Compliance：A New Industry View of The Environment. Washington：World Resources Institute.

Theyel G. 2010. Management practices for environmental innovation and performance. International Journal of Operations & Production Management，20（2）：249-266.

Thomas P G. 2003. Accountability：Introduction//Handbook of Public Administration. London：SAGE Publications.

World Bank. 2012. Inclusive Green Growth：The Pathway to Sustainable Development.

Zsolnai L. 2011. Environmental ethics for business sustainability. International Journal of Social Economics，38（11）：892-899.